TUFA CHUANRAN BING
FANGZHI SHOUCE

陆霓虹　杜映荣　刘贵明　主编

突发传染病

防治手册

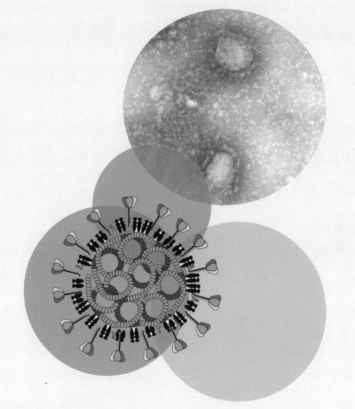

U0364822

云南出版集团

YNK 云南科技出版社
·昆明·

图书在版编目（ＣＩＰ）数据

突发传染病防治手册/陆霓虹,杜映荣,刘贵明主
编.—昆明:云南科技出版社,2020.8
　　ISBN 978-7-5587-2798-6

　　Ⅰ.①突… Ⅱ.①陆… ②杜… ③刘… Ⅲ.①传染病
防治—手册 Ⅳ.① R183-62

中国版本图书馆 CIP 数据核字 (2020) 第 061082 号

突发传染病防治手册

陆霓虹　　杜映荣　　刘贵明　主编

责任编辑：胡凤丽　　赵敏杰
助理编辑：唐　慧　　王首斌
整体设计：长策文化
责任校对：张舒园
责任印制：蒋丽芬

书　　　号：ISBN 978-7-5587-2798-6
印　　　刷：昆明亮彩印务有限公司
开　　　本：889mm×1194mm　1/16
印　　　张：17.25
字　　　数：400 千字
版　　　次：2020 年 8 月第 1 版　　2020 年 8 月第 1 次印刷
定　　　价：58.00 元

出版发行：云南出版集团公司　云南科技出版社
地　　址：昆明市环城西路 609 号
网　　址：http://www.ynkjph.com/
电　　话：0871-64192760

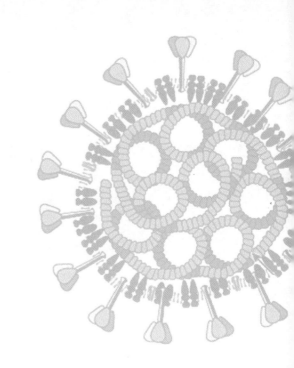

主编

陆霓虹　杜映荣　刘贵明

副主编

白劲松　黄红丽　吴　磊　高建鹏　杨永锐　陈　洁

董昭兴　罗　壮　李国忠　段劲宇　夏加伟　刘　俊

李红娟　李晓非　罗　煜　李海源　王霖（男）

唐浩然　刘洪璐　张　雯　王晓雯　王霖（女）

编委

欧阳兵　姜建杰　吕正煊　李生浩　陈杨君　武昆利

孙娅萍　李　杰　王　佩　李　翔　许序云　郑　刚

王　辉　李明武　童晓燕　陈海云　黄　瑛　李俊义

陈苏云　张　乐　李海雯　徐肇元　刘　立　刘　才

岳云璇　方如意　杨继群　金　媛　沈凌筠　母昌垒

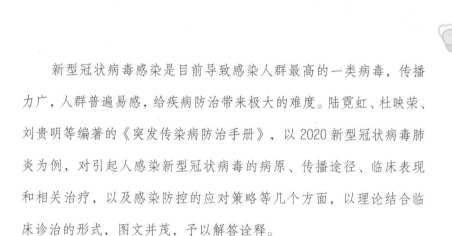

新型冠状病毒感染是目前导致感染人群最高的一类病毒，传播力广，人群普遍易感，给疾病防治带来极大的难度。陆霓虹、杜映荣、刘贵明等编著的《突发传染病防治手册》，以2020新型冠状病毒肺炎为例，对引起人感染新型冠状病毒的病原、传播途径、临床表现和相关治疗，以及感染防控的应对策略等几个方面，以理论结合临床诊治的形式，图文并茂，予以解答诠释。

本书的附件部分汇集了我国现行国家卫健委、中国疾病预防和控制中心发布的有关人感染新型冠状病毒诊断治疗和防控的相应文件。通过书籍的介绍和学习进一步实现病例的早发现、早诊断、早隔离和早治疗，提高及时救治病人的效率和成功率，有效控制疫情的发展，最大程度降低其演变成重症肺炎的可能。本读本较为系统、全面，偏重于实用性与临床应用性，有助于临床医护人员实际操作及应用。

书籍主要内容包括概述，流行特征和流行机制，临床表现和诊断、治疗，以及危重症患者的救治，并发症的处理，预后评估等专项内容；同时也包括了检测技术和方法、防治工作标准等方面专业知识。本书除可作为医护人员专用治疗指导书籍之外，还可以作为防治、临床、科研及管理人员在实际工作中的参考书和工具书。

前言

陆霓虹

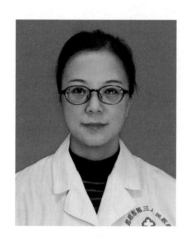

呼吸内科副教授，副主任医师，医学博士，硕士研究生导师，昆明市第三人民医院呼吸与危重症科主任。云南省医学会呼吸病学分会青年委员会委员，云南省医师协会呼吸病分会委员，中国医药教育协会介入微创呼吸分会委员，中国西南微创介入联盟副理事长，昆明市医学会呼吸病学分会委员，云南省抗癌协会康复会常务委员。云南省结核病学学科带头人，昆明市科技局中青年学术与技术后备人选，昆明市卫计委"十、百、前工程"学术与技术带头人，昆明市官渡区科技局学术与技术带头人。《中国医药导报》杂志审稿专家。承担国家自然课题 1 项，多项省市级科研项目，结题 5 项，发表 SCI 论文 8 篇，核心期刊论文 20 余篇，获得专利 4 项，出版医学专著 4 部。获得云南省科技进步奖三等奖 1 项，昆明市科技局科技进步二等奖 1 项。担任大理大学内科学讲师、昆明医科大学内科学讲师。

从事呼吸内科临床诊疗十余年，擅长呼吸内镜介入治疗及呼吸系统疑难疾病的临床诊疗，开展结核介入治疗，包括支气管镜球囊扩张、冷冻、氩气刀等，目前已开展肺结节及气管支气管结核镜下微创治疗 1700 余例。运用昆明市第三人民医院引进的云南省首台"电磁导航支气管镜"开展介入治疗，提高了医院肺微小结节的鉴别诊断和肺结核精准诊疗的能力。

专家简介 Introduction of experts

杜映荣 →

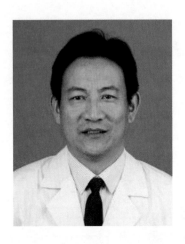

昆明市第三人民医院院长、心血管内科主任医师、昆明医科大学教授、大理大学教授、云南省传染性疾病诊疗质量控制中心主任、大理大学硕士生导师、中国老年学会心脑血管病专业委员会委员、云南省医学会心血管病学分会委员、云南医师协会心内科医师分会常委、云南医师协会高血压医师分会常委、云南省医师协会老年重症医师分会常委、云南省医师协会继续医学教育分会常委、云南省卫生科技教育管理协会理事、云南省生物医药研究会医学专业委员会常委、省市级医疗事故鉴定专家组成员、昆明市心内科临床知名专家。1997—2000 年就读于昆明医学院心血管内科研究生班，2012—2014 年就读于澳大利亚弗林德斯—南开大学医院管理研究生。多次获得昆明市卫生系统先进工作者称号，2005 年个人获得"云岭先锋工程党员先锋模范岗"，并被昆明市人民政府授予"昆明市十佳医生"光荣称号。主持参加多项科研课题，主编出版医学专著 3 部，在省级以上杂志发表科研论文 20 余篇。

对高血压、冠心病、高脂血症、心力衰竭等心血管疾病的诊治有较丰富的临床经验。

刘贵明

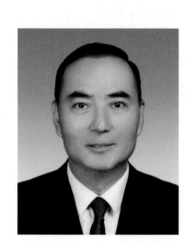

昆明市第三人民医院党委书记，主任检验师，大理大学兼职教授。1991 年毕业于云南大学化学系化学专业，2009 年毕业于南开大学云南研究生院卫生管理研究生课程进修班。

昆明市卫生局第一批学术技术带头人，长期从事卫生检验和实验室管理工作，对实验室生物安全管理和实验室认证认可具有较丰富的经验。参与完成国家自然基金课题 1 项，市级科研课题 5 项，发表论文 10 余篇。

目 录

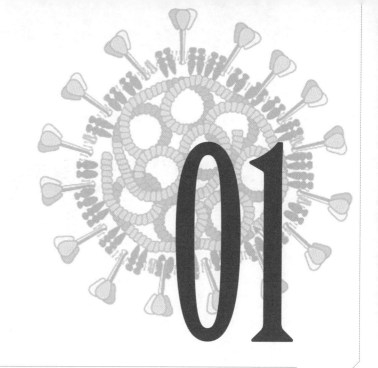

01

第一章
概　述

编写：王佩

2019年12月，我国湖北省武汉市陆续发现了多例不明原因病毒性肺炎患者。2020年1月9日，科学家在电子显微镜下观察到引起此次不明原因肺炎的病原体呈现典型冠状病毒（Coronaviruses，CoVs）形态，结合基因组测序结果，将其命名为人类新型冠状病毒（2019 novel coronavirus, COVID-19）。2020年2月11日，该病毒被国际病毒分类委员会（the International Committee on Taxonomy of Viruses）冠状病毒研究小组（Coronavirus Study Group，CSG）命名为"SARS-CoV-2"（Severe Acute Respiratory Syndrome Coronavirus 2），同时，由该病毒感染引起的疾病被WHO命名为"COVID-19"（Corona Virus Disease 2019）。随着疫情的蔓延，我国其他地区及境外也陆续发现了此类病例。CDC最新数据显示，截至北京时间2020年2月18日，我国确诊病例达到74279例，疑似5248例，死亡2006例，治愈14387例。此前，冠状病毒在全球范围内曾引发过包括严重急性呼吸系统综合征冠状病毒肺炎（severe acute respiratory syndrome coronavirus pneumonia, SARS）及中东呼吸系统综合征冠状病毒肺炎（middle east respiratory syndrome coronavirus，MERS）在内的两次大流行。

一、冠状病毒（CoVs）的定义

冠状病毒属于巢病毒目（Nidovirales）、冠状病毒科（Coronaviridae）、冠状病毒属（Orthocoronavirinae）。这是一类具有包膜、基因组为线性单股正链的RNA病毒，广泛分布于人类、其他哺乳动物和鸟类中，可引起呼吸道、肠道、肝脏和神经系统疾病；由于在电子显微镜下可以观察到其表面包膜上有形状类似日冕的棘突（见图1），因此被命名为"冠状病毒"。

二、冠状病毒形态和结构

冠状病毒颗粒呈球形或椭圆形，具有多形性，颗粒直径60～200nm，平均直径为100nm。

冠状病毒基因组是目前已知最大的病毒RNA基因组，具有正链RNA特有的重要结构特征：即RNA链5′端具有甲基化的帽状结构，3′端具有poly（A）尾，其全长约 27～32kb。冠状病毒基因组可以编码4种或5种结构蛋白（见图2）：刺突表面糖蛋白（S蛋白，Spike Protein，突出病毒包膜，形成冠状病毒"皇冠"部分的特征性突起，是受体结合位点及主要抗原位点），膜蛋白（M蛋白，Membrane Protein，负责营养物质的跨膜运输及病毒装配），核衣壳蛋白（N蛋白，nucleocapsid，包裹病毒基因组，参与调控病毒RNA合成，在病毒出芽期间与M蛋白相互作用），血凝素糖蛋白（HE糖蛋白，Haemaglutinin-esterase，仅见于 β 冠状病毒、HCoV-OC43和HKU1，血凝素部分与宿主细胞表面神经氨酸结合，便于病毒吸附细胞膜），包膜蛋白（E蛋白，Envelope Protein，参与病毒颗粒的组装及宿主细胞膜通透性的改变）。

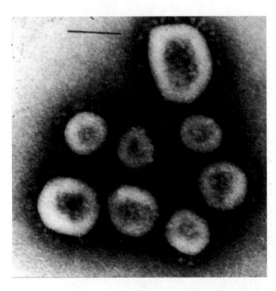

图1 冠状病毒颗粒组，磷钨酸(PTA)染色阴性。放大：144000×（图片来源：参考资料［5］）

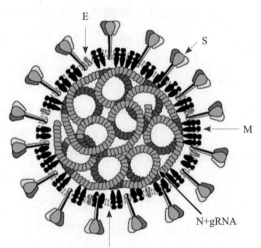

图2 冠状病毒粒子的主要结构蛋白（图片来源：Masters PS, Perlman S. Coronaviridae. In：Fields Virology, 6th edition, Knipe DM, Howley PM (Eds), Lippincott Williams & Wilkins, Philadelphia, 2013.）

三、冠状病毒分类

根据系统发育树，冠状病毒分为α、β、γ和δ四个属，其中β属冠状病毒又可分为A、B、C、D四个亚群（见图3）。

（1）人类冠状病毒：除本次引起病毒性肺炎的新型冠状病毒外，还有6种冠状病毒可感染人类，分别是：HCoV-229E、HCoV-NL63、HCoV-OC43、HCoV-HKU1、SARS-CoV和MERS-CoV。其中，HCoV-229E和HCoV-NL63属于α属冠状病毒，HCoV-OC43、CoV-HKU1、SARS-CoV和MERS-CoV属于β属冠状病毒，而HCoV-OC43和HCoV-HKU1属于A亚群，SARS-CoV属于B亚群，MERS-CoV属于C亚群。

（2）哺乳动物冠状病毒：主要来源于α、β属冠状病毒，可感染猪、犬、猫、鼠、牛、马等多种动物，重要的动物α冠状病毒包括猪传染性胃肠炎病毒（Porcine transmissible gastroenteritis virus, TGEV）及犬冠状病毒（Canine coronavirus, CcoV），重要的动物β冠状病毒包括鼠肝炎病毒（Mouse hepatitis virus, MHV）及牛冠状病毒（Bovine coronavirus, BCoV）。

（3）禽冠状病毒：主要为γ、δ属冠状病毒，可引起多种禽类发病，γ冠状病毒中最显著的是禽传染性支气管炎病毒（Avian infectious bronchitis virus, IBV）。

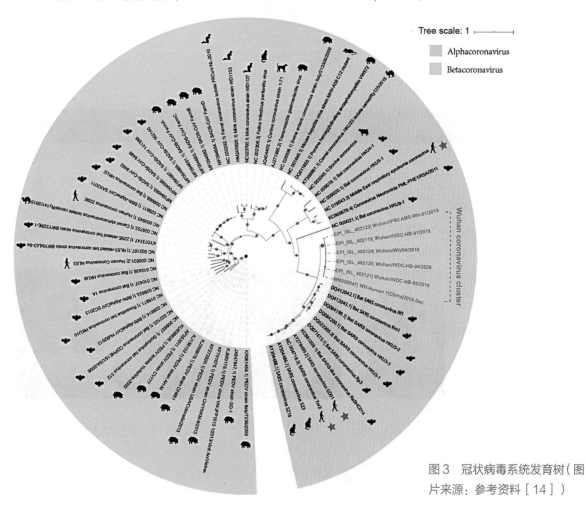

图3　冠状病毒系统发育树（图片来源：参考资料［14］）

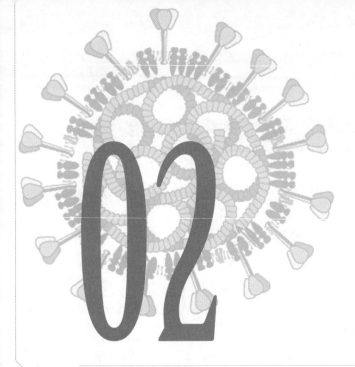

02

第二章
流行病学特点

编写：杜映荣、王佩

第一节　病原学

一、病毒形态与结构

新型冠状病毒属于β属的冠状病毒，有包膜，颗粒呈圆形或椭圆形，常为多形性，直径60～140nm。从基因测序结果看，其基因特征与急性呼吸窘迫综合征相关的冠状病毒（severe acute respiratory syndrome related coronavirus, SARSr-CoV）和中东呼吸综合征相关的冠状病毒（Middle East respiratory syndrome coronavirus, MERSr-CoV）有明显区别（见图1）。

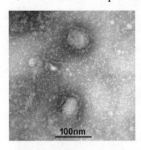
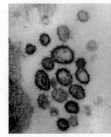
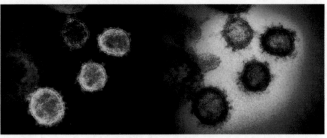

图 1A　我国首株新型冠状病毒毒种电镜照片（图片来源：国家病原微生物资源库）　图 1B　新型冠状病毒彩色图像（图片来源：美国国家过敏与传染病研究所）

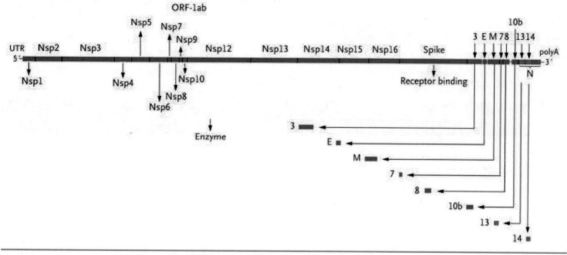

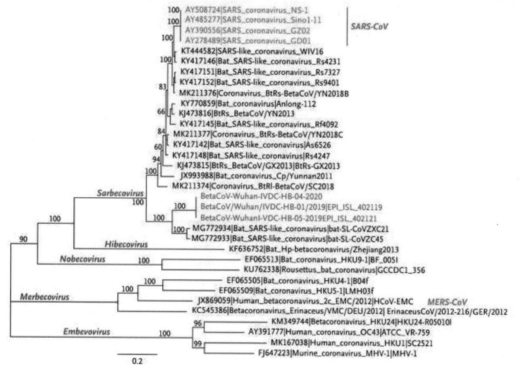

图1C　COVID-19示意图及COVID-19及其他 β 冠状病毒基因组系统发育分析（图片来源：参考资料［1］）

二、病毒特性

对冠状病毒理化特性的认识多来自对 SARS-CoV 和 MERS-CoV 的研究。病毒对热敏感，56℃加热 30 min、75%乙醇、含氯消毒剂、过氧化氢消毒液、氯仿等脂溶剂均可有效灭活病毒，氯己定不能有效灭活病毒。

第二节 流行病学趋势

一、流行环节

（一）传染源

1. 自然宿主

研究表明，蝙蝠是冠状病毒的主要宿主。2020年1月21日，中国科学院上海巴斯德研究所研究员郝沛等人在《中国科学：生命科学》英文版发表论文，称新型冠状病毒和SARS/类SARS冠状病毒的共同祖先是和HKU9-1类似的病毒，由于武汉冠状病毒的进化邻居和外类群都在各类蝙蝠中有发现，研究者推测武汉冠状病毒的自然宿主也可能是蝙蝠。2020年1月22日，国家基因组科学数据中心发布2019新型冠状病毒资源库，通过基因组变异分析，COVID-19与2017年2月从国内的蝙蝠中采集到的Bat SARS-like coronavirus isolate bat-SL-CoVZC45基因组序列相似性最高，相似度为88%，但与SARS-CoV（约79%）和MERS-CoV（约50%）的核苷酸同源性较低；1月23日，中国科学院武汉病毒研究所石正丽团队将COVID-19的来源再次指向蝙蝠，并表明该病毒与某种蝙蝠中的冠状病毒（RaTG13）基因序列一致性高达96%；2月3日，复旦大学公共卫生学院张永振团队利用新型冠状病毒（文中名称为WH-Human-1 coronavirus）基因序列进行系统发育分析表明，该病毒与一组蝙蝠来源的SARS样冠状病毒的亲缘关系最为密切，其核苷酸相似性达到了89.1%，并且与SARS-CoV类似，都是以ACE2为受体进入细胞。因此，研究人员推测该病毒源头宿主很可能是蝙蝠，并通过某种动物宿主传播给人类。

2. 中间宿主

既往研究表明，2003年暴发的SARS疫情可能是由果子狸作为中间宿主，2012年暴发的MERS疫情是由单峰骆驼作为中间宿主传播给人类的。目前尚未确定此次新型冠状病毒的中间宿主。2020年1月20日，国家卫生健康委员会高级别专家组表示，此次新型冠状病毒有较大可能是由野生动物传播给人类的。2019年10月，离COVID-19被发现前两个多月，广东省动物保护中心陈金平团队通过宏基因组测序分析发现走私贩卖的马来亚穿山甲（Manis javanica）中携带有仙台病毒和冠状病毒，且冠状病毒种类繁多，其中类SARS-CoV病毒分布最广，与蝙蝠体内的类SARS冠状病毒的序列相似度非常接近，说明穿山甲可能是一个危险的病毒传播者。2020年2月7日，华南农业大学发布消息称该单位沈永义教授、肖立华教授等人的研究团队通过分析1000多份宏基因组样品，锁定穿山甲为新型冠状病毒的潜在中间宿主；继而通过分子生物学检测，揭示穿山甲中β冠状病毒的阳性率为70%；进一步对病毒进行分离鉴定，电镜下观察到典型的冠状病毒颗粒结构（见图2）；最后通过对病毒的基因组分析，发现分离的病毒株与目前感染人的毒株序列相似度高达99%。以上结果提示穿山甲或为新型冠状病毒的潜在中间宿主。

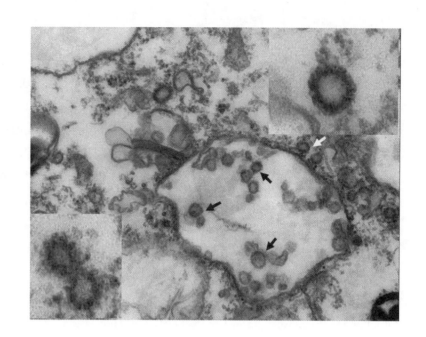

图2 从穿山甲分离的新型冠状病毒电镜照片（图片来源：华南农业大学）

3. 传染源种类

流行病学调查显示，此次疫情最早期的患者与武汉华南海鲜市场的暴露史（存在野生动物交易）有关。最早确诊的41例病例中，27例曾接触过华南海鲜市场。钟南山院士团队收集的1099例实验室确诊病例中，有野生动物接触史、近期武汉旅行史及与来自武汉人员有接触史的患者比例分别为1.18%、31.30%、71.80%。因此，目前认为本次新型冠状病毒最初的来源为武汉市华南海鲜市场，在野生动物买卖、经营、运输、屠宰、交易等过程中，病毒由动物宿主传到人，并引起疾病的发生，进而再出现人际传播。

随着华南海鲜市场及其他地区野生动物交易市场的关闭，野生动物（动物宿主）已经不再是目前疫情流行的主要传染源。目前所见传染源主要是新型冠状病毒感染的患者，无症状感染者也可能成为传染源。2019年1月30日，新英格兰杂志刊登了一篇来自德国的新型肺炎病例报告，该文章提出，潜伏期无症状病毒携带者也可能将新型冠状病毒传染给他人，而新型肺炎患者治愈后仍携带高载量病毒，并能再次成为传染源。潜伏期病原携带者和恢复期患者的传染性还有待进一步研究证实。

（二）传播途径

目前认为，经呼吸道飞沫传播和密切接触传播是主要的传播途径，而气溶胶、消化道及母婴传播等传播途径尚待明确。

1. 呼吸道飞沫传播

指病毒通过患者咳嗽、打喷嚏、说话等产生的飞沫直接被他人吸入而引起感染。由于飞沫在空气中停留时间短，因而只能传播给周围的密切接触者。目前呼吸道飞沫传播是公认的新型冠状病毒传播的主要方式。

2. 接触传播

指易感者接触被传染源污染的物品后，再接触口腔、鼻腔、眼睛等黏膜导致病毒传播。被污染的手在间接接触传播中起着重要作用。新型冠状病毒也可通过与感染者间接接触而传播。

3. 气溶胶传播

指飞沫在空气悬浮过程中失去水分后由剩下的蛋白质和病原体形成飞沫核，飞沫核可以通过气溶胶的形式漂浮至远处，在空气中悬浮时间较长，吸入带病原体的飞沫核可引起感染。气溶胶可以造成远距离的传播。在相对封闭的环境中长时间暴露于高浓度气溶胶情况下存在经气溶胶传播的可能性。

4. 粪 – 口传播

指消化道含有的病原体通过粪便排出体外，粪便直接或间接污染手、食物之后，再次进入人体造成感染。2020年2月初期，武汉、深圳及美国确诊患者粪便中均检测出新型冠状病毒。钟南山及李兰娟院士团队分别从新型冠状病毒肺炎患者粪便中分离出病毒，证实确诊患者排出的粪便的确存在活病毒，提示存在粪–口传播的可能。但尚需进一步研究证实新型冠状病毒通过粪口途径传播的可能性。

5. 母婴传播

也称垂直传播，指胚胎内的婴孩通过产道感染或宫内感染，而感染上与母亲相同的疾病。日前报道，武汉一名新型冠状病毒肺炎孕妇分娩出的新生儿在出生仅30小时后咽拭子病毒核酸检测阳性，引发了人们对该病毒是否会垂直传播的质疑。《柳叶刀》于2020年2月12日在线发表一项来自中国武汉的关于妊娠晚期合并新型冠状病毒肺炎（COVID-19）的小样本研究，通过对9例被确诊为新冠肺炎的孕产妇样本进行比对分析，目前尚无证据表明SARS-CoV-2可导致母婴间垂直传播。但由于研究样本量较少、观察时间较短，且研究对象仅为妊娠晚期患者并均以剖宫产终止妊娠，因此有关妊娠早、中期SARS-CoV-2感染对母体及其子代的影响尚不明确，阴道分娩可否导致产时母婴间传播尚无定论。

（三）易感人群

1. 人群普遍易感

新型冠状病毒肺炎为新发传染病，各年龄段人群对新型冠状病毒没有抵抗性，因此普遍易感。对全国44672例确诊患者（诊断日期截至2020年2月11日）的分析表明各年龄段人群普遍易感，大多数在 30～69岁，占77.8%，10岁以下儿童患者占2.1%。老年人及患有哮喘、糖尿病、心脏病等基础疾病的人感染新型冠状病毒的风险可能增加。

2. 高危人群

新型冠状病毒肺炎患者、隐性感染者的密切接触者是新型冠状病毒感染的高危人群。医务人员具有感染新冠肺炎的高风险，感染概率与接触患者时间、吸入病毒量相关。

二、流行特征

（一）年龄分布

对全国1099例确诊患者进行分析发现，患者中位年龄为47岁（IQR，35～58）。对全国4021例确诊患者的分析发现，确诊病例以30～65岁的患者为主（2873例，71.45%），有近一半患者（47.7%）年龄≥50岁，并且在疑似患者中也同样观察到类似的年龄分布特征。对全国44672例确诊病例分析发现：患者大多数年龄在30～79岁，该年龄组占确诊病例总数比例分别为：武汉市89.8%，湖北省（包括武汉）88.6%，全国（包括湖北）86.6%。60岁以上的老年组病例数占比分别为：武汉44.1%，湖北（包括武汉）35.1%，全国（包括湖北）31.2%。

（二）性别分布

全国1099例确诊患者中，41.9%患者为女性。全国 4021 例确诊患者数据显示男性患者多于女性（55.04% VS 44.96%）。对全国44672例确诊病例分析发现：确诊病例男女比例武汉为0.99∶1，湖北为1.04∶1，全国为1.06∶1。

（三）时空分布

疫情从 2019 年 12 月开始，从湖北向外传播。2020年1月19日，国家卫生健康委员会确认广东省首例输入性新型冠状病毒感染的肺炎确诊病例，这也是我国内地首例在湖北以外省份报告的确诊新型冠状病毒肺炎病例；1月22日，全国共有23个省份的83个县区报告了301例新冠肺炎确诊病例；1月30日西藏确诊首例输入性新型冠状病毒肺炎病例。至此，两周内，全国除湖

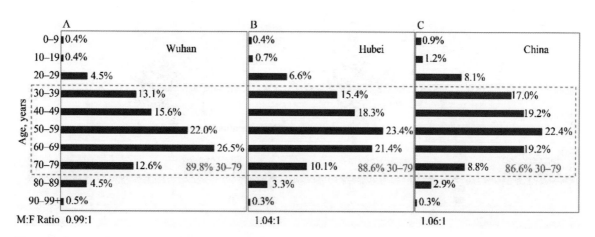

图3　截至 2020 年 2 月 11 日不同地区新型冠状病毒肺炎确诊病例年龄分布特征（图片来源：CDC）

北外30个省份都报告发现了新型冠状病毒肺炎疫情（图4）。截至2020年2月11日，全国31个省份的1386个县区共报告44672例确诊病例（湖北占74.7%，图4E）；其中，0.2%的病例发病日期在2019年12月31日之前，104例确诊病例均在湖北（图4A）；1.7%的病例发病日期在2020年1月10日之前，757例确诊病例分布在全国20个省份的113个县区，其中湖北占88.5%（图4B）；13.8%的病例发病日期在1月20日之前，6174例确诊病例分布在30个省份的627个县区，其中湖北占77.6%（图4C）；73.1%的病例发病日期在1月31日之前，32642例确诊病例分布在31个省份的1310个县区，其中湖北占74.7%（图4D）。

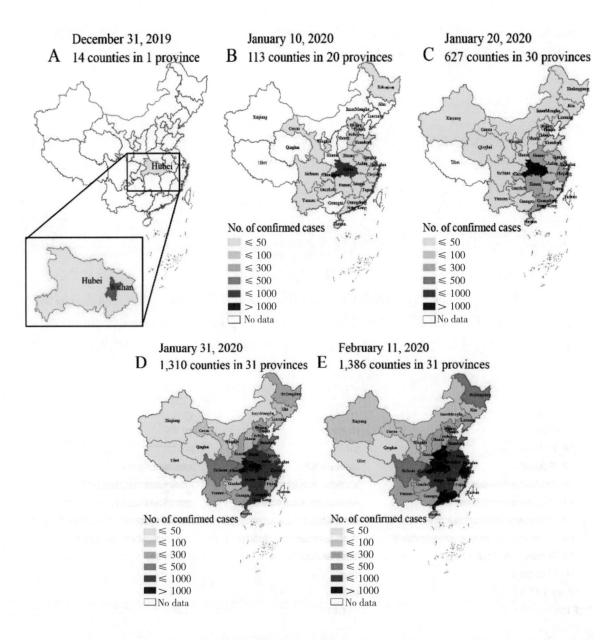

图4 截至2020年2月11日新型冠状病毒肺炎确诊病例在5个不同时段全国地理分布变化情况（图片来源：CDC）

（四）地理分布

在4021例确诊新型冠状病毒肺炎患者的地理分图中，从乡镇层面上看，尤其在湖北省（占所有病例的65.35%），疾病发生呈现明显的地理聚集性特征，并且在湖北邻近省份、北京、长三角、珠三角地区和香港，也呈现类似的聚集性。

（五）发病流行曲线

通过对截至2020年1月26日病例分析，疾病发病率在最开始较低，直到2020年1月1日开始突然升高，在2020年1月23日前呈现指数式增长（图5A），增长阶段与春运阶段相吻合（官方报告从2020年1月10日开始春运）。1月17日似乎是疾病流行的临界点，此时全国其他地方每日确诊人数开始超过武汉每日确诊人数（图5B）。疑似病例的增长趋势和确诊病例的增长趋势类似，但会滞后2～3天（图5C）。武汉在1月中旬确诊人数迅速增加，而其他省市在1月下旬确诊人数开始迅速增加，这种情况在武汉邻近的省份（如河南、四川、湖南）尤为明显，而浙江和广东两省拥有大量可能迁徙的工人，增长也很明显（图5D、E）。

CDC将全部72314例患者按照发病时间绘制流行曲线（图6A），我们观察到疾病发病率在最开始较低，直到2020年1月1日开始突然升高，疫情在1月24～28日达到第一个流行峰，在2月1日出现单日发病异常高值，然后发病数逐渐出现下降趋势。确诊病例按照发病日期和报告日期绘制的流行曲线（图6B）。发病人数在1月初开始迅速上升，在1月24～28日达到第一个流行峰，后缓慢下降，但在2月1日出现单日发病异常高值，后逐渐下降。而报告日的流行曲线则显示，报告病例数在1月10日后快速上升，在2月5日达到流行峰，然后缓慢下降。可以看出，总体曲线呈现暴发流行模式，2019年12月发病的病例可能为小范围暴露传播模式；2020年1月可能是扩散传播模式。这种暴发流行的时间趋势与先前调查结论一致。

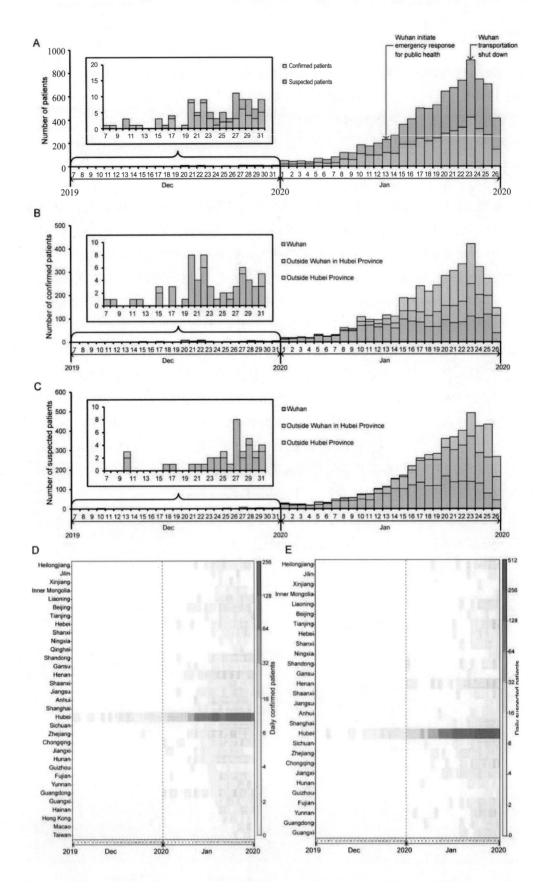

图 5　截至 2020 年 1 月 26 日全国新型冠状病毒肺炎流行曲线（图片来源：参考资料［31］）

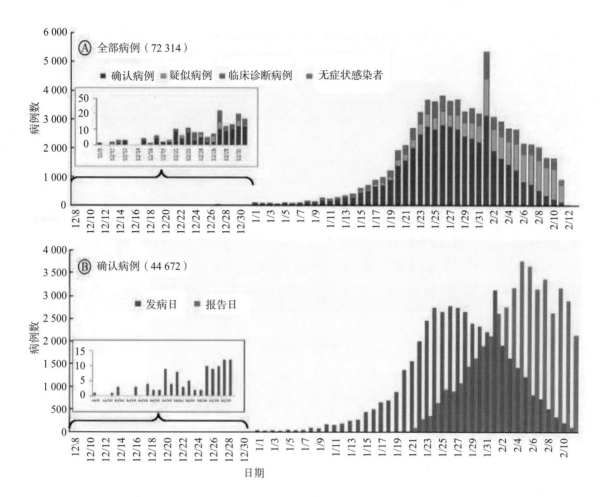

图6　截至2020年2月11日新型冠状病毒肺炎确诊病例报告日期及发病日期流行曲线（图片来源：CDC）

（六）潜伏期

目前普遍认为新型冠状病毒肺炎潜伏期为1~14天，多为3~7天。425例确诊患者平均潜伏期为5.2（95% CI，4.1~7.0）天；1099例确诊患者中潜伏期最长达24天，潜伏期中位时间为3天；中美研究人员通过对135位明确暴露期的患者进行分析并估计了潜伏期的分布，估计潜伏期的中位数（IQR）持续时间为4.8（3.0~7.2）天，详见图7。

（七）从发病至确诊时间

初期425例新型冠状病毒肺炎患者从发病至首次就诊的平均间隔为5.8天（2020年1月1日前发病的患者）或4.6天（2020年1月1~11日发病的患者）；从发病到住院的平均间隔为12.5天（2020年1月1日前发病的患者）或9.1天（2020年1月1~11日发病的患者）。对全国4021例确诊患者的分析发现，从出现症状到确诊的时间中位数为5天（2~9天）（图8A），并且两者之间的

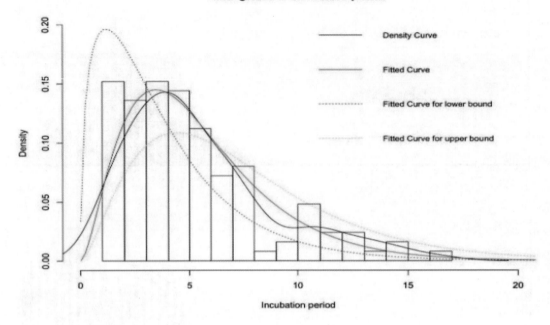

图 7　135 例明确暴露期的确诊新型冠状病毒患者的平均潜伏期（图片来源：参考资料 31）

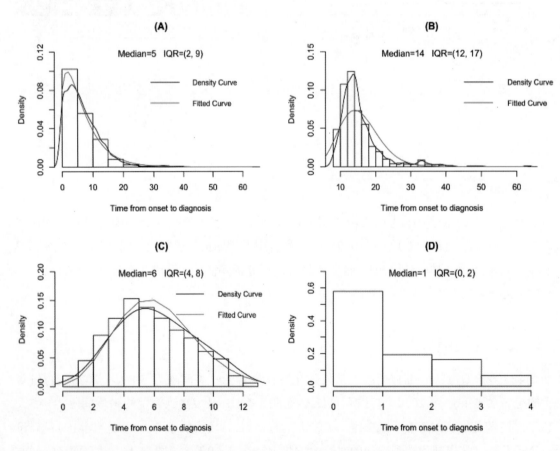

　图 8　4021 例确诊患者从发病至诊断时间分布（图片来源：参考资料 31）

间隔随发病时间的后移逐步缩短，2020年1月14日之前（图8B）、1月14~22日（图8C）和1月22日（图8D）之后发病的患者，从发病到诊断的平均间隔分别为14天、6天 和1天，表明对新型冠状病毒肺炎病例的发现和诊断能力逐渐改善；重症患者发病到住院的平均时间为7天，发病到诊断的平均时间为8d，均明显高于轻症患者；与存活患者相比，死亡患者的发病至诊断时间明显延长（平均为9d），从发病到死亡的平均间隔为9.5天。

（八）传播动力学

基本再生数（basic reproduction nuber,R_0）：指在没有外力介入，同时所有人都没有免疫力的情况下，一个病例在其传染期间平均可传染病例的预期数量。常被用来描述疫情的传染速率，是判断流行病是否暴发的重要条件之一。R_0的一个重要临界点是$R_0=1$，R_0的数字越大，代表流行病越难控制。当$R_0<1$，传染病将会逐渐消失。当$R_0>1$，传染病会以指数方式散布，成为流行病（epidemic）。但是一般不会永远持续，因为可能被感染的人口会慢慢减少。部分人口可能死于该传染病，部分则可能病愈后产生免疫力。当$R_0=1$，传染病会变成人口中的地方性流行病。

1月29日，研究人员通过对武汉最初发病病例至2020年1月22日中国境内已上报中国疾控中心并经实验室确诊的425例新冠病毒肺炎病例的医学数据进行回顾性研究，构建数据模型估计基本再生数（R_0）为2.2（95% CI，1.4~3.9），即每例患者平均将感染传给2.2人。同日，四川大学华西医院华西生物医学大数据中心张伟教授等人通过以《人民日报》和丁香园发布的新型冠状病毒感染肺炎疫情实时动态数据（时间截至2020年1月25日）为基准，估计COVID-19的基本再生数为2.8~3.3；以美国东北大学的报告为基准，基本再生数在 3.2~3.9，故该研究团队认为R_0在2.8~3.9。通过对全国4021例经实验室确诊患者（诊断日期截至1月26日）进行数据模型分析，估计新型肺炎的R_0为3.77（95% CI，3.51~4.05），在调整潜伏期和感染期参数后的敏感性分析中得到R_0范围为2.23~4.82。综上，我们认为COVID-19早期致病传播能力与SARS–CoV传染性相当。在疫情的传播过程中，随着政府干预政策实施、个体行为改变（戴口罩、减少出行等）、易感人群数量减少（因患病人数增多或使用疫苗等）等外在因素影响，R_0也会相应发生变化。

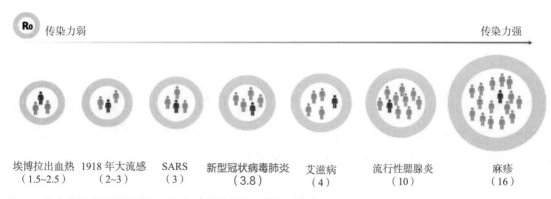

图9　几大传染病传播指数 R_0 比较（图片来源：华山感染）

（九）传播阶段

自2019年12月中旬以来，新型冠状病毒肺炎就在密切接触人群中开始了人际传播，此次疫情传播过程可以分为局部暴发、社区传播和大范围传播三个阶段。

1.海鲜市场暴露所致的局部暴发阶段

该阶段主要在2019年12月底前，在接触海鲜市场的人群中形成局部暴发。在2020 年1月1日（关闭华南海鲜批发市场的日期）前发病的病例中，有华南海鲜市场暴露史的患者占55%。这一阶段的病例大多与海鲜市场的暴露有关。

2.疫情扩散形成的社区传播阶段

病毒通过接触海鲜市场的人群扩散到社区，形成社区传播。2020年 1月1日以后发病的患者中有华南海鲜市场暴露史的比例仅为 8.6%，在武汉市多个社区和家庭内发生人际传播和聚集性传播，提示自2020年1月1日后新型冠状病毒肺炎的流行已经转为社区传播阶段。

3.疫情蔓延形成的大范围传播阶段

由于恰逢中国农历春节，人员流动性很大，疫情迅速从湖北省扩大到我国其他地区，同时世界范围内病例逐渐增多。

三、影响流行的因素

2020年1月20日，我国将新型冠状病毒肺炎纳入《中华人民共和国传染病防治法》规定的乙类传染病，按甲类传染病管理。1月30日， WHO 宣布本次疫情为"国际关注的突发公共卫生事件"（Public Health Emergency of International Concern）。新型冠状病毒肺炎的流行过程受自然因素和社会因素的共同影响，只有在一定的社会因素和自然因素的影响下，流行过程才能发生与发展。而作为新发呼吸道传染病，新型冠状病毒肺炎的控制、预防和消灭也离不开这两类因素的作用。这两类因素通过作用于传染源、传播途径及易感人群而影响到流行过程。其中社会因素的作用尤为重要，甚至起着决定性的作用。

（一）自然因素

自然因素包括人们生活环境中的气候、地理、土壤、动植物等，其中对流行过程影响最明显的是气候因素和地理因素。气候因素和地理因素对动物宿主、人群活动以及外环境中病原体的存活均有显著影响。

1.自然因素对传染源的影响

主要影响动物传染源，特别是野生动物。但是，随着华南海鲜市场及其他地区野生动物交易市场的关闭，野生动物（动物宿主）已经不再是新型冠状病毒肺炎疫情流行的主要传染源。目前所见传染源主要是新型冠状病毒感染的患者，自然因素影响相对有限。

2. 自然因素对传播途径的影响

特定的温度和湿度会更利于病毒在物体表面存活。人类冠状病毒在物体表面存活时间从2小时到最长9天，在≥30℃的温度下，持续时间会缩短。频繁接触被污染的物体表面是病毒传播的潜在来源，不过尚未找到冠状病毒从受污染物体表面到手的传播能力的数据。我们希望随着天气变暖，该病毒可以逐渐减少，但我们不能仅依赖于此。

3. 自然因素对易感人群的影响

自然因素可以影响人们受感染的机会：冬季寒冷，人们多在室内活动，多人共处拥挤的空间内，增加了飞沫传播的机会；还可对易感者非特异性免疫力产生影响：冬季冷空气刺激呼吸道黏膜使血管收缩，造成局部缺血，致使上呼吸道抵抗力降低，易发生呼吸道疾病。

（二）社会因素

社会因素包括生产、生活条件，医疗卫生状况，经济、文化、宗教信仰、风俗习惯、生活方式、人口密度、人口移动，职业、社会动荡和社会制度等。我国目前通过采取以管理传染源、切断传播途径和保护易感人群为主要内容的综合防控措施，以期控制新型冠状病毒肺炎流行。

1. 社会因素对传染源的影响

对于新型冠状病毒肺炎患者，各级各类医疗机构应做到早发现、早报告、早诊断、早隔离、早治疗，以控制传染源，防止新冠病毒在人群传播蔓延；对确诊病例和疑似病例进行隔离诊治；对隐性感染者进行一定时间的隔离观察；对密切接触者在发现时即进行采样检测，以尽早发现可能存在的传染性，并在医学观察解除时开展病原筛查，以防范隐性感染者处于排毒期。

2. 社会因素对传播途径的影响

人们的卫生知识水平和风俗习惯可影响新型冠状病毒的传播，通过多渠道高频率地传播关键预防信息，例如告知大众保持室内通风、戴口罩、勤洗手等防护措施，可以切断新型冠状病毒经呼吸道飞沫传播及密切接触传播的途径。随着全球化进程加速，旅游业急剧发展，交通运输速度的不断增快，大量人员流动助推了该病在全球的蔓延，通过采取交通管制，延长企业开工和学校开学时间、取消会议和公众聚会，都会减少新冠病毒传播的机会。

3. 社会因素对易感人群的影响

（1）特异性保护易感染人群

目前尚无新型冠状病毒疫苗上市，由于新冠病毒是RNA病毒，容易发生基因变异，这很有可能会让病毒本身的性质发生改变，也造成疫苗效果大打折扣；并且需要时间来进行疫苗的研发，不同种类的疫苗也因其原理、效果、安全性、制备工艺等方面的不同而各有利弊。新型冠状病毒疫苗即使实验室研究成功，也要经过临床验证，不能期望对本次疫情有决定性的帮助。

（2）非特异性保护易感染人群

注意多休息、营养均衡、适度运动以提高自身的非特异性免疫力；少去人口密集的公众场所，以降低传播可能。

参考资料

[1] Zhu N，Zhang D，Wang W，et al. A Novel Coronavirus from Patients with Pneumonia in China, 2019[J]. N Engl J Med. 2020 Jan 24. doi：10.1056/NEJMoa2001017. [Epub ahead of print].

[2] 国家卫生健康委办公厅 . 新型冠状病毒感染的肺炎诊疗方案（第 6 版），2020.2.19.

[3] de Wit E，van Doremalen N，Falzarano D，et al. SARS and MERS：recent insights into emerging coronaviruses[J]. Nat Rev Microbiol. 2016 Aug;14(8)：523–34.

[4] Fehr AR，Perlman S. Coronaviruses：An Overview of Their Replication and Pathogenesis[J]. Methods Mol Biol. 2015;1282：1–23.

[5] McIntosh K，Dees JH，Becker WB，et al. Recovery in tracheal organ cultures of novel viruses from patients with respiratory disease[J]. Proc Natl Acad Sci U S A. 1967 Apr;57(4)：933–940.

[6] Weiss S.R，S Navas–Martin. Coronavirus pathogenesis and the emerging pathogen severe acute respiratory syndrome coronavirus[J]. Microbiol Mol Biol Rev, 2005. 69(4)：635–664.

[7] Li F. Structure, Function, and Evolution of Coronavirus Spike Proteins[J]. Annu Rev Virol. 2016 Sep 29;3(1)：237–261.

[8] Paul S. Masters，Lili Kuo，et al. Genetic and molecular biological analysis of protein–protein interactions in coronavirus assembly[J]. Adv Exp Med Biol. 2006;581：163–173.

[9] Huang X，Dong W，Milewska A，et al. Human Coronavirus HKU1 Spike Protein Uses O–Acetylated Sialic Acid as an Attachment Receptor Determinant and Employs Hemagglutinin–Esterase Protein as a Receptor–Destroying Enzyme[J]. J Virol. 2015 Jul;89(14)：7202–72.

[10] Liu DX，Yuan Q，Liao Y. Coronavirus envelope protein：a small membrane protein with multiple functions[J]. Cell Mol Life Sci. 2007 Aug;64(16)：2043–2048.

[11] Chan JF，Lau SK，To KK，et al. Middle East respiratory syndrome coronavirus：Another zoonotic betacoronavirus causing SARS–like disease[J]. Clin Microbiol Rev. 2015 Apr;28(2)：465–522.

[12] 杨扬，谭文杰 . 冠状病毒载体研究进展 [J]. 病毒学报 .2012.28(03)：297–302.

[13] Yi Fan，Kai Zhao，Zheng–Li Shi，etal. Bat Coronaviruses in China. Viruses[J]. 2019 Mar; 11(3)：210.

[14] Xuan Li，Wu Zhong，Pei Hao，etal. Evolution of the novel coronavirus from the ongoing Wuhan outbreak and modeling of its spike protein for risk of human transmission. SCIENCE CHINA Life Sciences, https：//doi.org/10.1007/s11427–020–1637–5.

[15] Ping Liu，Wu Chen，Jin–Ping Chen, etal. Viral Metagenomics Revealed Sendai Virus and Coronavirus Infection of Malayan Pangolins (Manis javanica).Viruses .2019, 11, 979; doi：10.3390/v11110979.

[16] 新型冠状病毒潜在中间宿主发现研究成果发布会，岭南现代农业科学与技术广东省实验室、华南农业大学，2020.2.7.

[17] La R ，Zhao X ，Li J，etal. Gebomic characterisation and epidemiolooy of 2019 novel coronavirbs：implications for virus origins and receptor binding[J]. Lancet.2020. DOI：10.1016/s0140–6736(20)30251–8 [published Online First：2020/02/03.

[18] Peng Zhou，Xing–Lou Yang，Xian–Guang Wang，etal .Discovery of a novel coronavirus associated with the recent pneumonia outbreak in humans and its potential bat origin.bioRxiv[J]. doi：https：//doi.org/10.1101/2020.01.22.914952.

[19] Wu F. et al. A new coronavirus associated with human respiratory disease in China. Nature. doi：10.1038 /s41586 – 020 – 2008 – 3 (2020).

[20] 刘敏，贺鹏，刘辉，等 .30 例医务人员新型冠状病毒肺炎的临床特征分析 [J]. 中华结核和呼吸杂志 . 2020,43(00)：E016–E016. DOI：10.3760/cma.j.issn.1001–0939.2020.0016.

[21] 中国疾病预防控制中心新型冠状病毒肺炎应急响应机制流行病学组 . 新型冠状病毒肺炎流行病学特征分析 [J]. 中华流行病学杂志，2020，41（2）：145-151. DOI：10.3760/cma.j.issn.0254-6450.2020.02.003.

[22] Huang C，Wang Y，Li X， et al. Clinical features of patients infected with 2019 novel coronavirus in Wuhan, China[J]. Lancet. 2020.

[23] Chen N，Zhou M， Dong X，et al. Epidemiological and clinical characteristics of 99 cases of 2019 novel coronavirus pneumonia in Wuhan, China： a descriptive study[J]. Lancet. 2020.

[24] Wei-jie Guan， Zheng-yi Ni， Yu Hu，et al. Clinical characteristics of 2019 novel coronavirus infection in China[J]. MedRxiv.doi： ttps：//doi.org/ 10.1101/ 2020.02.06.20020974.

[25] 中华预防医学会新型冠状病毒肺炎防控专家组 . 新冠肺炎流行病学特征的最新认识 [J]. 中华流行病学杂志 . 2020，41（2）：139-144.

[26] 周涛，刘权辉， 杨紫陌，等 . 武汉新型冠状病毒感染肺炎基本再生数的初步预测 [J]. 中国循证医学杂志 . 2020, 20(3)：359-364.

[27] Camilla Rothe， Mirjam Schunk， Peter Sothmann， et.al. Transmission of COVID-19 Infection from an Asymptomatic Contact in Germany[J]. NEJM. January 30, 2020.DOI： 10.1056/NEJMc2001468

[28] Zhu H， Wang L， Fang C， et al. Clinical analysis of 10 neonates bom to mothers with COVID-19 pneumonia[J]. Translational Pediatrics 2020. DOI：10.21037/tp,2020.02.06.

[29] World Health Organization. Novel Coronavirus (COVID-19) advice for the public： Myth busters[EB/OL]. https：//www.who.int/ emergencies/diseases/novel-coronavirus-2019/advice-for-public/ myth-busters.

[30] Li Q， Guan X， Wu P， et al. Early Transmission Dynamics in Wuhan, China, of Novel Coronavirus-Infected Pneumonia[J]. N Engl J Med. 2020. DOI：10.1056/NEJMoa 2001316.

[31] Yang Y， LQ， Liu M, et al. Epidemiological and clinical features of the 2019 novel coronavirus outbreak in China[J]. medRxiv preprint 2020 .DOI：https：//doi.org/10.1101/2020.02.10.20021675.

[32] Chan JF， Yuan S， Kok KH， et al. A familial cluster of pneumonia associated with the 2019 novel coronavirus indicating person- to-person transmission： a study of a family cluster. Lancet[J].2020. DOI： 10.1016/s0140-6736 (20) 30154-301629.

[33] 国家卫生健康委员会办公厅 . 新型冠状病毒肺炎防控方案 (第四版)，2020 年 2 月 6 日 .

[34] 沈洪兵，齐秀英，等 . 流行病学（第 9 版）.

[35] Kampf G, Todt D, Pfaender S, et al. Persistence of coronaviruses on inanimate surfaces and its inactivation with biocidal agents[J]. J Hosp Infect. 2020 Feb 6. pii: S0195-6701(20)30046-3. doi: 10.1016/j.jhin.2020.01.022. [Epub ahead of print].

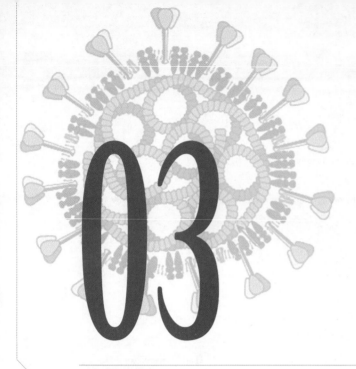

第三章
临床学

编写：陆霓虹

第一节 新型冠状病毒感染的诊断

一、发病机理与病理表现

（一）发病机理

冠状病毒属于套式病毒目、冠状病毒科、冠状病毒属，是一类具有囊膜、基因组为线性单股正链的RNA病毒，按血清型及基因组特点，分为α、β、γ和δ四个属。2019新型冠状病毒属于β属的新型冠状病毒，有包膜，颗粒呈圆形或椭圆形，常为多形性，直径60～140nm。基因特征与SARSr-CoV和MERSr-CoV有明显区别（见图1）。目前研究显示与蝙蝠SARS样冠状病毒（bat-SL-CoVZC45）同源性达85%（见图2）。

病毒性肺炎具有共同的病理表现：①细支气管炎（上皮细胞和纤毛细胞坏死脱落，充血样表现）；②肺泡上皮坏死，间质水肿及间隔炎症，肺泡腔透明膜形成，肺泡腔内出血和坏死细胞；③毛细血管充血和小血管血栓等。早期表现为间隔炎症，淋巴细胞浸润，可有出血和蛋白渗出；后期继发感染，中性粒细胞趋化，渗出明显增加。

SARS和中东呼吸综合征病理都有普遍的细支气管炎充血炎症表现（主要是在肺泡，弥漫性肺泡损伤是主要特点）。新型冠状病毒通过呼吸道进入肺后，在支气管、肺泡的上皮细胞中

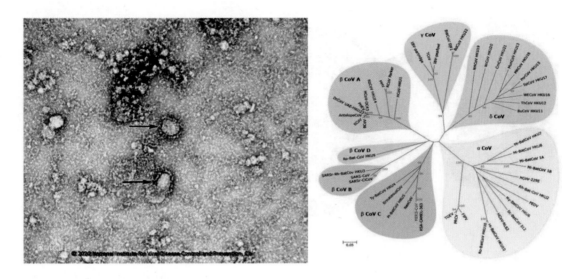

图 1　新型冠状病毒病原学特点

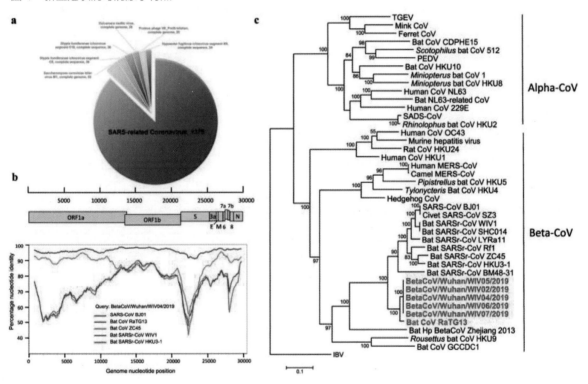

图 2　新型冠状病毒病原学特点

快速繁殖，造成组织充血、水肿，继而机体启动免疫系统，淋巴细胞、单核细胞对病毒实施攻击防卫（见图3），导致肺间质增厚、肺泡腔内渗出增多形成透明膜样结构，严重者影响肺的气体交换能力。新型冠状病毒粘附富含血管紧张转换酶2受体的黏膜上皮细胞，比如口、鼻、呼吸道、结膜等，病毒与细胞表面的受体结合后，穿透细胞膜进入细胞内，不断复制产生大量的下一代病毒，再释放到细胞外，侵犯周边细胞或者通过痰液排出体外进行传播。

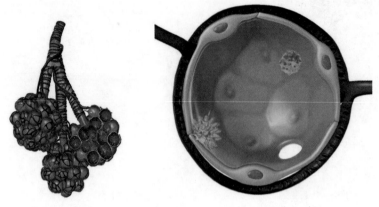

图3 肺泡组织及肺泡内淋巴细胞、单核细胞

新冠肺炎累及肺泡的特征非常明显，外周分布较为多见，小气道的充血改变难以早期发现。由于外围分布的特点，在5～10级支气管以上的小气道改变超过CT的检出能力也是气道病变检出较低的原因。在磨玻璃病变和实变区除了发现支气管充气征之外，小气道壁增厚和含液支气管征的特征也较为常见。

（二）临床特点

1. 临床表现

基于目前的流行病学调查，潜伏期1～14天，多为3～7天，以发热、乏力、干咳为主要表现。少数患者伴有鼻塞、流涕、咽痛和腹泻等症状。重症患者多在发病一周后出现呼吸困难和/或低氧血症，严重者快速进展为急性呼吸窘迫综合征、脓毒症休克、难以纠正的代谢性酸中毒和出凝血功能障碍等。值得注意的是重型、危重型患者病程中可为中低热，甚至无明显发热。

轻型患者仅表现为低热、轻微乏力等，无肺炎表现。从目前收治的病例情况看，多数患者预后良好，少数患者病情危重。老年人和有慢性基础疾病者预后较差。儿童病例症状相对较轻。

2. 实验室检查

发病早期外周血白细胞总数正常或减少，淋巴细胞计数减少，部分患者可出现肝酶、乳酸脱氢酶（LDH）、肌酶和肌红蛋白增高；部分危重者可见肌钙蛋白增高。多数患者C反应蛋白（CRP）和血沉升高，降钙素原正常。严重者D-二聚体升高、外周血淋巴细胞进行性减少。

在鼻咽拭子、痰、下呼吸道分泌物、血液、粪便等标本中可检测出新型冠状病毒核酸。

3. 胸部影像学

早期呈现多发小斑片影及间质改变，以肺外带明显。进而发展为双肺多发磨玻璃影、浸润影，严重者可出现肺实变，胸腔积液少见。影像表现多为胸膜下非节段性分布，早期呈磨玻璃密度，形态呈片状、球型（见图4）。

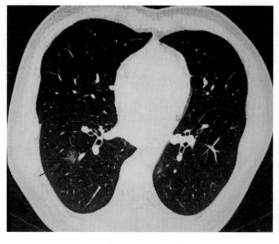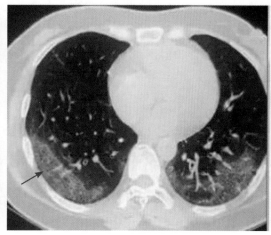

图4 新型冠状病毒肺炎影像学
表现

二、诊断与鉴别诊断

（一）诊断标准

湖北以外省份：

1.疑似病例

结合下述流行病学史和临床表现综合分析：

（1）流行病学史

①发病前14天内有武汉市及周边地区或其他有病例报告社区的旅行史或居住史。

②发病前14天内与新型冠状病毒感染者（核酸检测阳性者）有接触史。

③发病前14天内曾接触过来自武汉市及周边地区或有病例报告社区的发热或有呼吸道症状的患者。

④聚集性发病。

（2）临床表现

①发热和/或呼吸道症状。

②具有上述肺炎影像学特征。

③发病早期白细胞总数正常或降低，或淋巴细胞计数减少。

有流行病学史中的任何一条，且符合临床表现中任意2条；无明确流行病学史的，符合临床表现中的3条。

2.确诊病例

疑似病例，具备以下病原学证据之一者：

①鼻咽拭子、痰、下呼吸道分泌物、血液、粪便实时荧光RT-PCR检测新型冠状病毒核酸阳性。

②呼吸道标本和血液标本病毒基因测序，与已知的新型冠状病毒高度同源。

湖北省：

1. 疑似病例

结合下述流行病学史和临床表现综合分析：

（1）流行病学史

①发病前14天内有武汉市及周边地区或其他有病例报告社区的旅行史或居住史。

②发病前14天内与新型冠状病毒感染者（核酸检测阳性者）有接触史。

③发病前14天内曾接触过来自武汉市及周边地区或有病例报告社区的发热或有呼吸道症状的患者。

④聚集性发病。

（2）临床表现

①发热和/或呼吸道症状。②发病早期白细胞总数正常或减少，或淋巴细胞计数减少。

有流行病学史中的任何一条或无流行病学史，且同时符合临床表现中2条。

2. 临床诊断病例

疑似病例具有肺炎影像学特征者。

3. 确诊病例

临床诊断病例或疑似病例，具备以下病原学证据之一者：

①鼻咽拭子、痰、下呼吸道分泌物、血液、粪便实时荧光RT-PCR检测新型冠状病毒核酸阳性。

②呼吸道标本和血液标本病毒基因测序，与已知的新型冠状病毒高度同源。

（二）鉴别诊断

新型冠状病毒肺炎需要与病毒性肺炎（流感病毒肺炎、禽流感肺炎、SARS）等鉴别（见表1）。

表1　新型冠状病毒鉴别诊断

疾病名称	临床表现	影像学特征
人流感及副流感病毒肺炎	起病急、高热不退，流感样症状突出；呼吸道症状显著，听诊闻及湿性啰音；可伴有肺外症状，如呕吐、腹泻，心肌损害、中枢神经系统损害、肝脏损害、肌肉损害等	双肺多发实变、GGO和线状分枝样影部分患者可见中央小叶结节伴支气管壁增厚

疾病名称	临床表现	影像学特征
甲型流感病毒肺炎	仅约 50% 的感染病人会发展成典型流感临床症状。流感典型症状以突然发热、头晕头痛、肌痛、全身症状轻、同时可伴有喉咙痛和咳嗽、鼻塞、流涕、胸痛、眼痛、畏光等症状。发热体温可达 39 ~ 40℃，一般持续 2 ~ 3 天后渐退。一般是全身症状较重而呼吸道症状并不严重	单侧或双侧 GGO，件或不伴实变沿支气管血管束分布或胸膜下分布
高致病性人禽流感病毒肺炎	伏期 1 ~ 7 天，大多 2 ~ 4 天。发热，多 39℃以上，可伴有流涕、鼻塞、咳嗽、咽痛、头痛、肌肉酸痛和全身不适。部分患者可有恶心、腹痛、腹泻、稀水样便等消化道症状。重症患者高热不退，病情发展迅速，常出现急性肺损伤、急性呼吸窘迫综合征（ARDS）、肺出血、胸腔积液、全血细胞减少、多脏器功能衰竭、休克及瑞氏（Reye）综合征等多种并发症	单发、多发或弥漫的 GGO，可件实变；常见假性空洞，气腔形成，淋巴结肿大，小叶中央结节随着疾病进展可见肺空洞及胸腔积液
重症急性呼吸综合征 (SARS)	潜伏期约 2 ~ 14 天，中位数 7 天。起病急，以高热为首发症状，偶有畏寒，可伴有头痛、关节酸痛、乏力，有明显的呼吸道症状包括咳嗽、少痰或干咳，也可伴有血丝痰。重症病例发生呼吸衰竭、ARDS、休克和多脏器功能衰竭，也有 SARS 病例并发脑炎的症状和体征	单侧或双侧的 GGO 局限性单侧或双侧实变或两者兼有 GGO 中可见小叶间隔增厚及铺路石征少见空洞、钙化、网格或结节少见淋巴结肿大和胸水
中东呼睡综合症冠状病毒肺炎 (MERS)	初期症状与 SARS 类似（咳嗽，发热，呼吸急促等肺炎症状），但能引起非常严重的肾衰竭	双肺胸膜下和基底部分布为主以 GGO 为主可伴实变可见不同程度胸腔积液
腺病毒肺炎	起病急骤，高热持续时间长中毒症状重、喘憋	双肺多灶性 GGO 病变伴斑片状实变可以出现类似细菌性肺炎的叶段性分布趋势儿童可导致肺不张，常见右上肺
人偏肺病毒肺炎	与呼吸道台胞病毒肺炎相似	双侧多发、不对称的斑片状 GGO 小叶中央结节和多发实变。进展过程中可出现肺实质受累并导致间质肺疾病和纤维化
呼吸道合胞病毒肺炎	轻症发热、呼吸困难不重，中、重者喘憋、发绀、三凹征	小叶中央结节 (500%)，含气样变 (5%) GGO (30%)，支气管壁增厚 (30%)。分布于肺中央区或周围区，呈双侧不对称分布
巨细胞病毒肺炎	临床症状不具特异性，肺炎症状往往被其他严重的全身症状掩盖	多表现为双肺弥漫性间质性肺炎表现或斑片 GGO 小叶间隔增厚

第二节　新型冠状病毒肺炎的分型

新型冠状病毒肺炎临床分型有4种：

1. 轻型

临床症状轻微，影像学未见肺炎表现。

2. 普通型

具有发热、呼吸道等症状，影像学可见肺炎表现。

3. 重型

符合下列任何一条：

① 呼吸窘迫，RR≥30次/分。

② 静息状态下，指氧饱和度≤93%。

③ 动脉血氧分压（PaO_2）/吸氧浓度（FiO_2）≤300mmHg（1mmHg=0.133kPa）。

4. 危重型

符合以下情况之一者：

① 出现呼吸衰竭，且需要机械通气。

② 出现休克；合并其他器官功能衰竭需ICU监护治疗。

第三节　按照不同分型进行个体化治疗

一、根据病情确定治疗场所

①疑似及确诊病例应当在具备有效隔离条件和防护条件的定点医院隔离治疗，疑似病例应当单人单间隔离治疗，确诊病例可多人收治在同一病室。

②轻型和普通型对症治疗。

③危重型病例应当尽早收入ICU治疗。

二、一般治疗

①卧床休息，加强支持治疗，保证充分热量；注意水、电解质平衡，维持内环境稳定；密切监测生命体征、指氧饱和度等。

②根据病情监测血常规、尿常规、CRP、生化指标（肝酶、心肌酶、肾功能等）、凝血功

能、动脉血气分析、胸部影像学等。有条件者可行细胞因子检测。

③及时给予有效氧疗措施，包括鼻导管、面罩给氧和经鼻高流量氧疗。

④抗病毒治疗：目前没有确认有效的抗病毒治疗方法。可试用α–干扰素雾化吸入（成人每次500万U或与之相当剂量，加入灭菌注射用水2mL，每日2次）、洛匹那韦/利托那韦（200 mg/50mg，每粒）每次2粒，每日2次，或可加用利巴韦林（500mg/次，每日2～3次静脉输注）。要注意洛匹那韦/利托那韦相关腹泻、恶心、呕吐、肝功能损害等不良反应，同时要注意与其他药物的相互作用。

⑤抗菌药物治疗：避免盲目或不恰当使用抗菌药物，尤其是联合使用广谱抗菌药物。

三、中医治疗

本病属于中医疫病范畴，病因为感受疫戾之气，各地可根据病情、当地气候特点以及不同体质等情况，参照下列方案进行辨证论治。

（一）医学观察期

1. 临床表现1：乏力伴胃肠不适

推荐中成药：藿香正气胶囊（丸、水、口服液）。

2. 临床表现2：乏力伴发热

推荐中成药：金花清感颗粒、连花清瘟胶囊（颗粒）、疏风解毒胶囊（颗粒）、防风通圣丸（颗粒）。

（二）临床治疗期

1. 初期：寒湿郁肺

临床表现：恶寒发热或无热，干咳，咽干，倦怠乏力，胸闷，脘痞，或呕恶，便溏。舌质淡或淡红，苔白腻，脉濡。

推荐处方：苍术15g、陈皮10g、厚朴10g、藿香10g、草果6g、生麻黄6g、羌活10g、生姜10g、槟榔10g。

2. 中期：疫毒闭肺

临床表现：身热不退或往来寒热，咳嗽痰少，或有黄痰，腹胀便秘。胸闷气促，咳嗽喘憋，动则气喘。舌质红，苔黄腻，或黄燥，脉滑数。

推荐处方：杏仁10g、生石膏30g、瓜蒌30g、生大黄6g（后下）、生炙麻黄各6g、葶苈子10g、桃仁10g、草果6g、槟榔10g、苍术10g。

推荐中成药：喜炎平注射剂，血必净注射剂。

3. 重症期：内闭外脱

临床表现：呼吸困难、动辄气喘或需要辅助通气，伴神昏，烦躁，汗出肢冷，舌质紫暗，苔厚腻或燥，脉浮大无根。

推荐处方：人参15g、黑顺片10g（先煎）、山茱萸15g，送服苏合香丸或安宫牛黄丸。

推荐中成药：血必净注射液、参附注射液、生脉注射液。

4. 恢复期：肺脾气虚

临床表现：气短、倦怠乏力、纳差呕恶、痞满，大便无力，便溏不爽，舌淡胖，苔白腻。

推荐处方：法半夏9g、陈皮10g、党参15g、炙黄芪30g、茯苓15g、藿香10g、砂仁6g（后下）。

四、重症及危重症治疗

（一）临床预警指标

重型病例，需要进行生命体征、血氧饱和度、意识状态及临床常规器官功能评估。根据病情需要监测内容：血常规、尿常规、生化指标（肝肾功能、乳酸、血糖、电解质、乳酸脱氢酶等）、心肌损伤标志物、C反应蛋白、降钙素原、凝血功能、动脉血气分析、心电图及胸部影像学检查。

此外，以下指标变化应警惕病情恶化：

①外周血淋巴细胞计数进行性降低，或淋巴细胞中B淋巴细胞明显降低且CD4$^+$及CD8$^+$T细胞不断下降；

②外周血炎症因子如IL-6、C反应蛋白进行性上升；

③组织氧合指标乳酸进行性升高；

④高分辨CT显示病变范围快速扩大。

（二）治疗

1. 治疗原则

卧床休息，支持治疗，保证充分热量；维持水、电解质与酸碱平衡；及时进行氧疗及机械通气等生命支持措施，预防和治疗并发症；治疗基础疾病；预防继发感染。总之，使患者在最可能有效的生命保障状态下，度过重症期病程。

2. 氧疗与呼吸支持

（1）低氧血症患者，PaO$_2$/FiO$_2$在200~300mmHg

① 应接受鼻导管或面罩吸氧，并及时评估呼吸窘迫和（或）低氧血症是否缓解。建议鼻导管氧流量一般不超过5L/min；面罩氧疗氧流量一般5~10L/min。

②经鼻高流量氧疗（HFNC）：当患者接受鼻导管或面罩吸氧后2gh，呼吸窘迫和（或）低

氧血症无改善，应使用经鼻高流量氧疗。

经以上高流量氧疗支持2h，如氧合指标无改善或进一步恶化，应改为无创机械通气（NIV）或有创机械通气。

（2）低氧血症患者，PaO_2/FiO_2在150~200mmHg

首选NIV治疗。此类患者使用无创机械通气治疗的失败率很高，应进行密切监测。若短时间（1~2h）病情无改善甚至恶化，应及时进行气管插管和有创机械通气。

（3）低氧血症患者，PaO_2/FiO_2小于150mmHg

① 有创机械通气。实施肺保护性机械通气策略，即小潮气量（4~6mL/kg理想体重）和低吸气压力（平台压<30cmH$_2$O）进行机械通气，以减少呼吸机相关肺损伤；应评估肺可复张性，依据最佳氧合法或FiO$_2$-PEEP对应表（ARDSnet的低PEEP设定方法）设定PEEP。

② 肺复张。有创机械通气FiO$_2$高于0.5才可达到氧合目标（或符合中重度ARDS标准）时，可采取肺复张治疗。肺复张前，需做可复张性评价，评价手段包括超声、P-V曲线、电阻抗成像（EIT）等。

③ 俯卧位。PaO_2/FiO_2持续低于150mmHg，应考虑实施每日12小时以上俯卧位通气。

④有创机械通气撤离。患者经治疗后若氧合指标改善（PaO_2/FiO_2持续大于200mmHg），且神志清醒、循环稳定，可考虑启动评估撤机程序。

3. 体外膜肺氧合 (ECMO)

（1）ECMO治疗新型冠状病毒肺炎应用适应证

ECMO，又称体外生命支持（Extracorporeal Life Support, ECLS），作为一种可以替代肺脏和心脏功能的呼吸循环支持技术，近十年来在各种危重症呼吸和（或）循环衰竭中应用逐渐增多。

呼吸ECMO常见的适应证是急性呼吸窘迫综合征（ARDS），它在提供体外气体交换的同时，可以实施肺保护性通气策略从而使肺脏得到休息并最终恢复。新型冠状病毒肺炎患者中以轻症居多，多数能够痊愈，部分患者发展至危重型，多在发病一周后出现呼吸困难和（或）低氧血症，严重者快速进展为急性呼吸窘迫综合征，并引起多器官功能衰竭。新型冠状病毒肺炎引起的肺部损害具有自限性，因此，在无明显禁忌证的情况下可以使用ECMO辅助。

鉴于在甲型H1N1流感以及中东呼吸综合征冠状病毒引起的肺炎中均有合并心肌炎的报道，不能排除新型冠状病毒感染引起的肺炎患者中有部分患者同时并发心肌炎，严重者同时合并循环功能障碍。这类患者多合并明显的心肌损伤伴随以肌钙蛋白为主的心肌酶谱明显增高。当这类患者合并出现心源性休克或者出现心脏骤停（CA）时需选择VA ECMO模式辅助，并根据患者具体病情选择合适的插管部位。

（2）ECMO启动时机

危重型新型冠状病毒肺炎患者有时病程进展较快，如果患者经过规范的ARDS标准治疗仍然难以改善低氧状态，在缺氧造成多器官损伤或呼吸机设置过高之前及时启动ECMO。结合之前相关临床研究及国际体外生命支持组织推荐建议，参考任何原因引起的低氧性呼吸衰竭（原发性或继发性）ECMO时机，当患者死亡风险达到或者超过50%时，应考虑使用ECMO。当患者死亡风险达到或者超过80%时，启动ECMO治疗。

在最优的通气条件下（$FiO_2 \geq 0.8$，潮气量为6mL/kg，$PEEP \geq 10cmH_2O$），如果无禁忌证，且满足以下条件之一即可启动ECMO：①$PaO_2/FiO_2 < 50mmHg$超过3h；②$PaO_2/FiO_2 < 80mmHg$超过6h；③$FiO_2 = 1.0$，$PaO_2/FiO_2 < 100mmHg$；④动脉pH < 7.25且$PaCO_2 > 60mmHg$超过6h，且呼吸频率 > 35次/分；⑤呼吸频率 > 35次/分时，pH < 7.2且平台压 $> 30cmH_2O$；⑥严重漏气综合征；⑦合并心源性休克或者心脏骤停。

（3）ECMO使用禁忌证

目前ECMO的应用指征随着临床中开展例数的增多逐渐变宽，ECMO没有绝对的禁忌证，因为每个患者都是根据风险和收益单独考虑的。然而，仍有一些与ECMO预后不良相关的情况，可以认为是相对禁忌证：①合并无法恢复的疾病，严重大脑功能障碍中枢神经系统严重损伤，恶性肿瘤晚期等；②存在抗凝的禁忌，如新型冠状病毒肺炎引起肝功能衰竭合并严重出凝血功能障碍，大出血，近期或者扩大的颅内出血等；③在较高机械通气设置条件下（$FiO_2 > 0.9$，P-plat $> 30cmH_2O$），机械通气7天或更长时间；④年龄：无特定年龄禁忌证，但考虑随年龄增长死亡风险增加；⑤伴有严重多器官功能衰竭；⑥如果需要循环辅助行VAECMO支持，主动脉瓣中–重度关闭不全，急性主动脉夹层也为禁忌证；⑦药物免疫抑制（中性粒细胞绝对计数 $< 400/mm^2$）；⑧存在周围大血管解剖畸形或者病变，无法建立ECMO血管通路。

（4）ECMO模式选择

临床中，根据辅助器官的不同，ECMO主要有VV和VA两种模式。对于同时存在呼吸循环衰竭的患者需要根据心功能的情况合理选择辅助模式，比如静脉—动脉—静脉（VAV）ECMO模式。VV ECMO适用于单纯呼吸衰竭的患者。VA ECMO可以同时提供循环支持和呼吸支持。新型冠状病毒肺炎患者以呼吸衰竭为主，当出现循环衰竭时应判断其原因，以决定ECMO的模式。

①VV ECMO模式。新型冠状病毒肺炎患者初期心功能大多正常，VV ECMO为呼吸支持首选模式。通常使用股静脉和颈内静脉血管通路，股静脉作为引流通路，颈内静脉作为灌注通路。右侧股静脉以及右颈内静脉走行相对较直，常作为VV ECMO置管首选通路。插管尖端分别放在上、下腔静脉与右心房交接的位置。位置放置不正确容易增加再循环，将氧合后的血液再次引流到体外，降低了ECMO的氧合效率。所以，通过胸部X片或者经胸超声等明确插管位置是非常重要的。

必要时，可在超声或者X线等引导下再次调整插管位置以降低再循环比率。VV ECMO将腔静脉的血液引流到体外完成氧合以及去除二氧化碳后以同等容量再次回输到腔静脉到达右心房。中心主动脉内的血液氧饱和度是ECMO驱动的一部分血液以及剩余的自身血液回到肺循环完成气体交换后的混合血液氧饱和度。ECMO和肺脏对于动脉血液氧合情况的贡献在不同患者以及不同时段是有差异的。VV ECMO仅仅提供了气体交换，没有提供直接的血流动力学影响，患者机体的灌注仍然依靠患者自身心脏的泵功能。但在VV ECMO时应严密监测右心功能，当患者出现右心衰经过保守治疗无效时，可改为VA模式。

②VA ECMO模式。VA ECMO是ECMO应用的第二个重要领域，它可以为严重心源性休克以

及失代偿性心衰提供循环支持。当新型冠状病毒肺炎患者存在心源性休克或者出现心脏骤停时需要应用VA模式。VA ECMO一般选择股静脉和股动脉作为血管通路。经股动脉置管VA ECMO氧合血往往很难供应机体上半身，导致机体出现上半身缺氧。静脉插管选择颈内静脉或股静脉，插管尖端位于右房中部可以部分缓解上半身缺氧。如仍不能缓解，可以进行VAV ECMO辅助。

③VAV ECMO模式。VA ECMO出现上半身缺氧是建立VAV ECMO的适应证。通常需要在右颈内静脉再置入一根插管与ECMO动脉环路相连接。这种模式中动脉血液被分成两部分，分别回输到右心房和主动脉系统，相当于联合了VA ECMO和VV ECMO在同一个环路中，同时提供心肺支持。应用时，应分别监测这两部分灌注管路流量，以达到心肺同时支持的目的。

小结：ECMO能够为危重型新型冠状病毒肺炎引起的ARDS患者提供挽救性治疗。在没有明显禁忌证并具备辅助指征的情况下及时启动ECMO治疗，并正确理解不同ECMO模式所能提供的支持和氧的差异性分布，以及充分评估患者心脏和呼吸功能并合理选择辅助模式能够提高危重型新型冠状病毒肺炎患者的救治成活率。

（5）ECMO禁忌证

合并无法恢复的原发疾病；存在抗凝禁忌；在较高机械通气设置条件下（$FiO_2 > 0.9$，平台压$> 30cmH_2O$），机械通气超过7d；年龄大于70岁；免疫抑制；存在周围大血管解剖畸形或者血管病变等。

4. 循环监测与支持

①遵循组织灌注导向的血流动力学治疗原则，严密监测患者循环状态，出现血流动力学不稳定状态（休克、收缩压$< 90mmHg$或比基础血压降低40mmHg，或需要使用血管活性药物，严重心律失常等）时，应仔细鉴别原因，正确处理不同类型休克，改善组织灌注，并积极处理严重心律失常。

②应选择简便、易维护管理的血流动力学监测技术。不推荐床旁实施技术复杂的有创血流动力学监测。条件许可时，超声多普勒监测是无创、便捷的监测手段，应予以积极采用。

③血流动力学不稳定状态出现时，在容量管理上，应当保持满足组织灌注的最低血容量，以避免容量过负荷、加重肺损伤。应给予恰当容量复苏，必要时，使用常见的血管活性药物如去甲肾上腺素。

由于肺部病变严重、呼吸支持条件较高，患者容易发生急性肺心病（ACP），应密切监测右心功能，使用改善氧合肺保护通气策略，以降低肺循环阻力。

当患者合并心肌酶（特别是肌钙蛋白）或/和BNP显著升高，需要密切监测心脏功能，警惕出现心源性休克。

5. 营养支持治疗

①重型新冠肺炎患者，应根据NRS2002评分进行营养风险筛查。

②尽早启动肠内营养（EN）。不建议早期单独使用肠外营养（PN）或补充性PN联合EN。

③对于血流动力学不稳定的患者，应在液体复苏完成、血流动力学基本稳定后，尽早启动营养支持。对于不威胁生命的、可控的低氧血症或代偿性/允许性高碳酸血症的情况下，即使在

俯卧位通气或ECMO期间，都不推荐延迟启动营养支持治疗。

④建议对重型患者留置鼻胃管经胃营养。对不适合经胃营养的患者，采用幽门后喂养途径，如鼻肠管等。

⑤对于重型患者，目标喂养量25～30kcal/kg/d，以低剂量起始喂养。如喂养不耐受，可考虑滋养型喂养（输注速度10～20kcal/h或10～30mL/h）。

⑥强化蛋白质供给，目标蛋白需要量1.5～2.0g/kg/d。当蛋白量摄入不足时，建议在标准整蛋白制剂基础上额外添加蛋白粉。

⑦重型新冠肺炎患者可以使用富含Ω-3脂肪酸的肠内营养制剂。肠外营养中可以添加富含EPA、DHA成分的脂肪乳。

⑧对实施EN的患者采取相应措施，防止发生呕吐反流。

⑨发生喂养相关性腹泻者，建议改变营养液输注方式或配方成分。

6. 抗病毒治疗

发病10d内，可试用洛匹那韦/利托那韦，疗程不超过2周。服药期间应密切监测药物不良反应，以及与其他药物间的相互作用。

7. 人免疫球蛋白（IVIG）

目前，没有充分的循证医学证据支持IVIG对冠状病毒有临床疗效，危重患者可以酌情应用。

8. 恢复期血浆

将含有新型冠状病毒抗体的人恢复期血浆用于早期新冠肺炎患者，可以作为特异性治疗的一种选择。如应用恢复期血浆，应检测血浆中保护性抗体滴度水平。

9. 糖皮质激素

目前没有循证医学证据，支持应用糖皮质激素改善新冠肺炎重型预后，不推荐常规使用糖皮质激素。对于氧合指标进行性恶化、影像学进展迅速、机体炎症反应过度激活状态的患者，可以考虑使用甲强龙40mg q12h共5d方案予以短期治疗，使用前应分析患者有无激素使用禁忌证。

10. 抗细菌治疗

如果无明确细菌感染证据，不建议常规使用抗菌药物。需要注意的是，重型患者往往病程已经超过5～7d，多存在细胞免疫抑制的表现，特别是入住ICU需要有创机械通气的患者，需要注意继发细菌或真菌感染。

若条件许可，应积极进行呼吸道病原体监测和针对性的抗感染治疗。如90天内有抗菌药物应用史、住院时间超过72h，或既往存在结构性肺病，抗菌药物选择应考虑覆盖耐药菌。

11. 其他用药

对淋巴细胞计数低、细胞免疫功能低下的重型患者，建议考虑使用胸腺肽α1；可使用肠道微生态调节剂，维持肠道微生态平衡；中成药使用方面，尽管现在处于临床试验阶段，可考虑使用血必净。

12. 静脉血栓栓塞症（VTB)

重型患者由于卧床时间较长，且常合并凝血功能异常，需关注VTE风险，酌情抗凝治疗。

13. 镇痛镇静

应给予重型机械通气的患者适当的镇痛镇静治疗，根据患者病情及治疗措施设定镇痛、镇静目标；必须重视对重型新冠肺炎患者的人文关怀。

14. AKI 与多器官功能

重型患者，可能合并多器官功能损害，包括颅脑、肾脏、肝脏、消化道、凝血功能损害等，治疗中应当注意评估器官功能，加强器官功能支持。患者出现AKI的比例并不高，谨慎评估进行肾脏替代治疗的时机。一般情况下，在KDIGO标准的二阶段，亦即肌酐增值基线值的2～2.9倍，尿量持续12h以上少于0.5mL/（kg·h），应采用肾脏替代治疗。

15. 静脉用药

①重症：血必净注射液100mL加生理盐水250mL，每天1次，同时加用生脉注射液100mL加生理盐水250mL，每天1次。体温高于38.5℃者：喜炎平注射液100mg加生理盐水250mL，每天1次。（注：用药后大便次数增加是用药的反应，有泻热分消的功效。）

②危重症：血必净注射液100mL加生理盐水250mL，每天1次，同时加生脉注射液100mL加生理盐水250mL，每天1次。同时减少等量的液体，保证患者液体支持治疗，不增加容量，减轻肺水肿和心脏的负担。

③高热不退者：安宫牛黄丸1丸，每天1次。

④休克者：加用参附注射液100mL加生理盐水250mL，每天1次。

16. 转出重症病房标准

当重型新冠肺炎患者情况稳定，氧合改善，不需要进行生命支持时，应尽早转出重症病房。转出标准（**需全部符合**）：

①意识清楚。遵嘱，镇痛镇静剂和/或肌松剂已停用。

②已经撤离机械通气。呼吸空气或低流量吸氧（鼻导管或普通面罩）时，呼吸频率＜30次/min，且SpO_2＞93%。

③循环稳定。不需要升压药及液体复苏。

④无其他急性进展性脏器功能障碍。不需要支持治疗措施，如血液净化等。

第四节　无肺炎表现的新型冠状病毒感染的治疗

结合目前发展形势及研究报道，有部分感染新型冠状病毒患者是以消化道症状或无症状感染情况出现的。针对目前无症状患者的主要治疗方案，按照国家最新指南规定，参照轻型患者管理办法，仍然需隔离后密切观察病情变化。监测血常规、肝肾功能、胸部CT，每间隔6小时监测体温。口服抗病毒药物及指南推荐清热解毒药物。监测核酸，间隔24h连续监测2次核酸阴性后可解除隔离，居家观察（见图5）。

无症状感染者抗病毒治疗：目前没有确认有效的抗病毒治疗方法。可试用α-干扰素雾化吸入（成人每次500万U或相当剂量，加入灭菌注射用水2mL，每日2次）、洛匹那韦/利托那韦（每粒200mg/50mg）每次2粒，每日2次，或可加用利巴韦林（500mg/次，每日2至3次静脉输注）。要注意洛匹那韦/利托那韦相关腹泻、恶心、呕吐、肝功能损害等不良反应，同时要注意和其他药物的相互作用。

以消化道症状为主的新型冠状病毒感染患者，治疗同指南分类患者一样需要进行抗病毒治疗，只是针对消化道症状进行对症处理。根据患者症状及临床表现，密切监测血常规、肝肾功能等临床指标。在抗病毒治疗药物选择上优先选用对胃肠道刺激较小药物进行治疗。目前已有报道证实抗病毒药物具有一定的肝损伤，按照药物性肝损伤指标进行分级，进一步监测肝肾功能，及时调整治疗，进行保肝治疗。解除隔离标准按照最新指南进行（见图6）。

目前临床报道显示，无明显症状感染者会在随后的观察期逐步出现症状，或者胸部CT有部分改变，完全的无症状者较少。因此密切观察该类患者生命征，必要时调整治疗，是患者完全康复的必要条件。而部分以消化道症状为主的感染者，如果病情进行性加重，会在影像学表现、临床指标、感染指标、凝血功能等方面均会有进一步变化，因此治疗成功的关键仍是密切监测临床指标，及时调整治疗，制定个体化治疗方案，准确评估病情。

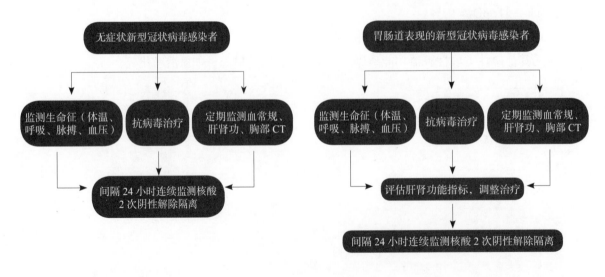

　图5　无症状患者治疗流程图　　　　　　　　图6　胃肠道症状患者治疗流程图

第五节　新型冠状病毒感染的临床用药及疗效评估

一、治疗药物特点及用药原则

1. α-干扰素

可试用α-干扰素雾化吸入，成人每次500万IU，加入灭菌注射用水2mL，每日2次。常见不良反应包括发热、疲劳、头痛、关节痛、食欲不振等。注意对有抗生素过敏史的患者应谨慎使用，初次用药过程中应严密监测。雾化过程中应注意避免接触眼睛。保存及运输过程中注意2～8℃避光保存。在特殊情况下使用注射液进行雾化时，应注意超适应证的风险问题。

2. 洛匹那韦/利托那韦

①洛匹那韦/利托那韦胶囊：200mg/50mg每粒，每次2粒，每日2次，口服给药。使用时应注意整片吞咽，不能咀嚼、掰开或压碎。可与食物同服。

②洛匹那韦/利托那韦口服液：80mg/20mg每毫升，每次5 mL，每日2次。必须与食物同服，可以进行管饲给药。辅料中含有乙醇与丙二醇。

※轻中度肝功能不全、肾功能不全及替代治疗患者无需调整剂量。重度肝功能不全患者不建议使用。常见不良反应包括腹泻、恶心呕吐、高甘油三酯血症、上呼吸道感染、肝功能损害等。同时应注意与其他药物的相互作用问题。

3. 利巴韦林

参照国家卫生健康委员会诊疗方案（试行第五版），抗病毒治疗可加用利巴韦林，成人8mg/kg iv每8h一次。有严重贫血、肝功能异常者慎用。老年人不推荐应用。可透过胎盘与乳汁，有生殖毒性，停药4周尚不能完全从体内清除。在SARS和MERS期间有过大剂量利巴韦林的临床应用经验，但也发现大剂量使用时可能出现与剂量相关的贫血，可能在用药后3～5d出现，存在基础心脏疾病患者可能出现因贫血导致的心功能恶化。此外也有低电解质紊乱与中枢神经系统毒性的报道，故临床应用需谨慎。

4. 抗菌药物

避免盲目或不恰当使用抗菌药物根据WHO指南建议，建议给予经验性抗菌药物，对于可能脓毒症的患者，应在初次评估1小时内给予经验性抗菌治疗。使用过程中注意输注速度与配置后可放置时间，观察可能出现的过敏反应如皮疹等；口服制剂应注意与微生态制剂等间隔2小时服用。

5. 糖皮质激素

不推荐常规使用。可根据患者呼吸困难程度、胸部影像学进展情况，酌情短期内（3～5d）使用糖皮质激素，建议每天剂量不超过相当于甲泼尼龙1～2 mg/kg。使用过程中应监测血糖、电解质，可能出现中枢兴奋症状，常见如失眠等，可对症处理。

6. 对症支持治疗

可对症使用解热镇痛、镇咳、化痰、止吐、缓泻剂、解痉、肠道微生态调节剂双歧杆菌等药物。

7. 藿香正气胶囊（丸、水、口服液）

功能为解表化湿，理气和中。口服。软胶囊：一次2～4粒，一日2次；滴丸：一次2.6g，一日2次；水、口服液：5～10mL，一日2次，用时摇匀。文献报道不良反应有引起药疹、紫癜、休克等过敏反应及肠梗阻、上消化道出血、过敏性哮喘、酒醉貌样过敏、过敏性休克，外用引起肠梗阻、小儿低血糖、小儿抽搐、双硫仑样反应。

风热感冒者慎用。孕妇慎用。有高血压、心脏病、肝病、糖尿病、肾病等慢性病严重者应谨慎使用。藿香正气水因含酒精，酒精过敏者禁用。服药后不得驾驶机、车、船，不得从事高空作业、机械作业及操作精密仪器，不可与替硝唑、甲硝唑等药物合并使用。

8. 金花清感颗粒

功能为疏风宣肺，清热解毒。用开水冲服。一次1袋，一日3次，疗程3天。

常见不良反应包括恶心、呕吐等胃肠道不良反应，偶见用药后肝功能异常，心悸或皮疹。对本品过敏者禁用。运动员及脾胃虚寒者慎用，既往有肝脏病史或服药前肝功能异常者慎用，孕妇、哺乳期妇女、儿童及老龄人群谨慎使用。成分中的麻黄可升高血压，因此高血压患者慎用，同时服药时需监测血压。服药期间不宜同时服用滋补性中药。

9. 连花清瘟胶囊（颗粒）

功能为清瘟解毒，宣肺泄热。口服。胶囊：一次4粒，一日3次；颗粒：一次1袋，一日3次。

文献报道该药可能易导致消化系统不良反应，也可导致皮疹、瘙痒等皮肤及附件损害。风寒感冒者不适用。成分中的麻黄可升高血压，因此高血压、心脏病患者慎用。有肝病、糖尿病、肾病等慢性病严重者，儿童、孕妇、哺乳期妇女、年老体弱及脾虚便溏者谨慎使用。对本品过敏者禁用。过敏体质者及运动员慎用。本品不宜长期服用。需置阴凉干燥处（不超过20℃）保存。

10. 疏风解毒胶囊

功能为疏风清热，解毒利咽。口服。胶囊：一次4粒，一日3次。

偶见恶心的不良反应。过敏体质及对本品过敏者禁用。结膜热、疱疹性咽峡炎、妊娠及哺乳期妇女谨慎使用。

11. 防风通圣颗粒

功能为解表通里，清热解毒。口服。一次1袋，一日2次。不良反应偶见胃肠道反应、皮疹、瘙痒等。脾虚便溏者忌用。成分中的麻黄可升高血压，因此高血压、心脏病患者慎用。肝病、糖尿病、肾病等谨慎服用。孕妇，运动员，儿童、哺乳期妇女、年老体弱、过敏体质者慎用。对本品过敏者禁用。

12. 喜炎平注射液

功能为清热解毒，止咳止痢。肌内注射：成人一次50～100mg，一日2～3次；小儿酌减或遵医嘱；静脉滴注：一日250～500mg，加入5%葡萄糖注射液或0.9%氯化钠注射液稀释后静脉滴注；或遵医嘱。儿童：一日按体重5～10mg/kg（0.2～0.4mL/kg），最高剂量不超过250mg，以5%葡萄糖注射液或0.9%氯化钠注射液100mL～250mL稀释后静脉滴注，控制滴速每分钟30～40滴，一日1次。

偶见皮疹、瘙痒、发热、寒战、疼痛、烦躁，罕见呼吸急促、紫绀、心悸、抽搐等不良反应。对该药过敏者、孕妇禁用。有药物过敏史者、老人、婴儿等特殊人群应慎用，初次使用的患者应加强监测。严格控制输液速度，儿童以30～40滴/分钟为宜，成人以30～60滴/分钟为宜。置阴凉处（不超过20℃）保存。

13. 血必净注射液

功能为化瘀解毒。静脉输注100mL/日，每日2次。不良反应偶见皮肤瘙痒。对本品过敏者、中高龄患者应谨慎使用，孕妇禁用。不超过20℃干燥保存。

14. 参附注射液

功能为回阳救逆，益气固脱。肌内注射：一次2～4mL，一日1～2次；静脉滴注：每次20～100mL，用5%葡萄糖注射液稀释至250mL或500mL；静脉推注：每次5～20mL，用5%葡萄糖注射液20mL稀释后使用，伴有糖尿病等特殊情况时，用0.9%氯化钠注射液稀释后使用，配置后4h内使用，连续使用不宜超过20d。

主要不良反应为过敏反应，包括皮疹、急性哮喘发作、过敏性胃肠炎、眼睑水肿、过敏性休克，并可导致肝功能异常，频发房性早搏、心电图异常、头痛、面色潮红、恶心、高血压患者血压升高等。孕妇禁用。过敏体质者慎用。本品有小毒，不宜长期使用。不宜与中药半夏、瓜蒌、贝母、白蔹、白及、五灵脂、藜芦等同时使用。

15. 生脉注射液

功能为益气养阴，复脉固脱。肌内注射：一次2～4mL，一日1～2次；静脉滴注：一次20～60mL，用5%葡萄糖注射液250～500mL稀释。其不良反应以速发型过敏反应为主，主要表现为皮肤过敏反应，过敏性休克，尚可导致严重腹胀、角膜水肿等。孕妇禁用。过敏体质者慎用。年老体弱者、心肺严重疾患者、肝肾功能异常者和初次使用中药注射剂的患者要加强临床监护。不超过20℃保存。

二、药物相互作用

关于可能出现的药物相互作用，包括药物吸收、分布、代谢、排泄等各个环节可能出现的对治疗产生影响的相互作用。避免将经CYP3A4代谢的药物与洛匹那韦/利托那韦联合使用。避免将口服抗菌药物与微生态制剂联合使用（见表2）。

表 2 主要药物间不良反应

使用药物	相互作用药物	药学监护建议
洛匹那韦/利托那韦	镇静催眠药：咪达唑仑、三唑仑	禁用
	麦角碱衍生物：二氢麦角胺、麦角新碱、麦角胺、甲基麦角新碱	禁用。存在严重和/或致命反应，如由外周血管痉挛、末梢和其他组织局部缺血所致的急性麦角碱毒性
	HMG–CoA 还原酶抑制剂：洛伐他汀、辛伐他汀、阿托伐他汀	禁用。可导致病毒学应答的削弱，并可能对本品和其他蛋白酶抑制剂产生耐药
	二氢吡啶类钙通道阻滞剂	后者浓度可能升高，建议谨慎联用，并注意临床观察
	免疫抑制剂	可增加免疫抑制剂浓度，联合使用时建议监测免疫抑制剂的药物浓度
	抗癫痫药：拉莫三嗪、丙戊酸	后者暴露水平可能降低，可能需要提高拉莫三嗪或丙戊酸剂量，且可能需要监测药物浓度水平，尤其是在进行剂量调整时
	抗心律失常药：胺碘酮	抗心律失常药浓度可能升高，如果可以的话，与本品合用时，保证小心同时应当监测抗心律失常药物的治疗药物浓度
	抗凝药：利伐沙班、华法林	建议避免与利伐沙班联合应用；可能影响华法林药物浓度，建议监测国际标准化率
	三唑类抗真菌药：伊曲康唑、伏立康唑	不建议联合使用高剂量伊曲康唑（> 200 mg/天）。除非有可用数据，不能和伏立康唑联合使用
	口服抗肿瘤药物：达沙替尼、尼洛替尼等	由于肝药酶抑制作用，后者浓度可能升高，可能需要降低用药剂量或调整给药间隔
洛匹那韦/利托那韦口服液	甲硝唑	双硫仑样反应
口服抗菌药物	肠道微生态制剂	应间隔服用

（一）用药注意事项

1. 妊娠患者

孕产妇感染新型冠状病毒在各孕龄均有可能发生。且妊娠期妇女对病毒性呼吸系统感染的炎症应激反应明显增高，病情发展迅速，尤其是中晚期妊娠，易发展为重症，需住院密切观察，隔离收治，由感染科、产科、ICU等相关科室共同管理。疑似或确诊新型冠状病毒的孕妇接受推荐方案治疗时，需要考虑妊娠的生理性因素，建议使用FDA妊娠安全分级B、C类药物，尽量避免使用D类药物。在使用探索性治疗方案时，需要咨询产科专家和伦理委员会，基于母亲的潜在获益和胎儿的安全，进行个体化的利弊分析与评估。紧急分娩和终止妊娠的决定基于多个因素，包括孕龄、母亲的状况、胎儿的稳定性等，必须咨询产科、新生儿科和ICU的专家，并视母亲情况进行处置。

2. 新生儿

新型冠状病毒是否通过母婴垂直传播目前尚不明确。母亲感染新型冠状病毒的新生儿应在负压病房中监护，考虑有感染风险，出生后建议隔离10～14d。产妇未愈前，不建议母乳喂养，以防止新型冠状病毒的传播。

3. 儿童及青少年

抗病毒药物的效果和在儿童中应用的安全性未知，对危重症患儿可参考成人的用药选择，轻症可选用干扰素雾化。避免盲目或不恰当使用抗菌药物。除非特殊原因，应避免常规使用糖皮质激素。

4. 老年人

老年人免疫功能减弱，且多合并慢性基础疾病，感染后病情较重，目前据报道死亡患者多为老年人合并有基础疾病者。根据基础疾病的不同，按时、规律、规范服用药物，做好相关疾病的二级预防治疗。同时根据患者的肝、肾功能进行用药剂量的调整，并密切关注药物之间的相互作用。

5. 营养支持治疗

住院患者入院时根据NRS2002评分进行营养风险筛查。NRS2002总评分≥3分时，应尽早给予营养支持疗法。对于无法经口进食的重症患者，可放置鼻胃管或鼻空肠管，应用重力滴注或肠内营养输注泵泵入营养液。对于存在严重胃肠道功能障碍的患者，需采用肠外营养以维持基本营养需求。

根据美国肠外肠内营养学会（ASPEN）成人营养支持指南，推荐病情稳定患者每日摄入蛋白质0.8～1.5g/（kg·d），总热量20～30kcal/（kg·d）；推荐重症患者或脓毒症患者每日摄入蛋白质1.2～2.5g/（kg·d），总热量20～30kcal/（kg·d）。在营养支持的早期阶段，推荐允许性低热卡方案，即达到目标摄入量的60%～80%；待病情减轻后，逐步补充能量与营养素，直至达到目标摄入量。在病情逐渐缓解的过程中，可摄入半流质、易于咀嚼和消化的食物。少量多餐，每日5～6餐，补充足量优质蛋白质。随病情好转，逐步向普通饮食过渡。

6. 中药注射剂

中药注射剂禁止与其他注射剂配伍使用。输注本品前后，应用适量稀释液对输液管道进行冲洗。在输液的过程中，要仔细观察，滴速宜慢，静滴初始30分钟内应加强监护，发现不良反应，应及时停药。

目前，科技部研究发现氯喹可能对新型冠状病毒感染有一定疗效，但氯喹主要是通过免疫调节等作用治疗风湿免疫系统疾病，在治疗新型冠状病毒感染方面未见研究。具体用法及用量也尚在探索阶段，是否以后有更多药物能开发应用于治疗新型冠状病毒感染，值得我们临床医务工作者期待。

第
三
章

临
床
学

（二）药物性肝损伤的评估和治疗

1. 药物性肝损伤机制

临床观察，抗病毒药物引起的药物性肝损伤（drug-induced liver injury，DILI）较为多见，需进一步评估药物不良反应，及时调整用药。DILI发病机制复杂，往往是多种机制先后或共同作用的结果，迄今尚未充分阐明。通常可概括为药物的直接肝毒性和特异质性肝毒性作用，其过程包括药物及其代谢产物导致的"上游"事件以及肝脏靶细胞损伤通路和保护通路失衡构成的"下游"事件。

药物的直接肝毒性是指摄入体内的药物和/或其代谢产物对肝脏产生的直接损伤，往往呈剂量依赖性，通常可预测，也称固有型DILI。药物的直接肝毒性可进一步引起免疫和炎症应答等其他肝损伤机制。 特异质性肝毒性的发生机制是近年的研究热点。药物代谢酶系（细胞色素P450等Ⅰ相代谢酶系和多种Ⅱ相代谢酶系）、跨膜转运蛋白（ATP结合盒B11等）及溶质转运蛋白（阴离子转运多肽1B1等）的基因多态性可导致这些酶或转运蛋白功能异常，而HLA的基因多态性可导致对某些药物较易产生适应性免疫应答，这些基因多态性及其表观遗传特点可增加宿主对DILI的易感性。

药物及其活性代谢产物诱导的肝细胞线粒体受损和氧化应激可通过多种分子机制引起肝细胞损伤和死亡。持久和过强的内质网应激反应（ERSR）将打破非折叠蛋白反应（UPR）对应激的缓解效应，促进DILI进展。药物及其代谢产物可活化多种死亡信号通路，促进细胞凋亡、坏死和自噬性死亡的发生。适应性免疫攻击可能是DILI的最后共同事件。首先，细胞损伤和死亡所产生的危险信号可活化抗原递呈细胞而诱导适应性免疫攻击。其次，许多药物代谢产物可能作为半抗原与宿主蛋白结合形成新抗原。若适应性免疫应答针对新抗原中的宿主蛋白，将导致自身免疫应答；若识别新抗原中药物代谢产物，将导致抗药物免疫应答。此外，适应性免疫应答不仅可以介导IDILI，还可能引起肝外免疫损伤，产生发热和皮疹等全身性表现。

炎症应答主要是与免疫激活及一系列相关细胞和分子事件的组合，炎症和药物暴露的相互作用是DILI发病机制的重要假说之一。外源性炎症既是DILI的独立易感因素，也是促使DILI进展的因素；而药物或其代谢产物也可激发肝内炎症应答，促使DILI进展。最后需要指出，药物在启动肝损伤的同时也将激发恢复性组织修复（RTR）。肝损伤启动后，若RTR缺乏则损伤迅速进展，若RTR及时而充分则能限制和逆转肝损伤。因此，RTR是肝损伤进展或消退的内在决定性因素。

2. 药物性肝损伤病理学

DILI损伤的靶细胞主要是肝细胞、胆管上皮细胞及肝窦和肝内静脉系统的血管内皮细胞，损伤模式复杂多样，与基础肝病的组织学改变也会有相当多的重叠，故其病理变化几乎涵盖了肝脏病理改变的全部范畴。在某些DILI病例，所用药物与肝损伤类型相对固定；而在大多数DILI病例，仅有某种药物所致肝损伤的个案报告和有限的肝穿刺活检资料。病理学检查应结合患者临床表现和用药史对组织学改变进行评估，同时描述肝损伤的类型和程度，这对于明确诊断至关重要。DILI病理组织学类型见表3。

表3　DILI的病理组织学类型

类型	病理改变	鉴别诊断
坏死性炎		
急性肝炎	以肝实质炎症为主，小叶结构紊乱，伴或不伴融合性或桥接坏死，无胆汁淤积	急性病毒性肝炎或自身免疫性肝炎
带状凝固性坏死	3带或1带凝固性坏死，通常无明显炎症	缺血缺氧性损伤（3带）：移植肝保存性损伤
慢性（汇管区）肝炎	汇管区炎症为主，界面性肝炎，伴或不伴汇管区纤维化；无胆汁淤积	慢性病毒性或自身免疫性肝病：早期原发性胆汁性胆管炎（PBC）/原发性硬化性胆管炎（PSC）
单核细胞增多症样肝炎	肝窦淋巴细胞串珠样排列，轻微或无纤维化	EB病毒相关性肝炎
肉芽肿性肝炎	肉芽肿为主的炎症（通常无坏死），位于汇管区或小叶内	结节病，PBC，真菌或分枝杆菌感染，不典型细菌感染
胆汁淤积		
急性（轻度、肝内）胆汁淤积	3带肝细胞和或毛细胆管胆汁淤积，可见胆管损伤，但炎症轻微	败血症，急性大胆管阻塞
慢性胆汁淤积（胆管消失综合征）	胆管硬化或缺失，汇管区周围胆盐淤积，汇管区纤维化，铜沉积	PSC：肝移植慢性排斥反应
慢性胆汁淤积（PBC样胆管损伤）	胆管损伤，伴或不伴胆管缺失，汇管区周围胆盐沉积，铜沉积，汇管区纤维化	PBC，自身免疫性胆管炎，慢性大胆管阻塞
胆汁淤积性肝炎	肝炎伴3带胆汁淤积，炎症可能十分严重，伴融合性坏死	急性病毒性肝炎
脂肪变		
微泡性脂肪变	微泡性脂肪变为主，炎症程度不一	酒精性脂肪肝，妊娠期脂肪肝
大泡性脂肪变	大泡性脂肪变为主，无明显汇管区或小叶炎症，无胆汁淤积	在一般人群中常见，与酒精、肥胖和糖尿病有关
脂肪性肝炎	3带气球样损伤，肝窦纤维化，Mallory小体，不同程度的炎症和脂肪变	在一般人群中常见，与酒精、肥胖和糖尿病有关
血管		
肝窦阻塞综合征（SOS）/肝小静脉闭塞病（VOD）	肝窦内皮损伤，中央静脉闭塞或消失，血栓形成，伴或不伴小叶中央出血坏死	
布-查综合征（BCS）	主要为较大的肝静脉受累	其他原因引起的肝静脉血栓形成或狭窄
肝紫斑病（紫癜性肝病）	肝窦有扩张改变，伴或不伴轻度小叶炎，肝窦纤维化	人工假象，急性充血，杆菌性血管瘤病，肿块旁继发性改变
肝汇管区硬化（特发性门静脉高压症，IPH）	汇管区静脉消失等	肝动脉发育不良
结节再生性增生（NRH）	弥漫性结节形成，伴或不伴轻度炎症或肝窦纤维化	胶原-血管病变，淋巴组织增生性疾病
肿瘤		
肝细胞腺癌		散发性腺癌
肝细胞癌		散发性肝细胞癌
胆管癌		散发性胆管癌
血管肉瘤		散发性血管肉瘤

损伤类型有助于判定鉴别诊断方向，因为大多数药物都与一组有限的肝损伤类型存在一定的相关性。损伤类型也可提示病理生理学机制，例如肝细胞弥漫性微泡性脂肪变提示线粒体损伤，肝细胞带状坏死提示有毒性代谢产物或血管损伤。由于DILI病理学表现的多样性，目前尚无统一的严重程度分级系统可用。表4对评估和描述不同肝组织学改变的严重程度提出了一些指导性建议，可供病理诊断时参考。

表4　药物性肝损伤组织学改变严重程度评估指导

病理改变种类	建议评估的指标
汇管区周围炎症	●有界面肝炎的汇管区比例：无；少量或超过半数 ●受累范围：无：少于半周；超过半周；环绕汇管区
小叶炎症	●每视野内炎症病灶的平均数目：注明光镜放大倍数
汇管区炎症	●汇管区或纤维间隔内平均的炎症程度：无；散在；致密 ●有致密炎症的汇管区比例
浆细胞、嗜酸性粒细胞和嗜中性粒细胞	●数目：无；少量（中倍镜下不易找到）；显著（易见） ●炎症部位：汇管区；肝实质
肉芽肿	●类型：微肉芽肿；上皮样肉芽肿 ●数量和部位
肝细胞凋亡	●数目：40倍 高倍镜下的平均个数
桥接或多腺泡炎症	●性质：无；有
融合性或凝固性坏死	●程度：受累肝实质的百分比 ●部位：带状区域部位
纤维化	●部位：汇管区；窦旁；中央静脉周围 ●总体分期：无；纤维架桥前；纤维架桥；肝硬化
胆汗淤积	●部位：肝细胞；小胆管 ●程度：无；仅在高倍镜下可见；低倍镜下易见
胆管损伤	●受累胆管数目：无；少量；大多数 ●受累特点：反应性改变；原发性胆汁性胆管炎（PBC）；旺炽性胆管病变
胆管缺失	●程度：有小动脉但无伴行胆管的汇管区比例
慢性胆汁淤积	●胆盐淤积改变：无、轻微或明显 ●铜染色：无；偶见阳性细胞；大多数汇管区见到一些阳性细胞
脂肪变性	●特征：微泡性；大泡性 ●范围：受累肝细胞的比例
血管损伤	●静脉阻塞的程度：管腔狭窄；完全闭塞 ●受累静脉的范围：汇管区静脉或中央静脉受累的比例

3. 药物性肝损伤分型

①肝细胞损伤型：ALT ≥3 ULN，且R≥5。②胆汁淤积型：ALP ≥2 ULN，且 R≤2。③混合型：ALT≥3 ULN，ALP≥2 ULN，且2<R<5。若ALT和ALP达不到上述标准，则称为"肝脏生化学检查异常"。④肝血管损伤型：发病机制尚不清楚，靶细胞可为肝窦、肝小静脉和肝静脉主干及门静脉等的内皮细胞，临床类型包括肝窦阻塞综合征/肝小静脉闭塞病（SOS/VOD）。

4. 实验室检查

多数DILI患者的血常规较基线并无明显改变。过敏特异质患者可能会出现嗜酸性粒细胞增高（>5%）。需注意基础疾病对患者血常规的影响。

血清ALT、ALP、GGT和TBil等改变是目前判断是否有肝损伤和诊断DILI的主要实验室指标。血清ALT的上升较AST对诊断DILI意义可能更大，其敏感性较高，而特异性相对较低，一些急性DILI患者ALT可高达正常值上限100倍以上，但也应注意某些DILI未必出现血清ALT显著上升。

对于ALP升高，应除外生长发育期儿童和骨病患者的非肝源性ALP升高。血清GGT对胆汁淤积型/混合型DILI的诊断灵敏性和特异性可能不低于ALP。血清TBil升高、白蛋白水平降低和凝血功能下降均提示肝损伤较重。其中，血清白蛋白水平下降需除外肾病和营养不良等病因，凝血功能下降需除外血液系统疾病等病因。通常以凝血酶原时间国际标准化比率（INR）≥1.5判断为凝血功能下降，也可参考凝血酶原活动度（PTA）等指标加以判断。

5. 药物性肝损伤诊断流程

DILI的诊断流程见图7。

抗病毒药物的肝损伤以及其他合用药物的肝损伤效应目前在临床中已经有所发现，因为肝损伤导致的疗程中断会进一步延长治疗时间，削弱治疗效果。考虑到目前的传播趋势，尽快治疗好转，缩短住院时间，是应对疫情播散形势的最好措施。因此关注抗病毒药物及相关药物导致的肝损伤，及时调整治疗，是防控措施的关键环节。通过对药物性肝损伤的认识，减少发生几率，对减少疾病传播具有重要意义。

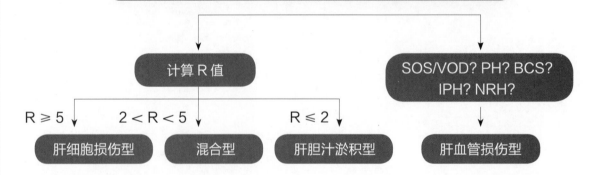

血清 ALT、ALP 及 TBil 等指标升高　和 / 或　腹水、静脉曲张等门静脉高压表现

↓ 详细采集

性别、年龄
用药史：种类、剂量、疗程、起止日期、以往肝毒性信息、再用药反应
既往病史：饮酒史、疫区旅游史
症状特点：体检所见实验室检查、B 超、CT 及 MRI 等辅助检查结果

↓ 鉴别诊断

病毒性肝病：HAV、HEV、HBV、HCV、CMV、EBV 感染等
酒精性肝病：饮酒量、频率、年数，AST/ALT 比值、GGT 等
非酒精性脂肪性肝病：BMI 腹部 B 超、血脂测定等
自身免疫性肝病：ANA、AMA、SMA、γ– 球蛋白、IgG4 等
胆汁淤积性疾病：腹部超声、CT、MRI、MRCP、ERCP 等
遗传代谢性肝病：血浆铜蓝蛋白、α1– 抗胰蛋白酶等

↓

感染：肝脏局部感染、全身感染（脓毒症）等

↓

血流动力学异常：心功能不全、低血压、休克

↓

血管闭塞性疾病：各种非药物性因素引起的血栓或静脉炎，肿瘤
等静脉外病变的压迫或侵袭等

RUCAM 评分 ↓ 必要时肝活检

药物性肝损伤？

计算 R 值　　　　　　　SOS/VOD? PH? BCS?
　　　　　　　　　　　　　IPH? NRH?

R ≥ 5　　2 < R < 5　　　R ≤ 2

肝细胞损伤型　混合型　肝胆汁淤积型　肝血管损伤型

图 7　药物性肝损伤（DILI）诊断流程图

BCS：巴德 – 基亚里综合征；IPH：特发性门静脉高压症；NRH：结节性再生性增生；PH 紫癜性肝病；
SOS/VOD：肝窦阻塞综合征 / 肝小静脉闭塞病。*R =（ALT 实测值 /ULN）/（ALP 实测值 /ULN）。

突发传染病防治手册

第六节　新型冠状病毒感染后的并发症治疗及预后评估

一、冠状病毒的特点及演变

　　冠状病毒（Coronavirus）是一个常见而又古老的病毒大家系，自发现以来一直被认为是对人类相对无害的一类病毒（见图8）。2003年严重急性呼吸综合征冠状病毒（Severe acute respiratory syndrome Coronavirus，SARS-CoV）的暴发流行彻底颠覆了人类对于冠状病毒的已有认识（见图9），意识到其高致病潜能，并发现蝙蝠可以作为致命性冠状病毒的自然宿主。

　　随着分子技术的进步和对冠状病毒的深入研究与探索，人们分别2004

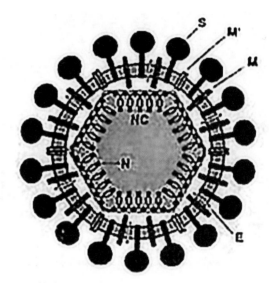

图 8　冠状病毒结构模式图

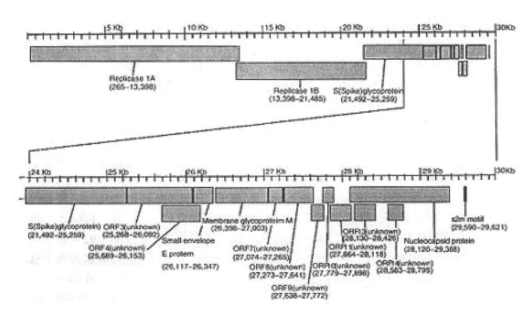

图 9　SARS-CoV 基因组结构

年和2005年发现人冠状病毒NL63（Human Coronavirus NL63，HCoV–NL63）和人冠状病毒HKU1（Human Coronavirus HKU1，HCoV–HKU1）。2012年发生在阿拉伯半岛并持续进展的中东呼吸综合征冠状病毒（Middle East respiratory syndrome Coronavirus，MERS–CoV）的暴发流行，警示冠状病毒对人类仍存在重大危害，而其分布范围之广超乎人们的预期。

2019新型冠状病毒（2019novelcoronavirus，COVID-19），因2019年12月发生在中国武汉的不明原因病毒性肺炎病例而被发现，并于2020年1月12日被世界卫生组织（World Health organization，WHO）命名（图10、图11）。在之后的一个月内，COVID-19在湖北省内、中国其他地区甚至其他国家传播，造成了大面积的疫情播散，截至2020年2月18日已经确诊72531例，死亡1871例，严重危害了人民群众的生命健康。

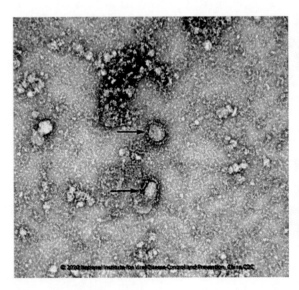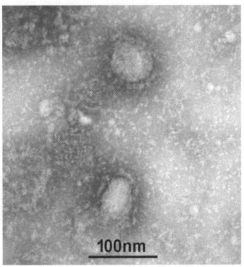

图 10　新型冠状病毒超微图

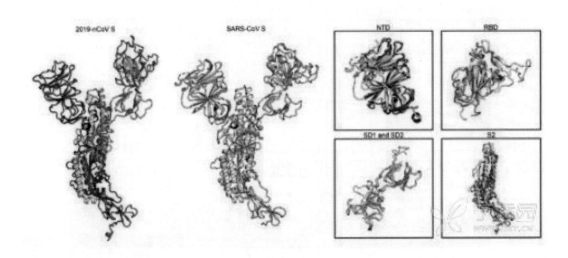

图 11　新型冠状病毒蛋白结构

冠状病毒包括感染哺乳动物和禽类的多种亚型。目前基于全基因组序列进化分析，将冠状病毒分为 4 类，包括 α-冠状病毒、β-冠状病毒、γ-冠状病毒和 δ-冠状病毒，其中 β-冠状病毒又分 A、B、C、D 四系。

经典人冠状病毒包括 2 个血清型：人冠状病毒229E（Human Coronavirus 229E，HCoV-229E）和人冠状病毒OC43（Human Coronavirus OC43E，HCoV-OC43）。经典人冠状病毒与近年发现的 4 种人新型冠状病毒以及2019年发现的新型冠状病毒的基因组特点、受体及相关疾病等特点总结见表5。

表 5　各型人冠状病毒的特点

病毒亚型	发现年份	类别	基因组特点	受体	主要相关疾病
HCoV-229E	1965	α	27.2kb	CD13	普通感冒
HCoV-OC43	1967	β-A	31.3kb	唾液酸	普通感冒
SARS-CoV	2003	β-B	29.7kb	ACE2	严重急性呼吸综合征
HCoV-NL63	2004	α	37.5kb 2 个亚型	ACE2	小儿急性下呼吸道感染
HCoV-HKU1	2005	β-A	29.9kb 3 个亚型	尚不清楚	急性呼吸道感染肺炎
MERS-CoV	2012	β-C	30.1kb	CD26（DPP4）	肺炎，急性呼吸窘迫综合征，急性肾衰竭
COVID-19	2019	β-B	29.7kb	ACE2	肺炎，急性呼吸窘迫综合征

二、冠状病毒致病的相关研究

人类20%的普通感冒由人冠状病毒引起，其感染主要发生在冬春季节，广泛分布于世界各地。目前有研究表明，人冠状病毒感染与更为严重的呼吸系统疾病如支气管炎、毛细支气管炎、肺炎等相关，尤其在幼儿、新生儿、老年人和免疫抑制人群，此外还与某些医院内病毒感染相关。根据文献报道，感染新型冠状病毒后的预后常常和年龄、是否有并发症、有无基础疾病相关。

最新文献报道，感染2019新型冠状病毒的患者预后与年龄、是否有基础疾病、是否有并发症密切相关。在武汉138名住院患者中，收入ICU患者36人，平均年龄大于60岁，具有基础疾病占比89%，证实与其他冠状病毒感染后疾病严重程度密切相关性一致。

同时，目前的文献报道证实，急性心肌损害导致的心力衰竭、多重感染或脓毒血症、血栓形成导致的急性呼吸功能衰竭，急性呼吸窘迫综合征（Acute respiratory distress syndrome，ARDS）等常导致患者死亡。因此，及早评估病情、避免病情进展是改善预后的重要措施。

（一）急性心力衰竭

研究表明，新型冠状病毒感染常导致急性心力衰竭，急性心力衰竭（心衰）是指心衰症状和体征迅速发生或恶化。急性左心衰是指急性发作或加重的左心功能异常所致的心肌收缩力明显降低，造成急性心排血量骤降、肺循环压力突然升高、周围循环阻力增加，引起肺循环充血而出现急性肺淤血、肺水肿，以及伴组织、器官灌注不足的心原性休克的一种临床综合征。

1. 诊断
诊断流程：急性心衰的诊断流程见图12。

2. 评估病情
急性心衰患者分型见表6。

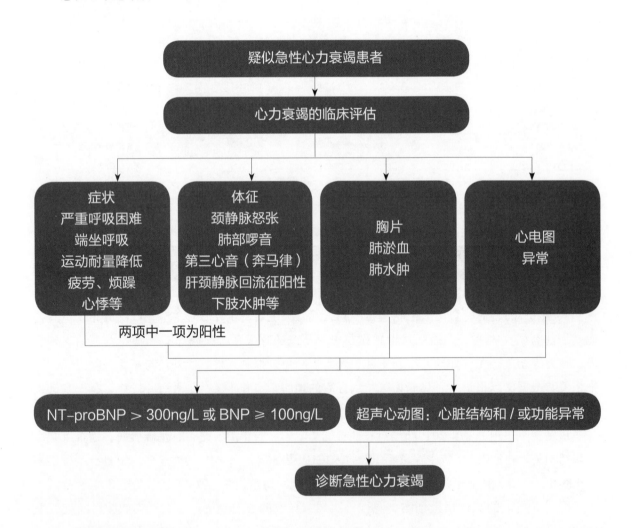

图 12　急性心衰的诊断流程

表6　急性心力衰竭患者分型

	肺 / 体循环淤血（-）	肺 / 体循环淤血（+）
外周组织低灌注（-）	干暖	湿暖
外周组织低灌注（+）	干冷	湿冷

3. 治疗

（1）根据临床分型确定治疗方案

①"干暖"：调整口服药物即可。②"干冷"：首先适当扩容，如低灌注仍无法纠正可给予正性肌力药物。③"湿暖"：高血压为主要表现，首选血管扩张药，其次为利尿剂；体肺循环淤血为主，首选利尿剂，其次为血管扩张药。④"湿冷"：最危重的状态。如收缩压≥90mmHg，则给予血管扩张药、利尿剂，若治疗效果欠佳可考虑使用正性肌力药物；如收缩压<90mmHg，则首选正性肌力药物，若无效可考虑使用血管收缩药，当低灌注纠正后再使用利尿剂。

（2）容量管理

如果评估容量负荷重，每日尿量目标可为3000～5000mL，直至达到最佳容量状态。无明显低血容量因素者，每天摄入液体量一般宜在1500mL以内，不要超过2000mL。保持出入量负平衡约500mL/d，体重下降0.5kg，严重肺水肿者水负平衡为1000～2000 mL/d，甚至可达3000～5000mL/d。3～5d后，如肺淤血、水肿明显消退，应减少液体负平衡量，逐渐过渡到出入量大体平衡。肺淤血、体循环淤血明显者，无明显低血容量因素（大出血、严重脱水、大汗等）时，每天摄入液体量一般宜在1500mL以内，不要＞2000mL。同时限制钠摄入<2g/d。急性心衰的治疗流程见图13。

（3）药物治疗

①利尿剂：有液体潴留证据的急性心衰患者均应使用利尿剂。首选静脉襻利尿剂。既往没有接受过利尿剂治疗的患者，宜先静脉注射呋噻米20～40mg（或等剂量其他襻利尿剂）。如果平时使用襻利尿剂治疗，最初静脉剂量应等于或超过长期每日所用剂量。需监测患者症状、尿量、肾功能和电解质。根据患者症状和临床状态调整剂量和疗程。常规利尿剂治疗效果不佳，伴低钠血症可加用托伐普坦。利尿剂反应不佳或抵抗时伴容量负荷过重可考虑超滤治疗或其他肾脏替代治疗。

②血管扩张药：收缩压是评估患者是否适宜应用此类药物的重要指标。收缩压<90mmHg的患者禁忌使用。有明显二尖瓣或主动脉瓣狭窄的患者应慎用。应用过程中需密切监测血压，根据血压情况调整合适的维持剂量。

③正性肌力药：适用于症状性低血压（收缩压<90mmHg）伴低心排和/或组织器官低灌注的患者。注意事项：a.症状性低血压伴低心排或低灌注时应尽早使用，而当器官灌注恢复和/或淤血减轻时则应尽快停用。b.药物的剂量和静脉滴注速度应根据患者的临床反应作调整，强调个体化治疗。c.此类药物可诱发心动过速、心律失常、心肌缺血等，用药期间应持续心电、血压监

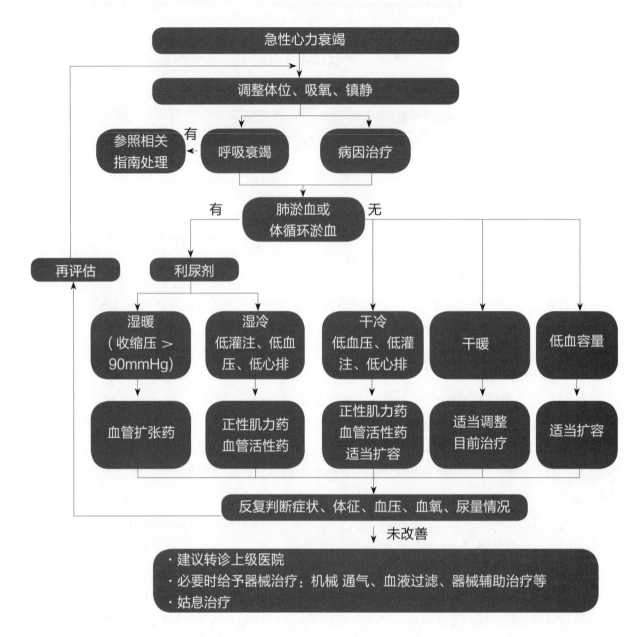

图 13　急性心力衰竭的治疗流程图

测。d.血压正常、无器官和组织灌注不足的急性心衰患者不宜使用。e.因低血容量或其他可纠正因素导致的低血压患者，需先去除这些因素再权衡使用。

　　④血管收缩药：对外周动脉有显著缩血管作用的药物，适用于已应用正性肌力药后仍出现心原性休克或合并明显低血压状态的患者。心源性休克时首选去甲肾上腺素维持收缩压。这些药物可能导致心律失常、心肌缺血和其他器官损害，用药过程中应密切监测血压、心律、心率、血液动力学和临床状态变化，当器官灌注恢复和/或循环淤血减轻时应尽快停用。

（二）急性呼吸功能衰竭

新型冠状病毒感染常导致急性呼吸功能衰竭，急性低氧性呼吸衰竭是指各种病因引起的肺泡气体交换障碍或通气/血流比例（V/Q）失衡所致的严重低氧血症。肺源性呼吸功能衰竭主要表现形式为急性肺损伤（Acute lung injury，ALI）/急性呼吸窘迫综合征（Acute respiratory distress syndrome，ARDS），临床上严重的低氧血症多为复合性因素所致，如ARDS合并心功能障碍或心力衰竭、心源性肺水肿合并急性肺损伤或ARDS。

1. 诊断

按照ARDS柏林标准，具体有如下4条标准：①急性起病；②正位片两肺弥漫性浸润影；③临床上无左房压增高的证据或肺动脉楔压≤18mmHg（1mmHg=0.133kPa）；④PaO_2/FiO_2≤300mmHg，诊断ALI；<200mmH诊断ARDS。

在PEEP≥5cmH$_2$O或持续气道正压通气（continuous positive airway pressure，CPAP）≥5cmH$_2$O的基础上，将ARDS分为轻度[200mmHg<氧合指数（PaO_2/FiO_2）≤300mmHg]、中度（100mmHg<PaO_2/FiO_2≤200mmHg）和重度（PaO_2/FiO_2≤100mmHg）（见表7）。

表7　ARDS 柏林标准

类别	具体标准
起病时间	起病 1 周以内具有明确的危险因素，或在 1 周以内出现新的 / 突然加重的呼吸系统症状
肺水肿原因	呼吸衰竭不能完全用心力衰竭或液体过负荷解释，如无相关因素，需行客观检查（如多普勒超声心动图）以排除静水压增高型肺水肿
胸部 x 线片 *	两肺透光度减低影，不能用渗出、小叶 / 肺不张或结节影来解释
氧合状况 **	
轻度	PEEP/CPAP ≥ 5cmH$_2$O，200mmHg < PaO_2/FiO_2 ≤ 300mm Hg
中度	PEEP/CPAP ≥ 5cmH$_2$O，100mmHg < PaO_2/FiO_2 ≤ 200mm Hg
重度	PEEP/CPAP ≥ 5cmH$_2$O，PaO_2/FiO_2 ≤ 100mm Hg

注：CPAP：持续气道正压；PEEP：呼气末正压；PaO_2：动脉血氧分压；FiO_2：吸入氧浓度；* 胸部 X 线片或胸部 CT 扫描；** 若海拔高于 1000 米，可用以下校正公式：[PaO_2/FiO_2× 当地大气压 /760]；轻度 ARDS 患者，可用无创 CPAP。

2. 治疗

（1）呼气末正压（PEEP）

尽管没有高 PEEP 可以降低病死率的依据，但几乎所有的研究都发现较高的 PEEP 有更好的改善氧合作用。

（2）肺复张（RM）

RM是指给予患者一个瞬时的较高的跨肺压，促进萎陷的肺泡重新复张，从而引起肺部气体质量重新分布、改善气体交换。

（3）俯卧位通气（PPV）

RM后进行PPV，可以提高PaO$_2$，降低PaCO$_2$和Pplat，这有利于肺循环和改善右心功能不全。

（4）体外膜肺氧合（ECMO）

前面治疗中有详细解释，此处不展开讲述。

（三）脓毒症

新型冠状病毒感染后导致患者免疫功能低下，容易伴发多重感染。感染加重后容易导致脓毒症最终导致脓毒性休克。脓毒症（Sepsis）是指明确或可疑的感染引起的全身炎症反应综合征。严重脓毒症是指脓毒症伴由其导致的器官功能障碍和/或组织灌注不足。脓毒性休克是指脓毒症伴其所致的低血压，虽经液体治疗仍无法逆转。

1. 诊断标准

存在明确或可疑的感染，并具备下述某些临床特点：

（1）一般临床特征

①发热（体温>38.3℃）；②低体温（体温<36℃）；③心率>90次/min，或大于不同年龄正常值的两个标准差；④气促；⑤精神状态的改变；⑥明显水肿或液体正平衡（24h超过20mL/kg）；⑦高血糖症：血糖>7.7mmol/L（140mg/dL）且无糖尿病史。

（2）炎症反应指标

①白细胞增多（WBC>12000/μL）；②白细胞减少（WBC<4000/μL）；③WBC正常但幼稚白细胞总数超过10%；④血浆C反应蛋白>正常两个标准差；⑤血浆降钙素原>正常两个标准差。

（3）血流动力学

低血压[收缩压<90mmHg（1mmHg=0.133kPa），平均动脉压（MAP）<70mmHg或成人收缩压下降超过40mmHg或低于年龄段正常值两个标准差]。

（4）器官功能障碍

①低氧血症[PaO$_2$/吸氧浓度（FiO$_2$）<300mmHg]；②急性少尿（即使给予足够的液体复苏，仍然尿量<0.5mL·kg^{-1}·h^{-1}且至少持续2h以上）；③血肌酐>44.2μmol/L（0.5mg/dL）；④凝血功能异常（国际标准化比值>1.5或APTT>60s）；⑤肠梗阻（肠鸣音消失）；⑥血小板减少（PLT<100000/μL）；⑦高胆红素血症[血浆TBil>70umol/L（4mg/dL）]。

（5）组织灌注指标

①高乳酸血症（乳酸>1mmol/L）；②毛细血管再灌注能力降低或瘀斑形成。

2. 治疗

①推荐对脓毒症导致组织低灌注（经过最初的液体冲击后持续低血压或血乳酸≥4mmol/L）

的患者采取早期目标导向的液体复苏。在进行初始复苏的最初6h内。下述复苏目标可以作为规范化治疗的一部分：a.中心静脉压8~12mmHg；b.MAP≥65mmHg；c.尿量≥0.5mL·kg^{-1}·h^{-1}；d.上腔静脉血氧饱和度或混合静脉血氧饱和度≥70%或65%。

②可考虑在去甲肾上腺素基础上加用小剂量血管加压素以升高MAP或减少去甲肾上腺素用量；较大剂量的血管加压素应用于挽救治疗（使用其他缩血管药物却未达到足够的MAP）。

③推荐初始经验性抗感染治疗方案采用覆盖所有可能致病菌（细菌和/或真菌），且在疑似感染源组织内能达到有效浓度的单药或多药联合治疗。脓毒症患者的抗菌药物的疗程一般为7~10d。

（四）肺栓塞

新型冠状病毒感染导致的ARDS以及脓毒血症，容易进一步导致血液高凝，血栓形成，并发肺栓塞。对新冠感染的病人加强临床指标监测，定期评估病情，是减少危重症患者死亡率的重要措施。如何预防肺栓塞，评估患者预后情况，也是临床医师需要进一步考虑的问题。

1.肺栓塞病理及病理生理

肺栓塞是以各种栓子阻塞肺动脉或其分支为其发病原因的一组疾病或临床综合征的总称，包括肺血栓栓塞症（Pulmonary thromboembolism，PTE）、脂肪栓塞综合征、羊水栓塞、空气栓塞、肿瘤栓塞等，其中PTE为肺栓塞的最常见类型。引起PTE的血栓主要来源于下肢的深静脉血栓形成（Deep vein thrombosis，DVT）。PTE和DVT合称为静脉血栓栓塞症（Venous thromboembolism,VTE），两者具有相同易患因素，是VTE在不同部位、不同阶段的两种临床表现形式。血栓栓塞肺动脉后，血栓不溶、机化、肺血管重构致血管狭窄或闭塞，导致肺血管阻力（Pulmonary vascular resistance，PVR）增加，肺动脉压力进行性增高，最终可引起右心室肥厚和右心衰竭，称为慢性血栓栓塞性肺动脉高压（Chronic thromboembolic pulmonary hypertension，CTEPH）。

PTE栓子可以来源于下腔静脉路径、上腔静脉路径或右心腔，其中大部分来源于下肢深静脉。多数情况下PTE继发于DVT，约70%的FFE患者可在下肢发现DVT；而在近端DVT患者中，通常有50%的患者存在症状性或无症状PTE。随着颈内静脉、锁骨下静脉置管和静脉内化疗的增多，来源于上腔静脉路径的血栓亦较前有增多趋势；右心腔来源的血栓所占比例较小。

PTE血栓栓塞可以是单一部位的，也可以是多部位的。病理检查发现多部位或双侧性的血栓栓塞更为常见。影像学发现栓塞更易发生于右侧和下肺叶。PTE发生后，栓塞局部可能继发血栓形成，参与发病过程。

部分急性PTE经治疗后血栓不能完全溶解，血栓机化，肺动脉内膜发生慢性炎症并增厚，发展为慢性PTE；此外，DVT多次脱落反复栓塞肺动脉亦为慢性PTE形成的一个主要原因，肺动脉血栓机化同时伴随不同程度血管重构、原位血栓形成，导致管腔狭窄或闭塞，PVR和肺动脉压力逐步升高，形成肺动脉高压，称之为CTEPH；多种影响因素如低氧血症、血管活性物质（包括内源性血管收缩因子和炎性细胞因子）释放可加重这一过程，右心后负荷进一步加重，最终可致右心衰竭。

2.肺栓塞诊断

（1）临床表现

PTE的诊断过程中，要注意是否存在DVT，特别是下肢DVT。急性PTE的临床表现见表8。

表8　急性肺血栓栓塞症的临床表现

症状	体征
呼吸困难及气促（80%~90%）	呼吸急促（52%）
胸膜炎性胸痛（40%~70%）	哮鸣音（5%~9%）；细湿啰音（18%~51%）；血管杂音
晕厥（11%~20%）	发绀（11%~35%）
烦躁不安、惊恐甚至濒死感（55%）	发热（24%~43%），多为低热，少数患者可有中度以上的发热（11%）
咳嗽（20%~56%） 咯血（11%~30%）	颈静脉充盈或搏动（12%~20%） 心动过速（28%~40%）
心悸（10%~32%）	血压变化，血压下降甚至休克
低血压和（或）休克（1%~5%）	胸腔积液体征（24%~30%）
猝死（<1%）	肺动脉瓣区第二心音亢进(P2>A2)或分裂(23%~42%)；三尖瓣区收缩期杂音

（2）肺栓塞诊断

①疑似病例实验室检查及相关检查

a.血浆D-二聚体：D-二聚体是交联纤维蛋白在纤溶系统作用下产生的可溶性降解产物，为特异性继发性纤溶标志物。血栓形成时因血栓纤维蛋白溶解导致D-二聚体浓度升高。D-二聚体分子量的异质性很大，基于不同原理的试验方法对D-二聚体检测的敏感性差异显著。因此，临床医师应了解本医疗机构所使用D-二聚体检测方法的诊断效能。采用酶联免疫吸附分析、酶联免疫荧光分析、高敏感度定量微粒凝集法和化学发光法等D-二聚体检测，敏感性高，其阴性结果在低、中度临床可能性患者中，能有效排除急性VTE。

b.动脉血气分析：急性PTE常表现为低氧血症、低碳酸血症和肺泡-动脉血氧分压差增大。但部分患者的结果可以正常，40%PTE患者动脉血氧饱和度正常，20%PTE患者肺泡动脉氧分压差正常。

c.血浆肌钙蛋白：包括肌钙蛋白I（cTNI）及肌钙蛋白T（cTNT），是评价心肌损伤的指标。急性PTE并发有心功能不全（RVD）可引起肌钙蛋白升高，水平越高，提示心肌损伤程度越严重。目前认为肌钙蛋白升高提示急性PTE患者预后不良。

d.脑钠肽（BNP）和N-末端脑钠肽前体（NT-proBNP）：BNP和NT-proBNP是心室肌细胞

在心室扩张或压力负荷增加时合成和分泌的心源性激素，急性PTE患者右心室后负荷增加，室壁张力增高，血BNP和NT-proBNP水平升高，升高水平可反映RVD及血流动力学紊乱严重程度，无明确心脏基础疾病者如果BNP或NT-proBNP增高，需考虑PTE可能；同时该指标也可用于评估急性PTE的预后。

e.心电图：大多数病例表现有非特异性的心电图异常。较为多见的表现包括V1-V4的T波改变和ST段异常；部分病例可出现$S_IQ_{\mathrm{m}}T_{\mathrm{m}}$征（即I导S波加深，Ⅲ导出现Q/q波及T波倒置）；其他心电图改变包括完全或不完全右束支传导阻滞；肺型P波；电轴右偏，顺钟向转位等。心电图改变多在发病后即刻开始出现，以后随病程的发展演变而呈动态变化。观察到心电图的动态改变较之静态异常对于提示PTE具有更大意义。

f.超声心动图：超声心动图在提示PTE诊断和排除其他心血管疾患方面有重要价值。超声心动图检查可发现右心室后负荷过重征象，包括出现右心室扩大、右心室游离壁运动减低，室间隔平直，三尖瓣反流速度增快、三尖瓣收缩期位移减低。

②确诊病例相关影像学检查

a.PTE的确诊检查：包括CT肺动脉造影（CTPA）、核素肺通气/灌注（V/Q）显像、磁共振肺动脉造影（MRPA）、肺动脉造影等，DVT确诊影像学检查包括加压静脉超声（CUS）、CT静脉造影（CTV）、核素静脉显像、静脉造影等。篇幅所限，仅介绍最主要的诊断方法。

b.CTPA：CTPA可直观地显示肺动脉内血栓形态、部位及血管堵塞程度，对PTE诊断的敏感性和特异性均较高，且无创、便捷，目前已成为确诊PTE的首选检查方法。其直接征象为肺动脉内充盈缺损，部分或完全包围在不透光的血流之间（轨道征），或呈完全充盈缺损，远端血管不显影；间接征象包括肺野楔形、条带状密度增高影或盘状肺不张，中心肺动脉扩张及远端血管分支减少或消失等。CTPA可同时显示肺及肺外的其他胸部病变，具有重要的诊断和鉴别诊断价值。

c.V/Q显像：V/Q显像是PTE重要的诊断方法。典型征象是呈肺段分布的肺灌注缺损，并与通气显像不匹配。但是由于许多疾病可以同时影响患者的肺通气和血流状况，致使V/Q显像在结果判定上较为复杂，需密切结合临床进行判读。V/Q平面显像结果分为3类：高度可能——2个或2个以上肺段通气/灌注不匹配；正常；非诊断性异常——非肺段性灌注缺损或小于2个肺段范围的通气/灌注不匹配。V/Q断层显像（SPECT）发现1个或1个以上肺段V/Q不匹配即为阳性；SPECT检查很少出现非诊断性异常；如果SPECT阴性可基本除外肺栓塞。V/Q显像辐射剂量低，示踪剂使用少，较少引起过敏反应。因此，V/Q显像可优先应用于临床可能性低的门诊患者、年轻患者（尤其是女性患者）、妊娠、对造影剂过敏、严重的肾功能不全等。

d.MRPA：MRPA可以直接显示肺动脉内的栓子及PTE所致的低灌注区，从而确诊PTE，但对肺段以下水平的PTE诊断价值有限。MRPA无X线辐射，不使用含碘造影剂，可以任意方位成像，但对仪器和技术要求高，检查时间长。肾功能严重受损、对碘造影剂过敏或妊娠患者可考虑选择MRPA。

e.肺动脉造影：选择性肺动脉造影为PTE诊断的"金标准"。其敏感度约为98%，特异度为95%～98%。PTE的直接征象有肺血管内造影剂充盈缺损，伴或不伴轨道征的血流阻断；间接征象有肺动脉造影剂流动缓慢，局部低灌注，静脉回流延迟等。如缺乏PTE的直接征象，则不能诊断PTE。肺动脉造影是一种有创性检查，发生致命性或严重并发症的可能性分别为0.1%和1.5%，随着CTPA的发展和完善，肺动脉造影已很少用于急性PTE的临床诊断，应严格掌握适应证。

通过检查可以对肺栓塞危险程度进行分层，详见表9。

表9　血栓栓塞症危险分层

危险分层	休克或低血压	影像学 （右心室功能不全）*	实验室指标 （心脏生物学标志物升高）**
高危	+	+	+ / −
中高危	−	+	+
中低危	−	+ / −	− / +
低危	−	−	−

注：* 右心功能不全（RVD）的诊断标准：影像学证据包括超声心动图或CT提示RVD，超声检查符合下述表现：（1）右心室扩张（右心室舒张末期内径/左心室舒张末期内径＞1.0或0.9）；（2）右心室游离壁运动幅度减低；（3）三尖瓣反流速度增快；（4）三尖瓣环收缩期位移减低（＜17mm）。CTPA检查符合以下条件也可诊断RVD：四腔心层面发现的右心室扩张（右心室舒张末期内径/左心室舒张末期内径＞1.0或0.9）。** 心脏生物学标志物包括心肌损伤标志物（心脏肌钙蛋白T或I）和心衰标志物（BNP、NT-proBNP）；影像学和实验室指标两者之一阳性。

3. 肺栓塞的治疗

（1）一般支持治疗

对高度疑诊或确诊急性PTE的患者，应严密监测呼吸、心率、血压、心电图及血气的变化，并给予积极的呼吸与循环支持。对于高危PTE，如合并低氧血症，应使用经鼻导管或面罩吸氧；当合并呼吸衰竭时，可采用经鼻/面罩无创机械通气或经气管插管行机械通气；当进行机械通气时，应注意避免其对血流动力学的不利影响，机械通气造成的胸腔内正压可以减少静脉回流、加重RVD，应该采用低潮气量（6～8mL/kg）使吸气末平＜30cmH$_2$O（1cmH$_2$O=0.098kPa）；应尽量避免做气管切开，以免在抗凝或溶栓过程中发生局部大出血。

对于合并休克或低血压的急性PTE患者，必须进行血流动力学监测，并予支持治疗。血管活性药物的应用对于维持有效的血流动力学至关重要。去甲肾上腺素仅限于急性PTE合并低血压的患者，可以改善右心功能，提高体循环血压，改善右心冠脉的灌注。肾上腺素也可用于急性PTE合并休克患者。多巴酚丁胺以及多巴胺可用于心指数较低的急性PTE患者。

（2）急性期抗凝治疗

抗凝治疗为PTE的基础治疗手段，可以有效地防止血栓再形成和复发，同时促进机体自身纤溶机制溶解已形成的血栓。一旦明确急性PTE，宜尽早启动抗凝治疗。目前应用的抗凝药物主要分为胃肠外抗凝药物和口服抗凝药物。

①低分子肝素（LMWH）：LMWH必须根据体质量给药。不同种类的LMWH的剂量不同，1～2次/d，皮下注射。

②华法林：胃肠外初始抗凝（包括UFH、LMWH或磺达肝癸钠等）治疗启动后，应根据临床情况及时转换为口服抗凝药物。最常用是华法林，华法林初始剂量可为3.0～5.0mg，＞75岁和出血高危患者应从2.5～3.0mg起始，INR达标之后可以每1～2周检测1次INR，推荐INR维持在2.0～3.0（目标值为2.5），稳定后可每4～12周检测1次。

接受抗凝治疗的患者，目前尚无恰当的方法评估出血风险。表10中危险因素可能增加抗凝治疗患者的出血风险。

表 10   凝治疗的出血高危因素

患者自身因素	合并症或并发症	治疗相关因素
年龄＞75岁	恶性肿瘤	抗血小板治疗中
即往出血史	转移性肿瘤	抗凝药物控制不佳
既往卒中史	肾功能不全	非甾体抗炎药物使用
近期手术史	肝功能不全	
频繁跌倒	血小板减少	
嗜酒	糖尿病	
	贫血	

（3）急性PTE的溶栓治疗

溶栓治疗可迅速溶解部分或全部血栓，恢复肺组织再灌注，减小肺动脉阻力，降低肺动脉压，改善右心室功能，减少严重VTE患者病死率和复发率。溶栓的时间窗一般定为14天以内，但鉴于可能存在血栓的动态形成过程，对溶栓的时间窗不作严格规定。溶栓治疗的主要并发症为出血。用药前应充分评估出血风险，必要时应配血，做好输血准备。但新冠感染的重症患者能否溶栓治疗，仍有待临床评估。对此本文不展开描述。

四、新型冠状病毒肺炎分层治疗及预后评估

从目前的治疗经验分享及临床预后分析看来，按照病情分层治疗有利于改善预后（见图14）。同时，针对病情分层评估，有利于预判病情。按照重庆医科大学分享的分层治疗经验及我院自己总结的治疗经验，分层治疗主要包括以下几方面：

1. 个体化原则

（1）抗继发感染

①轻型或普通型发生继发感染较为少见，尤其年轻患者及无并发症患者。针对预防继发感染用药，常规可口服左氧氟沙星或二、三代头孢，阿奇霉素在我们临床观察中疗效并不明显，并易耽误患者病情。同时阿奇霉素与某些抗病毒药物联合可能对肝功能造成影响。②对于血常规证实有感染依据，胸部CT显示有渗出病灶，但相对并不严重时，可口服莫西沙星，或静脉滴注莫西沙星或哌拉西林他唑巴坦或头孢哌酮舒巴坦钠。③感染证据明确，PCT升高，但＜2时，

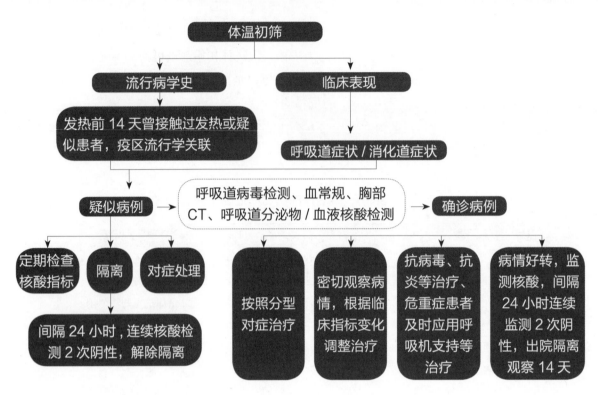

图 14　新型冠状病毒肺炎分层治疗流程图

可考虑上述药物双药联合。PCT＞2或严重粒缺或有严重细菌感染证据时，要考虑碳青霉烯，如亚胺培南西司他丁、美罗培南等；④PCT继续升高或严重粒缺伴淋巴细胞严重减低或出现脓毒性休克、导管相关感染或严重黏膜炎或血培养查出阳性菌或既往有MRSA感染，要考虑泰能加利奈唑胺或万古霉素，如果泰能加利奈唑胺或加万古霉素联用三到五天后，仍发热或胸部影像学提示病灶进展，并出现真菌感染证据（真菌涂片、培养多次阳性，G、GM实验两次阳性，口腔白斑明显，痰液黏稠拉丝，胸部CT出现光晕征、新月征、实变内的空腔等真菌感染表现时），建议首选加卡泊芬净，因为其不良反应相对较低。根据病原学依据，一般情况尚可者，也可以考虑口服氟康唑或伏立康唑。

（2）抗病毒治疗

在云南省治疗经验交流中，常常发生患者临床症状好转，但核酸反复检测无法转阴的情况。昆明市第三人民医院在治疗期间定期监测肝肾功能，选用阿比多尔联用洛匹那韦/利托那韦片（克力芝）或上述两药单独联用干扰素雾化，同时加用小柴胡汤、莲花清瘟胶囊等药物口服，患者转阴率较高。

（3）免疫功能支持治疗

目前危重症患者中大部分患者免疫功能下降，尤其是CD4[+]淋巴细胞普遍低于轻型和普通型患者。因此维持患者免疫功能，提高患者免疫力在临床治疗中具有重要作用。我院重症及危重症患者常规使用免疫球蛋白冲击治疗，按照公斤体重计算给药，常规按照300mg/kg计算给药，治疗效果较好，患者出院复查淋巴细胞基本恢复正常。

（4）基础疾病及并发症兼顾原则

重症及危重症患者多伴有原发基础疾病，或者在治疗过程中并发感染或肝肾功能衰竭、呼吸功能衰竭。在前面的内容中作者已经详细介绍了并发症的对症治疗及处理，此处不再赘述。

2. 密切观察生命征及临床指标，防止病情进展

昆明市第三人民医院及其他医院收治的患者中，入院后5~7天是患者病情变化最快的阶段。常在复查胸部CT及临床指标中发现病情快速进展，感染指标上升。因此密切监测生命征及临床指标，是预防病情进展的关键。

昆明市第三人民医院在患者住院期间，间隔24小时复查血常规、心功能、肝肾功能、血气分析、凝血功能及感染指标。常规检查免疫功能及感染因子。三天复查1次胸部CT，监测有并发症患者的临床症状比如血糖、血压等。根据病情变化及时调整用药，完善治疗方案，把风险降到最小。具体监测指标参照重庆医科大学分享的临床经验：

①全身一般情况：基本生命体征结合意识、水肿、血糖；②血流动力学及组织灌注指标：乳酸＞3mmol/L，皮肤花斑，四肢厥冷考虑组织灌注不足；是否存在休克；③炎症指标：血常规、PCT、CRP或者IL-6、TNFα等炎症指标；④器官功能衰竭（SOFA评分）：定期评价器官功能，氧合指数（肺）、总胆红素＞60μmol/L（肝脏）、少尿和肌酐监测（肾脏）、心肌酶谱（心脏）、黑便及肠麻痹（消化道）、凝血和血小板（血液系统）。

3. 及时处理危重症患者病情

危重症患者处理参照前面章节叙述，此处不再赘述。在激素使用上医院通过密切观察生命征变化，及时应用激素治疗，病情好转后及时停药。早期、及时、准确地发现危重症患者病情变化，针对性用药，是保障治疗成功的关键。同时，在呼吸支持治疗、心功能改善治疗方面及时跟进，避免病情延误及治疗不及时。总结我院的治疗经验可以看出，在危重症治疗中及时、准确调整治疗方案是关键，在轻型、普通型患者病情观察中要注意临床指标的变化，避免转为重型及危重型。

综上所述，感染新型冠状病毒患者的预后与年龄、并发症、基础疾病等密切相关。病情的严重程度及治疗效果与预后密切相关，仔细观察病情，密切监测生命征，个体化治疗是提高治愈率、改善预后的关键。

重要说明

本文完稿之际，第六版国家治疗指南发布，现将第六版与第五版治疗指南要点概况分析如下，供各位同行参考。

新冠肺炎第六版更新要点
传播途径 已经明确在密闭空间高浓度气溶胶情况下存在气溶胶传播可能；没有提消化道传播途径
实验室检查 为提高核酸检测阳性率，建议尽可能留取痰标本，气管插管的采集下呼吸道分泌物

续表

新冠肺炎第六版更新要点	
诊断标准	1. 未再分湖北与非湖北，均采用统一标准 2. 无临床诊断这种类型 3. 疑似和确诊的标准与之前没有变动
临床分型	重症标准中：1. 新提出影像学 24 ～ 48h 病灶进展＞50% 按重症管理；2. 高海拔地区对氧合指数要进行修正：$PaO_2/FiO_2 \times [$ 大气压（mmHg）/760）
病例发现与治疗场所	强调疑似病例在定点医院需要单人单间隔离
治疗	1. 新增抗病毒药物：磷酸氯喹 500mg BID，阿比多尔 200mg TID 2. 新增康复者血浆治疗用于病情进展迅速的重症和危重症患者的治疗
新增出院后注意事项	1. 定点医院与基层医疗机构共享病历资料，将信息推送给辖区居委会和基层医疗机构 2. 出院后 14 天戴口罩，尽量单人房间，少接触，避免外出

参考文献

[1]World Health Organization. WHO/Novel Coronavirus–China. WHO. 2020.1

[2]Clinical management of severe acute respiratory infection when novel coronavirus(nCoV) infection issuspected：Interim Guidance.12.Janary.2020.WHO/nCoV/Clinical/2020.1.

[3] 国家卫生健康委办公厅 . 新型冠状病毒感染的肺炎防控方案（第五版）（国卫办医函 [2020]103 号）[EB/OL]. [2020–02–04].

[4] 北京大学第三医院 . 2019 新型冠状病毒感染的肺炎药剂科管理工作应急预案（第四版）[J/OL]. [2020–02–01].

[5]Li X, Zai J, Wang X, et al. Potential of large 'first generation' human–to–human transmission of COVID-19[J] [published online ahead of print, 2020 Jan 30]. J Med Virol. doi：10.1002/jmv.25693.

[6]Rothe C, Schunk M, Sothmann P, et al. Transmission of COVID-19 Infection from an Asymptomatic Contact in Germany[J]. [published online ahead of print, 2020 J02an 30].N EnglJ Med, 2020.doi：10.1056/NEJMc2001468.

[7]Lu R, Zhao X, Li J, et al. Genomic characterisation and epidemiology of 2019 novel coronavirus： implications for virus origins and receptor binding[J]. [published online ahead of print, 2020 Jan 30]. Lancet, 2020. doi：10.1016/S0140–6736(20)30251–8.

[8] 新型冠状病毒感染：医院药学工作指导与防控策略专家共识（第一版）.

[9]Zhou P, Yang XL, Wang XG, et al. A pneumonia outbreak associated with a new coronavirus of probable bat origin[J]. Nature, 2020. https：//doi.org/10.1038/s41586–020–2012–7.

[10]Huang C, Wang Y, Li X, et al. Clinical features of patients infected with 2019 novel coronavirus in Wuhan, China[J/OL]. The Lancet. Published online January 24, 2020. https：//doi.org/10.1016/ S0140–6736(20)30183–5.

[11]Chen N, Zhou M, Dong X, et al. Epidemiological and clinical characteristics of 99 cases of 2019 novel coronavirus pneumonia in Wuhan, China： a descriptive study[J]. Lancet, 2020. https：//doi.org/10.1016/S0140–6736(20)30211–7.

[12]Chalasani N P, Hayashi P H, Bonkovsky H L, et al. ACG Clinical Guideline： the diagnosis and management of idiosyncratic drug–induced liver injury[J]. Am J Gastroenterol, 2014, 109(7)： 950–966.

[13]Guengerich FP. Cytochrome P450 activation of toxins and hepatotoxicity[M]. In： Kaplowitz N, DeLeve LD. Drug Induced Liver Disease, 3rd ed. Elsevier, 2013： 15–33.

[14]Goncalves RL, Rothschild DE, Quinlan CL, et al. Sources of superoxide/H_2O_2 during mitochondrial proline

突发传染病防治手册

oxidation[J]. Redox Biol, 2014, 2：901-909.

[15]Janssens S, Pulendran B, Lambrecht BN. Emerging functions of the unfolded protein response in immunity[J]. Nat Immunol, 2014, 15(10)：910-919.

[16]Fontana RJ. Pathogenesis of idiosyncratic drug-induced liver injury and clinical perspectives[J]. Gastroenterology, 2014, 146(4)：914-928.

[17]Hussaini SH, Farrington EA. Idiosyncratic drug-induced liver injury：an update on the 2007 overview[J]. Expert Opin Drug Saf, 2014 Jan, 13(1)：67-81.

[18]Chalasani N, Björnsson E. Risk factors for idiosyncratic drug-induced liver injury[J]. Gastroenterology, 2010, 138(7)：2246-2259.

[19]Eisenberg-Lerner A, Kimchi A. PKD is a kinase of Vsp34 that mediates ROS-induced autophagy downstream of DAPk. Cell Death Differ, 2012, 19：788-797.

[20]Rittayamai N, Katsios CM, Beloncle F, et al. Pressure-controlled vs volume-controlledventilation in acute respiratory failure：a physiology-based narrative and systematic review[J]. Chest,2015,148(2)：340-355. DOI：10.1378/chest.14-3169.

[21]Kasenda B, Sauerbrei W, Royston P, et al. Multivariable fractional polynomial interaction to investigate continuous effect modiflers in a Meta-analysis on higher versus lower PEEP for patients with ARDS[J]. BMJ Open, 2016,6(9)：e011148. DOI：10.1136/bmjopen-2016-011148.

[22]Beitler JR, Guerin C, Ayzac L, et al. PEEP titration during prone positioning for acute respiratory distress syndrome[J]. Crit Care, 2015, 19：436. DOI：10.1186/s13054-015-1153-9.

[23 中华医学会心血管病学分会, 中华心血管病杂志编辑委员会. 中国心力衰竭诊断和治疗指南 2014[J]. 中华心血管病杂志, 2014, 42(2)：310. DOI：10.3760/cma.j.issn.02533758.

[24] 中华医学会心血管病学分会心力衰竭学组, 中国医师协会心力衰竭专业委员会, 中华心血管病杂志编辑委员会. 中华心血管病杂志编辑委员会中国心力衰竭诊断和治疗指南 2018[J]. 中华心血管病杂志, 2018, 46(10)：98-122.

[25Legras A, Caille A, Begot E, et al. Acute respiratory distress syndrome (ARDS)-associated acute cor pulmonale and patent foramen ovale：a multicenter noninvasive hemodynamic study[J]. Crit Care,2015,19：174. DOI：10.1186/s13054-015-0898-5.

[26]Biswas A. Right heart failure in acute respiratory distress syndrome：an unappreciated albeit a potential target for intervention in the management of the disease[J]. Indian J Crit Care Med, 2015,19(10)：606-609. DOI：10.4103/0972-5229.167039.

[27]hemaniRG，Wilson DF，Esteban A，et a1．Evaluatingthe Ber-lin Definition in pediatric ARDS[J]．Intensive Care Med,2013,39(12)：2213-2216.

[28]Luca DD,Piastra M.Chidini G,eta1.Theuse of the Berlin definition for acute respiratory Distress syndrome during infancy and early childhood：multicenter evaluation and expert consensus[J].Intensive Care Med,2013,39(12)：2083-2091.

[29]静脉血栓栓塞症抗凝治疗微循环血栓防治共识专家组.静脉血栓栓塞症抗凝治疗微循环血栓防治专家共识[J].中华老年多器官疾病杂志, 2017, 16(4)：241. 244. DOI：10. 11915 / j.issn.1671. 5403. 2017. 04. 056

[30] 中华医学会心血管病学分会肺血管病学组.急性肺栓塞诊断与治疗中国专家共识 (2015)[J].中华心血管病杂志,2016,44(3)：197-211.DOI：10.3760/cma. J.issn.0253-3758.2016. 03. 005.

[31]静脉血栓栓塞症抗凝治疗微循环血栓防治共识专家组.静脉血栓栓塞症抗凝治疗微循环血栓防治专家共识[J].中华老年多器官疾病杂志, 2017, 16(4)：241. 244. DOI：10. 11915 / j. issn. 1671. 5403. 2017. 04.

第三章 临床学

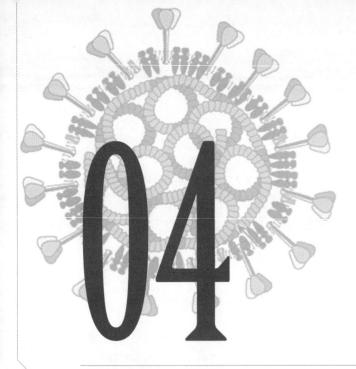

04

第四章
实验室诊断

编写：刘洪璐

第一节　标本采集、保存、运送及处理

一、标本采集

1. 人员要求

病毒核酸检测可为新发传染病病原学诊断提供直接证据。核酸检测过程中因对病原体的传染途径和致病力尚未完全明确，工作人员在核酸检测过程中存在较大的感染风险。从事病毒检测标本采集的技术人员应经过生物安全培训（培训合格）和具备相应的实验技能。采样人员个人防护装备要求：N95及以上防护口罩、护目镜、连体防护服、双层乳胶手套、防水靴套；如果接触了患者血液、体液、分泌物或排泄物，应及时更换外层乳胶手套。配备防止病原微生物扩散和感染的设施，如处理感染性废弃物的垃圾桶、处理紧急意外事件的药品和具备一定的通风条件等。

2. 采集对象

新发传染病病毒感染的肺炎疑似病例、疑似聚集性病例患者，其他需要进行病毒感染诊断或鉴别诊断者，或其他需要进一步筛查检测的环境或生物材料（如溯源分析）。

3. 采集方法

轻症患者、高度疑似患者或有密切接触史者，标本采集优选顺序为鼻咽拭子、口咽拭子、痰液。为提高阳性率，可同时采集1份鼻咽拭子和1份口咽拭子于同一标本采集管中；为观察疗效和控制传染源，可对确诊患者的粪便和血液进行检测。采集流程见图1，鼻咽部解剖图见图2。

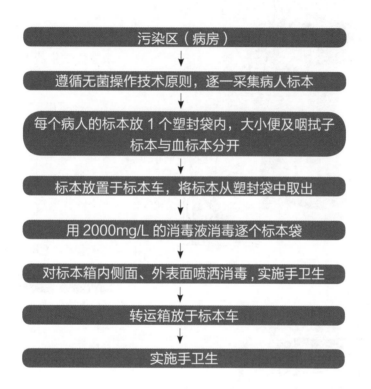

图1　标本采集流程

①鼻咽拭子：采样人员一手轻扶被采集人员的头部，一手执拭子，拭子贴鼻孔进入，沿下鼻道的底部向后缓缓深入，由于鼻道呈弧形，不可用力过猛，以免发生外伤出血。待拭子顶端到达鼻咽腔后壁时，轻轻旋转一周（如遇反射性咳嗽，应停留片刻），然后缓缓取出拭子，将拭子头浸入含2~3mL病毒保存液（也可使用等渗盐溶液、组织培养液或磷酸盐缓冲液）的管中，尾部弃去，旋紧管盖。

②咽拭子：被采集人员先用生理盐水漱口，采样人员将拭子放入无菌生理盐水中湿润（禁止将拭子放入病毒保存液中，避免抗生素引起过敏），被采集人员头部微仰，嘴张大，并发"啊"音，露出两侧咽扁桃体，将拭子越过舌根，在被采集者两侧咽扁桃体稍微用力来回擦拭至少3次，然后再在咽后壁上下擦拭至少3次，将拭子头浸入含2~3mL病毒保存液（也可使用等渗盐溶液、组织培养液或磷酸盐缓冲液）的管中，尾部弃去，旋紧管盖。咽拭子也可与鼻咽拭

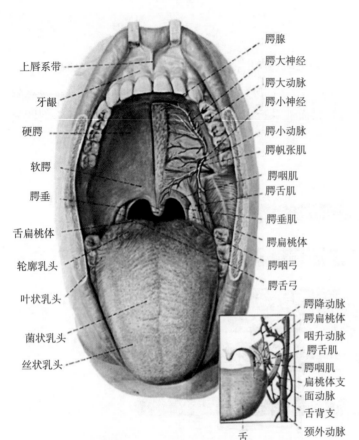

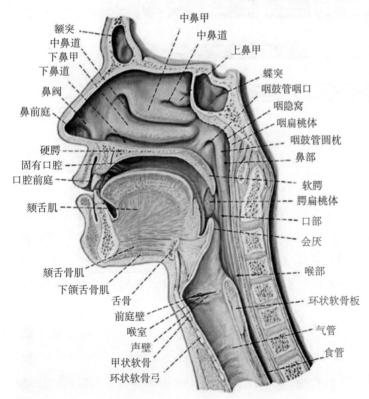

图2 鼻咽部解剖（图片来源：影像园）

子放置于同一管中。

③鼻咽抽取物或呼吸道抽取物：用与负压泵相连的收集器从鼻咽部抽取黏液或从气管抽取呼吸道分泌物。将收集器头部插入鼻腔或气管，接通负压，旋转收集器头部并缓慢退出，收集抽取的黏液，并用3mL采样液冲洗收集器1次（亦可用小儿导尿管接在50mL注射器上来替代收集器）。

④深咳痰液：要求病人深咳后，将咳出的痰液收集于含3mL采样液的50mL螺口塑料管中。如果痰液未收集于采样液中，可在检测前，加入2～3mL采样液，或加入痰液等体积的痰消化液（见表1）。

表1 痰消化液储存液配方

成分	每瓶
二硫苏糖醇	0.1g
氯化钠	0.78g
氯化磷	0.02g
磷酸氢二钠	0.112g
磷酸二氢钾	0.02g
水	7.5mL
pH 7.4 ± 0.2（25℃）	

临用前将储存液以去离子水稀释至100mL。也可以采用痰液等体积的含1g/L蛋白酶K的磷酸盐缓冲液将痰液化。

⑤支气管灌洗液：将收集器头部从鼻孔或气管插口处插入气管（约30cm深处），注入5mL生理盐水，接通负压，旋转收集器头部并缓慢退出。收集抽取的黏液，并用采样液冲洗收集器1次（亦可用小儿导尿管接在50mL注射器上来替代收集）。

⑥肺泡灌洗液：局部麻醉后将纤维支气管镜通过口或鼻经过咽部插入右肺中叶或左肺舌段的支管，将其顶端置入支气管分支开口，经气管活检孔缓缓加入灭菌生理盐水，每次30~50mL，总量100~250mL，不应超过300mL。

⑦粪便标本：取1mL标本处理液，挑取黄豆粒大小的便标本加至管中，轻轻吹吸3~5次，室温静置10分钟，以8000rpm离心5分钟，吸取上清液进行检测。

粪便标本处理液可自行配制：1.211g Tris，8.5g氯化钠，1.1g无水氯化钙或1.47g含结晶水的氯化钙，溶解至800mL去离子水中，用浓盐酸调节pH为7.5，以去离子水补充至1000mL。也可使用HANK'S液或其他等渗盐溶液、组织培养液或磷酸盐缓冲液溶解便标本制备便悬液。如患者出现腹泻症状，则留取粪便标本3~5mL，轻轻吹打混匀后，以8000rpm离心5分钟，吸取上清液备用。

⑧肛拭子：用消毒棉拭子轻轻插入肛门3~5cm，再轻轻旋转拔出，立即放入含有3~5mL病毒保存液的15mL外螺旋盖采样管中，弃去尾部，旋紧管盖。

⑨血液标本：建议使用含有EDTA抗凝剂的真空采血管采集血液标本5mL，根据所选用核酸提取试剂的类型确定以全血或血浆进行核酸提取。如需分离血浆，将全血1500~2000rpm离心10分钟，收集上清于无菌螺口塑料管中。

⑩血清标本：用真空负压采血管采集血液标本5mL，室温静置30分钟，1500~2000rpm离心10分钟，收集血清于无菌螺口塑料管中。

⑪眼结膜拭子标本：眼结膜表面用拭子轻轻擦拭后，将拭子头浸入采样管中，尾部弃去，悬紧管盖。

二、标本保存及运输

1. 标本包装

标本采集后在生物安全二级实验室生物安全柜内分装。所有标本应放在大小适合的带螺旋盖内有垫圈、耐冷冻的样本采集管里，拧紧。容器外注明样本编号、种类、姓名及采样日期。将密闭后的标本放入大小合适的塑料袋内密封，每袋装一份标本。样本包装要求要符合《危险品航空安全运输技术细则》相应的标准。涉及外部标本运输的，应根据标本类型，按照A类或B类感染性物质进行三层包装。

A类感染性物质是指以某种形式运输的感染性物质，在与之发生接触时，可造成健康的人或动物的永久性失残、生命危险或致命疾病。当符合这些标准，可对人或同时对人和动物造成疾病的感染性物质，定为UN2814。正式运输名称是：感染性物质，对人感染。

B类感染性物质是指不符合列入A类标准的感染性物质。B类感染性物质应划入UN 3373。正式运输名称是：B类生物物质。

A类感染性物质和生物物质B类运输中通常选择使用的三层包装系统（见图3、图4）。这一包装系统由三层组成：内层容器，第二层包装以及外层包装。装载标本的内层容器必须防水、防漏并贴上指示内容物的适当标签。内层容器外面要包裹足量的吸收性材料，以便内层容器打破或泄漏时，能吸收溢出的所有液体。防水、防漏的第二层包装用来包裹并保护内层容器。有些包装好的内层容器可以放在独立的第二层包装中。有些规定中包括了感染性物质包装的体积及重量限度。

2. 标本保存

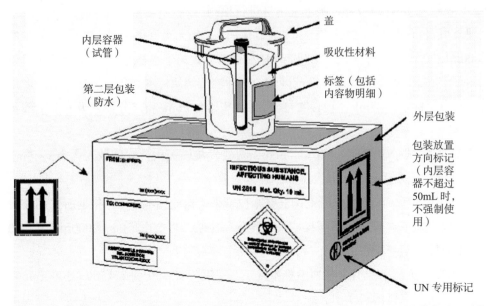

图 3A　类感染性物质的包装和标签（图片来源：参考资料 13）

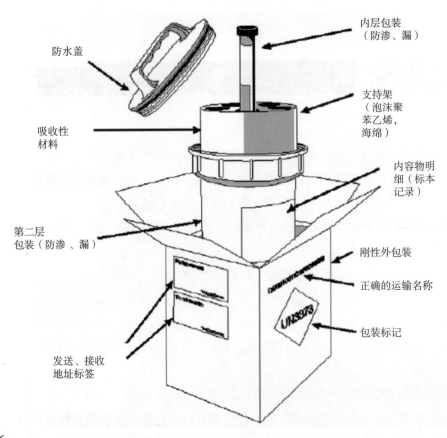

　　图 4B　类感染性物质的包装和标签（图片来源：参考资料 13）

用于病毒分离和核酸检测的标本应尽快进行检测，能在24小时内检测的标本可置于4℃保存；24小时内无法检测的标本则应置于−70℃或以下保存（如无−70℃保存条件，则于−20℃冰箱暂存）。血清可在4℃存放3天，−20℃以下可长期保存。应设立专库或专柜单独保存标本。标本运送期间应避免反复冻融。

3. 标本运输

①送检时间和温度控制：标本采集后应尽快送检，采集后应尽可能在2~4小时内送到实验室。在2~8℃下转运，运送时间应不超过72小时。如超过72小时，应−70℃或更低的温度下保存和转运。血液标本应分离血浆后进行保存和转运。

②运输容器：标本运输容器应当防水、防破损、防泄露、耐高（低）温和高压。运输容器和包装材料上应有相关规定的生物危害标识、警示语和提示语。运输容器应使用三层包装系统，即内层容器、中层包装和外层包装。防漏的内层容器包装后贴上生物危害标识，装入中层容器，将"感染性物品"标记贴在外层包装上。内层容器和中层容器间应放置足量的吸水性材料，中层容器应固定在硬质外层容器中。中层容器与外层容器间应放置凝胶冰袋。

③院内运输：标本运送人员进行二级防护并随身携带75%乙醇，以便发生意外时能及时处理，标本运送时宜派两人同行，条件允许时应配备标本转运监控装置，转运流程见图5。

④长距离运输：若标本需要远距离运输，应当按照《可感染人类的高致病性病原微生物菌（毒）种或样本运输管理规定》办理《准运证书》。病毒毒株或其他潜在感染性生物材料的运输包装分类属于A类，对应的联合国编号为UN2814，包装符合国际民航组织文件Doc9284《危险品航空安全运输技术细则》的PI602分类包装要求。转运者安全防护按二级防护要求佩戴，并随身携带75%乙醇。司机佩戴外科口罩或N95口罩，通过专用车辆运输。至少由1名标本运送人员和司机同时转运标本，宜配备标本转运过程监控设施。

4. 标本接收与保存

标本接收人员按二级防护佩戴防护设备。标本运送人员和接收人员对标本进行双签收。核对被检样本姓名、性别、年龄、编号及检测项目等；待检样本的状态如有异常，需注明。接收标本前应检查标本转运容器外包装有无破损，打开容器前用75%乙醇对标本转运容器进行喷洒或擦拭消毒。将标本转运容器放入生物安全柜，在安全柜中打开标本转运容器并立即用75%乙醇喷洒或擦拭消毒，取出标本密封袋后，对密封袋用75%乙醇喷洒或擦拭消毒，并检查是否密封好，立即将标本放入专用冰箱冷藏保存。

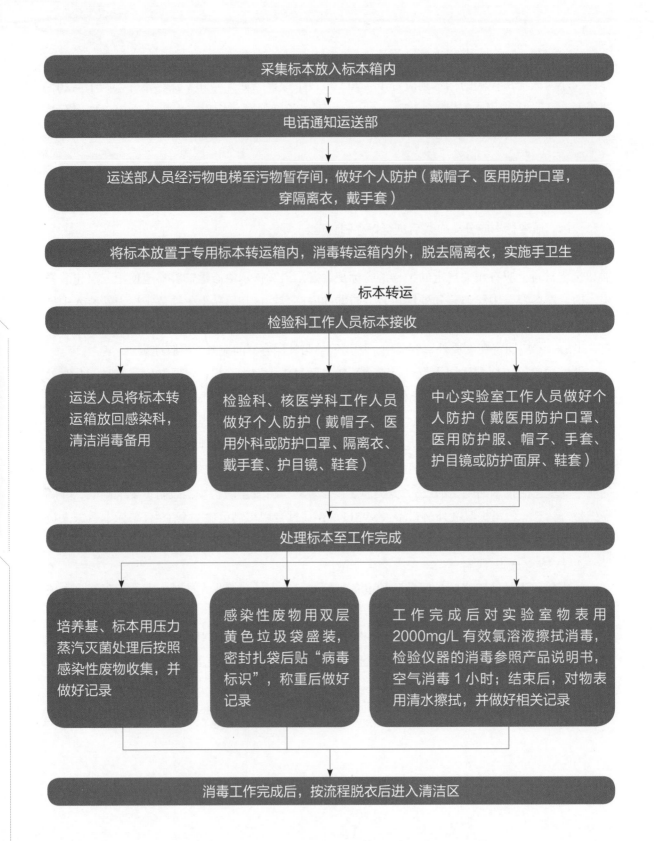

采集标本放入标本箱内

↓

电话通知运送部

↓

运送部人员经污物电梯至污物暂存间，做好个人防护（戴帽子、医用防护口罩，穿隔离衣，戴手套）

↓

将标本放置于专用标本转运箱内，消毒转运箱内外，脱去隔离衣，实施手卫生

标本转运

↓

检验科工作人员标本接收

运送人员将标本转运箱放回感染科，清洁消毒备用

检验科、核医学科工作人员做好个人防护（戴帽子、医用外科或防护口罩、隔离衣、戴手套、护目镜、鞋套）

中心实验室工作人员做好个人防护（戴医用防护口罩、医用防护服、帽子、手套、护目镜或防护面屏、鞋套）

↓

处理标本至工作完成

培养基、标本用压力蒸汽灭菌处理后按照感染性废物收集，并做好记录

感染性废物用双层黄色垃圾袋盛装，密封扎袋后贴"病毒标识"，称重后做好记录

工作完成后对实验室物表用2000mg/L有效氯溶液擦拭消毒，检验仪器的消毒参照产品说明书，空气消毒1小时；结束后，对物表用清水擦拭，并做好相关记录

↓

消毒工作完成后，按流程脱衣后进入清洁区

图 5　标本转运流程

第二节 实验室检测方法

新型冠状病毒感染的常规检测方法是通过实时荧光RT–PCR鉴定。任何新型冠状病毒的检测都必须在具备适当条件的实验室由经过相关技术安全培训的人员进行操作。

1. 人员防护

标本前处理及核酸提取操作的工作人员应进行三级防护。建议至少穿戴工作服、一次性工作帽、双层手套、防护服、KN95/N95及以上颗粒物防护口罩或医用防护口罩或动力送风过滤式呼吸器、防护面屏或护目镜、工作鞋或胶靴、防水靴套。必要时，可加穿防水围裙或防水隔离衣。

2. 试剂选择

以新型冠状病毒肺炎为例，推荐选用针对新型冠状病毒的ORF1ab、N基因区域的引物和探针（见图6、表2）。核酸提取和实时荧光RT–PCR反应体系参考相关厂家试剂盒说明。

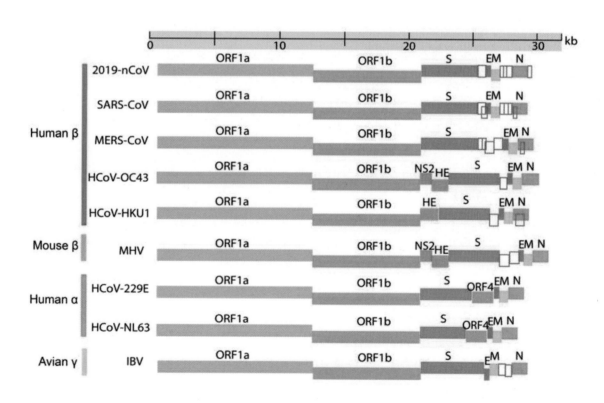

图6 几种冠状病毒基因组的序列比较（图片来源：bubuko.com）

表2 引物序列

	靶标一（ORF1ab）	靶标二（N）
正向引物（F）	CCCTGTGGGTTTTACACTTAA	GGGGAACTTCTCCTGCTAGAAT
反向引物（R）	ACGATTGTGCATCAGCTGA	CAGACATTTTGCTCTCAAGCTG
荧光探针（P）	5'-FAM- CCGTCTGCGGTATGTGGAAAGGTTATGG- BHQ1-3'	5'-FAM- TTGCTGCTGCTTGACAGATT- TAMRA-3'

3. 标本预处理

①口咽拭子和鼻咽拭子：可直接用于核酸提取，当实验室条件不够时可增加病毒灭活步骤，增加病毒灭活步骤可能会降低核酸检测的灵敏度。

②血液：1500×g离心10min，离心后冰浴3~5min，取血浆提取核酸。

③肺泡灌洗液和粪便：应充分振荡混匀后进行病毒灭活。

④痰液：55℃孵育15min后再进行病毒灭活。如果痰液标本采集杯中没有预加蛋白酶K，则应在病毒灭活后重复此步骤。

4. 检测步骤

①病毒灭活：提前将水浴箱预热至56℃，将标本放入水浴锅中的试管架上，标本盖上搁置重物，防止标本采集管漂浮。每隔10min将标本摇匀1次（动作轻柔），灭活时间45min。

②核酸提取：将灭活后的标本从水浴锅中取出，1500×g离心5min后冰浴3~5min。按核酸提取试剂说明书要求吸取一定量标本（动作轻柔）加入核酸提取试剂中，建议采用基于磁珠吸附的自动化核酸提取方法。

③扩增反应：核酸提取完成后，立即将提取物进行封盖处理。在生物安全柜内将提取核酸加至PCR扩增反应体系中。

④扩增产物处理：扩增后产物置于含1 mol/L的稀盐酸中，应将产物全部浸泡至液体中，浸泡后将扩增产物转移出实验室。如果扩增后产物未在扩增区浸泡稀盐酸，可将扩增产物用一次性医疗垃圾袋装好扎紧，转移至扩增产物废物处理区。

5. 结果判读

①阴性：无Ct值或Ct值≥40。

②阳性：Ct值<37，可报告为阳性。

③可疑：Ct值在37~40之间，建议重复实验，若Ct值<40，扩增曲线有明显起峰，该样本判断为阳性，否则为阴性。

④确认阳性病例需满足以下条件：同一份标本中新型冠状病毒2个靶标（ORF1ab、N）特异性实时荧光RT-PCR检测结果均为阳性。如果出现单个靶标阳性的检测结果，则需要重新采样，重新检测。阴性结果也不能排除新型冠状病毒感染，需要排除可能产生假阴性的因素，包括：样本质量差，比如口咽等部位的呼吸道样本；样本收集的过早或过晚；没有正确的保存、运输和处理样本；技术本身存在的原因，如病毒变异、PCR抑制等。

参考资料

[1] 中华医学会检验医学分会 . 新型冠状病毒肺炎病毒核酸检测专家共识 [J]. 中华医学杂志 ,2020,100(00)：E003–E003.DOI：10.3760/cma.j.issn.0376–2491.2020.0003.

[2] 中华人民共和国国家卫生健康委员会 . 新型冠状病毒感染的肺炎实验室检测技术指南（第四版）[S/OL].2020–02–06.

[3]Chu DK W, Pan Y, Cheng S M S, et al. Molecular diagnosis of a novel coronavirus (COVID-19) causing an outbreak of pneumonia[J/OL].Clin Chem,2020：hvaa029 [2020–02–06]. https：//www.ncbi.nlm.nih.gov/pubmed/?term=10.1093%2Fclinchem%2Fhvaa02.

[4]Corman V M, Landt O, Kaiser M, et al. Detection of 2019 novel coronavirus (COVID-19) by real–time RT–PCR[J]. Euro Surveill,2020,25(3).DOI：10.2807/1560–7917.ES.2020.25.3.2000045.

[5] 尚红 , 王毓三 , 申子瑜 . 全国临床检验操作规程 [M].4 版 . 北京：人民卫生出版社 , 2015.

[6] 国家质量监督检验检疫总局 .GB 19489–2008 实验室生物安全通用要求 [S/OL]. 2008–12–06.

[7] 中华人民共和国卫生部 . 可感染人类的高致病性病原微生物菌（毒）种或样本运输管理规定 [S/OL]. 2005–11–24.

[8] 国际民用航空组织 .Doc9284–AN/905 危险品航空安全运输技术细则 [S/OL].2013.

[9] 中华人民共和国卫生部 .WS 233–2002 微生物和生物医学实验室生物安全通用准则 [S/OL].2002–12–03.

[10]SungH, YongD, KiCS, et al. Comparative evaluation of three homogenization methods for isolating middle east respiratory syndrome coronavirus nucleic acids from sputum samples for real–time reverse transcription PCR[J]. Ann Lab Med,2016,36(5)：457–462. DOI：10.3343/alm.2016.36.5.457.

[11]Leclercq I, Batéjat C, Burguière AM,et al. Heat inactivation of the Middle East respiratory syndrome coronavirus[J]. Influenza Other Respir Viruses, 2014 ,8(5)：585–586. DOI：10.1111/irv.12261.

[12]FarcetMR, KreilTR. Zika virus is not thermostable： very effective virus inactivation during heat treatment (pasteurization) of human serum albumin[J]. Transfusion. 2017,57(3pt 2)：797–801. DOI：10.1111/trf.13953.

[13] 冯智劼，李学洋，张江萍，等 . 感染性物质包装与运输的国内外法规及标准研究 [J]. 口岸卫生控制 , 2011(6)：19–23.

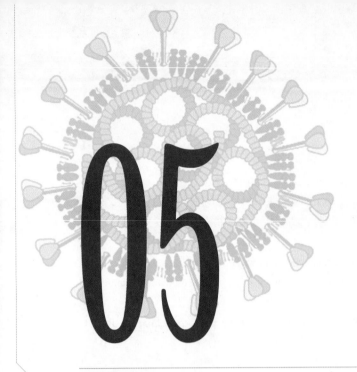

05

第五章
突发传染病病毒防控

编写：刘贵明、刘洪璐

第一节　如何预防病毒传播

一、严格落实感染防控要求

为预防和控制突发传染病病毒的传播，医疗机构要进一步加大感染防控相关规章制度、标准指南的落实力度，制定应急预案和工作流程。全面落实标准预防措施，加强防护，强调防护用品的重要性，严控防护细节。

针对发热门诊和隔离病区，特别是临时应急启用的诊疗区域，要严格落实《医院隔离技术规范》（WS/T311—2009）等有关要求。严格区域划分和区域管理，不得交叉。积极开展全员感染控制培训，除门急诊预检分诊、发热门诊等高风险部门外，还要针对内外科系统、医技科室、职能部门开展培训。掌握病毒感染的防控知识、方法与技能，做到早发现、早报告、早隔离、早诊断、早治疗、早控制。加强标准预防，防聚集性发生。

加大感染控制科专职人员配备力度，专职人员要检查和指导各科室各岗位所有医务人员对感染控制和防护工作的落实情况。感染防控关口前移，加强现场监督与指导。鼓励医疗机构设立防护监督员，在每个潜在污染区、污染区出入口设置检查点并配备1名防护监督员，对医务人员穿脱防护用品情况给予监督、指导和帮助。

关注医务人员健康。医疗机构应当合理调配人力资源和班次安排，避免医务人员过度劳累。提供营养膳食，增强医务人员免疫力。针对岗位特点和风险评估结果，开展主动健康监测。确定专门部门和人员，每日询问掌握医务人员暴露情况，监测是否有发热、咳嗽等病毒感染的早期症状，以及是否存在皮肤面部和手部皮肤损伤、腹泻等其他可能导致感染的情形。加强监测，及早发现与报告，不得隐瞒；医疗队诊疗工作要互帮、驻地生活要互防。

二、医务人员的防护

（一）防护用品使用范围

1. 外科口罩

预检分诊、发热门诊及全院诊疗区域应当使用，需正确佩戴，污染或潮湿时随时更换。

2. 医用防护口罩

原则上在发热门诊、隔离留观病区（房）、隔离病区（房）和隔离重症监护病区（房）等区域，以及进行采集呼吸道标本、气管插管、气管切开、无创通气、吸痰等可能产生气溶胶的操作时使用。一般4小时更换，污染或潮湿时随时更换。其他区域和在其他区域的诊疗操作，原则上不使用。防护口罩须符合《医用防护口罩技术要求》，应当配有鼻夹，具有良好的表面抗湿性，对皮肤无刺激，气流阻力在空气流量为85L/min的情况下，吸气阻力不得超过35mmH$_2$O，滤料的颗粒过滤效率应当不小于95%。一次性医用口罩的特点见图1。

3. 乳胶检查手套

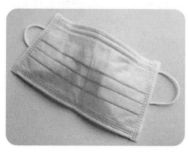

由3层结构组成：外层阻水，防止飞沫进入口罩里面；中层过滤颗粒；内层能吸湿。

一次性医用外科口罩

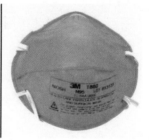

过滤效果要求达到95%，同时还具备表面抗湿性、合成血阻断性等。

一次性医用防护口罩（N95）

图1　口罩的特点

在预检分诊、发热门诊、隔离留观病区（房）、隔离病区（房）和隔离重症监护病区（房）等区域使用，但需正确穿戴和脱摘，注意及时更换手套。禁止戴手套离开诊疗区域。戴手套不能取代手卫生。

4. 速干手消毒剂

医务人员诊疗操作过程中，手部未见明显污染物时使用，全院均应当使用。预检分诊、发热门诊、隔离留观病区（房）、隔离病区（房）和隔离重症监护病区（房）必须配备使用。

5. 护目镜

在隔离留观病区（房）、隔离病区（房）和隔离重症监护病区（房）等区域，以及采集呼吸道标本、气管插管、气管切开、无创通气、吸痰等可能出现血液、体液和分泌物等喷溅操作时使用。禁止戴着护目镜离开上述区域。如护目镜为可重复使用的，应当消毒后再复用。其他区域和在其他区域的诊疗操作原则上不使用护目镜。

6. 防护面罩 / 防护面屏

诊疗操作中可能发生血液、体液和分泌物等喷溅时使用。如为可重复使用的，使用后应当消毒方可再用；如为一次性使用的，不得重复使用。护目镜和防护面罩/防护面屏不需要同时使用。禁止戴着防护面罩/防护面屏离开诊疗区域。

7. 隔离衣

预检分诊、发热门诊使用普通隔离衣，隔离留观病区（房）、隔离病区（房）和隔离重症监护病区（房）使用防渗一次性隔离衣，其他科室或区域根据是否接触患者使用。一次性隔离衣不得重复使用。如使用可复用的隔离衣，使用后按规定消毒后方可再用。禁止穿着隔离衣离开上述区域。

8. 防护服

隔离留观病区（房）、隔离病区（房）和隔离重症监护病区（房）使用。防护服不得重复使用。禁止戴着医用防护口罩和穿着防护服离开上述区域。其他区域和在其他区域的诊疗操作原则上不使用防护服。防护服须符合《医用一次性防护服技术要求》，可为联体或分体式结构，穿脱方便，结合部紧密。袖口、脚踝口应为弹性紧缩口，具有良好的防水性、抗静电性、过滤性和无皮肤刺激性。

其他人员如物业保洁人员、保安人员等需进入相关区域时，按相关区域防护要求使用防护用品，并正确穿戴和脱摘。不同人员防护用品选择可参考表1。

表 1　不同人群防护用品选择

防护装备种类		流行病学调查人员		隔离病区工作人员及医学观察场所工作人员	病例和无症状感染者转运人员	尸体处理人员	环境清洁消毒人员	标本采集人员	实验室工作人员
		调查密切接触者	调查疑似、临床诊断病例、确诊病例和无症状感染者						
工作服		√	√	√	√	√	√	√	√
一次性工作帽		√	√	√	√	√	√	√	√
一次性手套		√	√	√	√	√	√	√	√
长袖加厚橡胶手套						√	√		
双层手套								√	√
可选口罩类型	防护服		√	√	√	√	√	√	√
	医用外科口罩	√							
	KN95/N95 及以上颗粒物防护口罩		√			√	√	√	√
	医用防护口罩		√	√	√	√	√	√	√
	动力送风过滤式呼吸器			√	√	√	√		
防护面具	防护面屏		√	√	√	√	√	√	√
	护目镜	√	√	√	√	√			√
工作鞋或胶靴		√	√	√	√	√	√	√	√
防水靴套		√	√	√	√	√	√	√	√
防水围裙或防水隔离衣						√	√	√（必要时增加）	√（必要时增加）
其他		与调查对象保持 1 米以上距离	可考虑采取电话或视频方式流调				根据消毒剂种类选配尘毒组合的滤毒盒或滤毒罐		

第五章　突发传染病病毒防控

075

（二）三级防护

一级防护：适用于医务人员在预检分诊处和感染性疾病科门诊从事一般性诊疗活动时。穿戴一次性工作帽、一次性外科口罩和工作服（白大褂），必要时戴一次性乳胶手套。每次接触病人后立即进行手清洗和消毒，手消毒用0.3%～0.5%碘伏消毒液或快速手消毒剂（洗必泰醇、新洁尔灭醇、75%酒精等）揉搓1～3min。

二级防护：适用于医务人员在感染性疾病科门诊患者留观室和感染性疾病科病区患者病房从事诊疗活动时。穿戴一次性工作帽、防护眼镜（防雾型）、医用防护口罩（N95）、防护服或工作服（白大褂）外套一次性防护服和一次性乳胶手套，必要时穿一次性鞋套。每次接触病人后立即进行清洗和消毒。手消毒用0.3%～0.5%碘伏消毒液或快速手消毒剂揉搓1～3min。注意呼吸道及黏膜防护。

三级防护：适用于在感染性疾病科病区为患者实施吸痰、呼吸道采样、气管插管和气管切开等有可能发生患者呼吸道分泌物、体内物质的喷射或飞溅的工作时。穿戴一次性工作帽、全面型呼吸防护器或正压式头套、医用防护口罩（N95）、防护服或工作服（白大褂）外套一次性防护服、一次性乳胶手套和/或一次性鞋套。

（三）穿脱防护用品的方法步骤

1. 穿脱防护用品流程
详见图2。

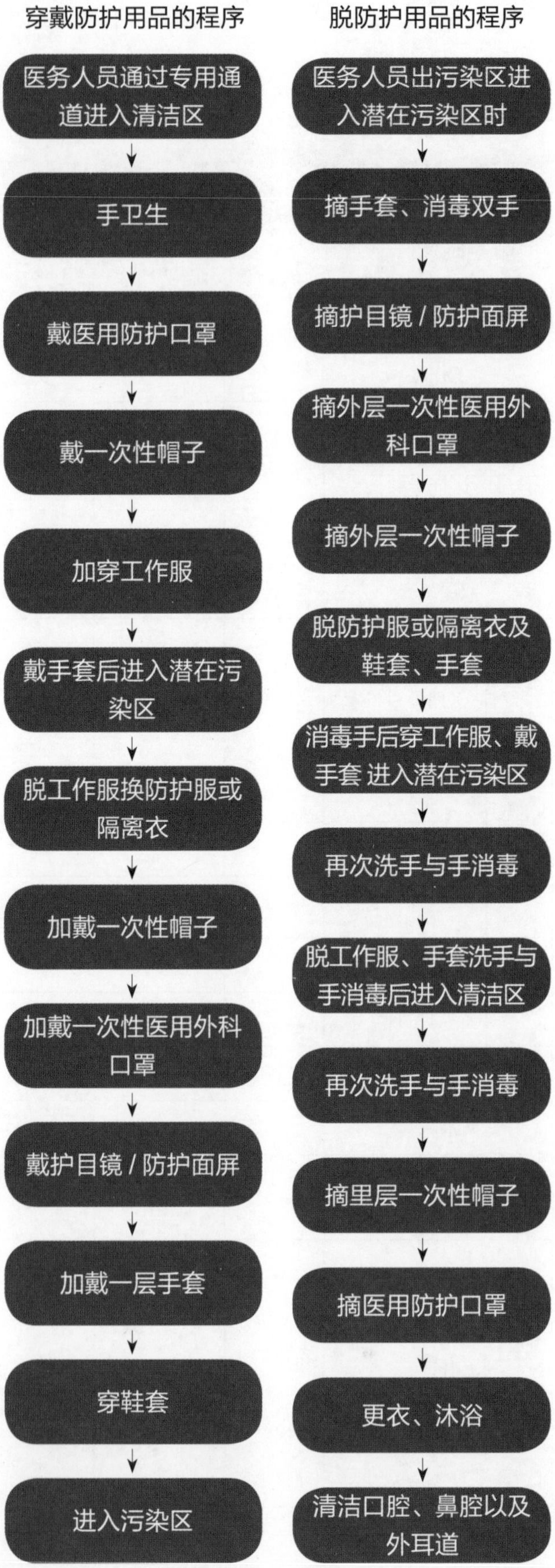

穿戴防护用品的程序

医务人员通过专用通道进入清洁区
↓
手卫生
↓
戴医用防护口罩
↓
戴一次性帽子
↓
加穿工作服
↓
戴手套后进入潜在污染区
↓
脱工作服换防护服或隔离衣
↓
加戴一次性帽子
↓
加戴一次性医用外科口罩
↓
戴护目镜／防护面屏
↓
加戴一层手套
↓
穿鞋套
↓
进入污染区

脱防护用品的程序

医务人员出污染区进入潜在污染区时
↓
摘手套、消毒双手
↓
摘护目镜／防护面屏
↓
摘外层一次性医用外科口罩
↓
摘外层一次性帽子
↓
脱防护服或隔离衣及鞋套、手套
↓
消毒手后穿工作服、戴手套进入潜在污染区
↓
再次洗手与手消毒
↓
脱工作服、手套洗手与手消毒后进入清洁区
↓
再次洗手与手消毒
↓
摘里层一次性帽子
↓
摘医用防护口罩
↓
更衣、沐浴
↓
清洁口腔、鼻腔以及外耳道

图2　穿脱防护用品的流程

（1）穿防护用品流程

详见图3。

①医务人员通过员工专用通道进入清洁区，认真洗手后依次戴医用防护口罩、一次性帽子或布帽、换工作鞋袜，有条件的可以更换洗手衣裤。

②在进入潜在污染区前穿工作服，手部皮肤有破损或疑似有损伤者戴手套进入潜在污染区。

③在进入污染区前，脱工作服换穿防护服或者隔离衣，加戴一次性帽子和一次性医用外科口罩（共穿戴两层帽子、口罩）、防护眼镜、手套、鞋套。

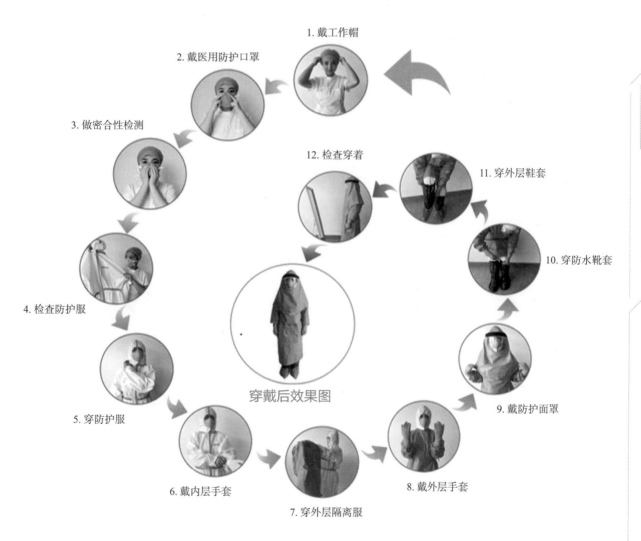

图3　穿防护用品流程（图片来源：网络）

（2）脱防护用品流程

详见图4。

①医务人员离开污染区前，应当先消毒双手，依次脱摘防护眼镜、外层一次性医用外科口罩和外层一次性帽子、防护服或者隔离衣、鞋套、手套等物品，分置于专用容器中，再次消毒手，进入潜在污染区，换穿工作服。

②离开潜在污染区进入清洁区前，先洗手与手消毒，脱工作服，洗手和手消毒。

③离开清洁区前，洗手与手消毒，摘去里层一次性帽子或布帽、里层医用防护口罩，沐浴更衣，并进行口腔、鼻腔及外耳道的清洁。

④每次接触患者后立即进行手的清洗和消毒。

⑤一次性医用外科口罩、医用防护口罩、防护服或者隔离衣等防护用品被患者血液、体液、分泌物等污染时应当立即更换。

⑥下班前应当进行个人卫生处置，并注意呼吸道与黏膜的防护。

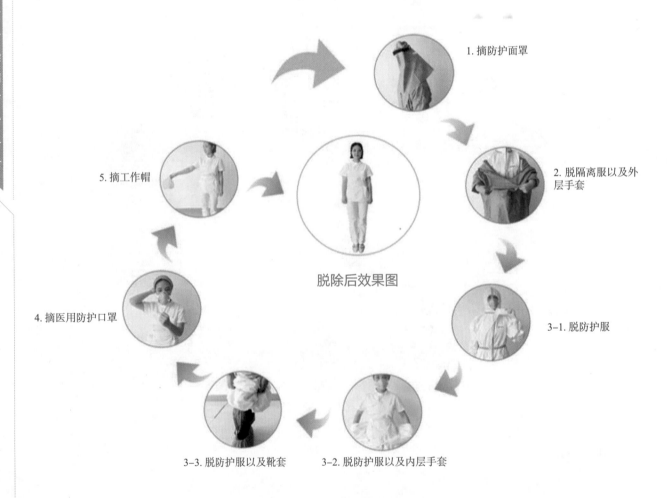

1. 摘防护面罩

2. 脱隔离服以及外层手套

3-1. 脱防护服

3-2. 脱防护服以及内层手套

3-3. 脱防护服以及靴套

4. 摘医用防护口罩

5. 摘工作帽

脱除后效果图

图4　脱防护用品流程（图片来源：网络）

2. 口罩的佩戴方法

详见图5。

（1）外科口罩的佩戴方法

①鼻夹侧朝上，深色面朝外（或褶皱朝下）。②上下拉开褶皱，使口罩覆盖口、鼻、下颌。③将双手指尖沿着鼻梁金属条，由中间至两边，慢慢向内按压，直至紧贴鼻梁。④适当调整口罩，使口罩周边充分贴合面部。

（2）医用防护口罩的佩戴方法

①一手托住防护口罩，有鼻夹的一面背向外。②将防护口罩罩住鼻、口及下巴，鼻夹部位向上紧贴面部。③用另一只手将下方系带拉过头顶，放在颈后双耳下，再将上方系带拉至头顶中部。④将双手指尖放在金属鼻夹上，从中间位置开始，用手指向内按鼻夹，并分别向两侧移动和按压，根据鼻梁的形状塑造鼻夹并检查密合性。

（3）使用后口罩的处理

按照医疗废物收集、处理。处理完口罩后，需清洗双手。

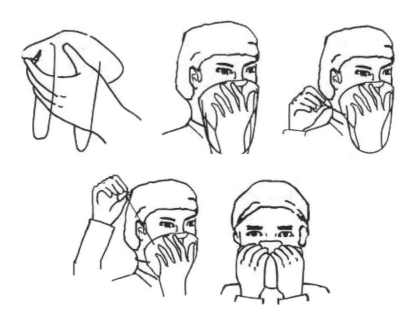

图5 医用防护口罩佩戴步骤（图片来源：医院隔离技术规范）

3. 手卫生

（1）手卫生时机

"二前三后"即接触患者前、进行无菌操作前、体液暴露后、接触患者后以及接触患者周围环境后。

（2）七步洗手法

在流水下，淋湿双手。取适量洗手液，均匀涂抹至整个手掌、手背、手指和指缝。认真搓双手至少15秒，具体操作：①内：掌心相对，手指并拢，相互揉搓。②外：手心对手背沿指缝相互揉搓，交换进行。③夹：掌心相对，双手交叉指缝相互揉搓。④弓：弯曲手指使指关节在另一手掌心旋转揉搓，交换进行。⑤大：右手握住左手大拇指旋转揉搓，交换进行。⑥立：将五个手指尖并拢放在另一手掌心旋转揉搓，交换进行。⑦腕：螺旋式擦洗手腕，交替进行。最后在流水下彻底冲净双手，擦干双手（详见图6）。

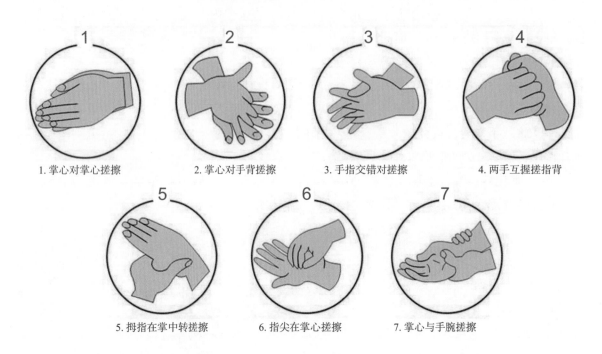

1. 掌心对掌心搓擦　　2. 掌心对手背搓擦　　3. 手指交错对搓擦　　4. 两手互握搓指背

5. 拇指在掌中转搓擦　　6. 指尖在掌心搓擦　　7. 掌心与手腕搓擦

图6　七步洗手法（图片来源：昵图网）

4. 隔离衣与防护服穿脱方法

（1）穿隔离衣

①穿隔离衣前先检查防护服有无破损，发现有渗漏或破损应及时更换。②右手提衣领，左手伸入袖内，右手将衣领向上拉，露出左手。换左手持衣领，右手伸入袖内，露出右手，勿触及内部。③两手持衣领，由领子中央顺着边缘向后系好颈带，再扎好袖口。④将隔离衣一边（约在腰下5cm）处渐向前拉，见到边缘捏住，同法捏住另一侧边缘，双手在背后将衣边对齐向一侧折叠，一手按住折叠处，另一手将腰带拉至背后折叠处。⑤将腰带在背后交叉，回到前面将带子系好。详见图7。

（2）脱隔离衣

①解开腰带，在前面打一活结。②解开袖带，塞入袖拌内，充分暴露双手，进行手消毒。解开颈后带子。③右手伸入左手腕部袖内，拉下袖子过手，用遮盖着的左手握住右手隔离衣袖子的外面，拉下右侧袖子，双手转换逐渐从袖管中退出，脱下隔离衣。④将脱下的隔离衣，污染面向内，卷成包裹状，丢至医疗废物容器内或放入回收袋中。详见图8。

（3）穿防护服

穿防护服前先检查防护服有无破损，发现有渗漏或破损应及时更换。遵循先穿下衣，再穿上衣，然后戴好帽子，最后拉上拉锁的顺序。

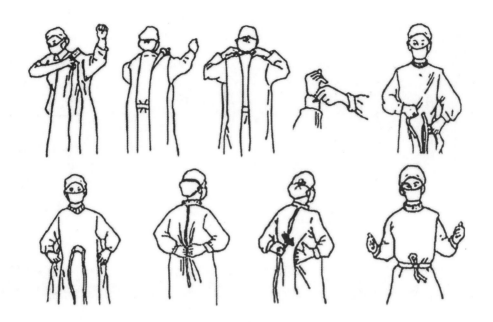

图7　穿隔离衣步骤（图片来源：医院隔离技术规范）

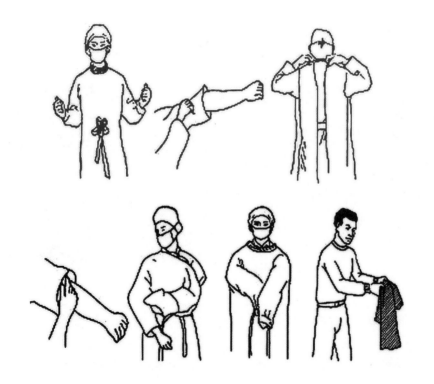

图8　脱隔离衣步骤（图片来源：医院隔离技术规范）

（4）脱防护服

脱防护服时，先将拉链拉到底，向上提拉帽子，使帽子脱离头部。然后脱袖子，再由上向下边脱边卷，污染面向里直至全部脱下后放入医疗废物袋内。详见图9。

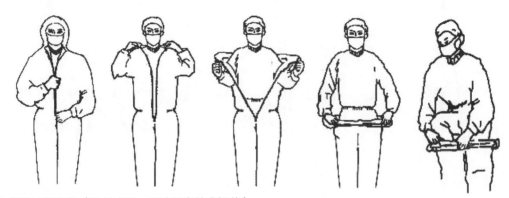

图 9 脱防护服步骤（图片来源：医院隔离技术规范）

三、患者管理（以新型冠状病毒肺炎为例）

1. 患者的识别

详见图10。

```
                    新型冠状病毒感染者识别
```

14 天内流行病学史（任 1 项）
· 武汉地区或本地病例持续传播的非武汉地区旅行、居住史
· 接触过武汉或其他本地病例持续传播地区的有症状患者
· 聚集性发病或与新型冠状病毒感染者有流行病学关联

＋

临床表现（任 2 项）
· 发热，部分患者以干咳、乏力、呼吸困难、腹泻等为主要表现
· 肺炎影像学特征：双肺多发小斑片影及间质性改变，双肺多发磨玻璃样改变，浸润影，严重时肺实变，胸腔积液少见
· 发病早期白细胞总数正常或降低，或淋巴细胞计数减少

诊断疑似病例

隔离
患者安排于隔离房间并佩戴外科口罩；医务人员实行标准的飞沫和接触传播疾病防护措施；采集呼吸道或血液标本进行新型冠状病毒核酸检测

报告
院内专家或主诊医师会诊；2 小时内网络直报；收治到定点医院

　图 10　新型冠状病毒感染快速评估和管理工具

2. 患者诊疗流程

详见图11。

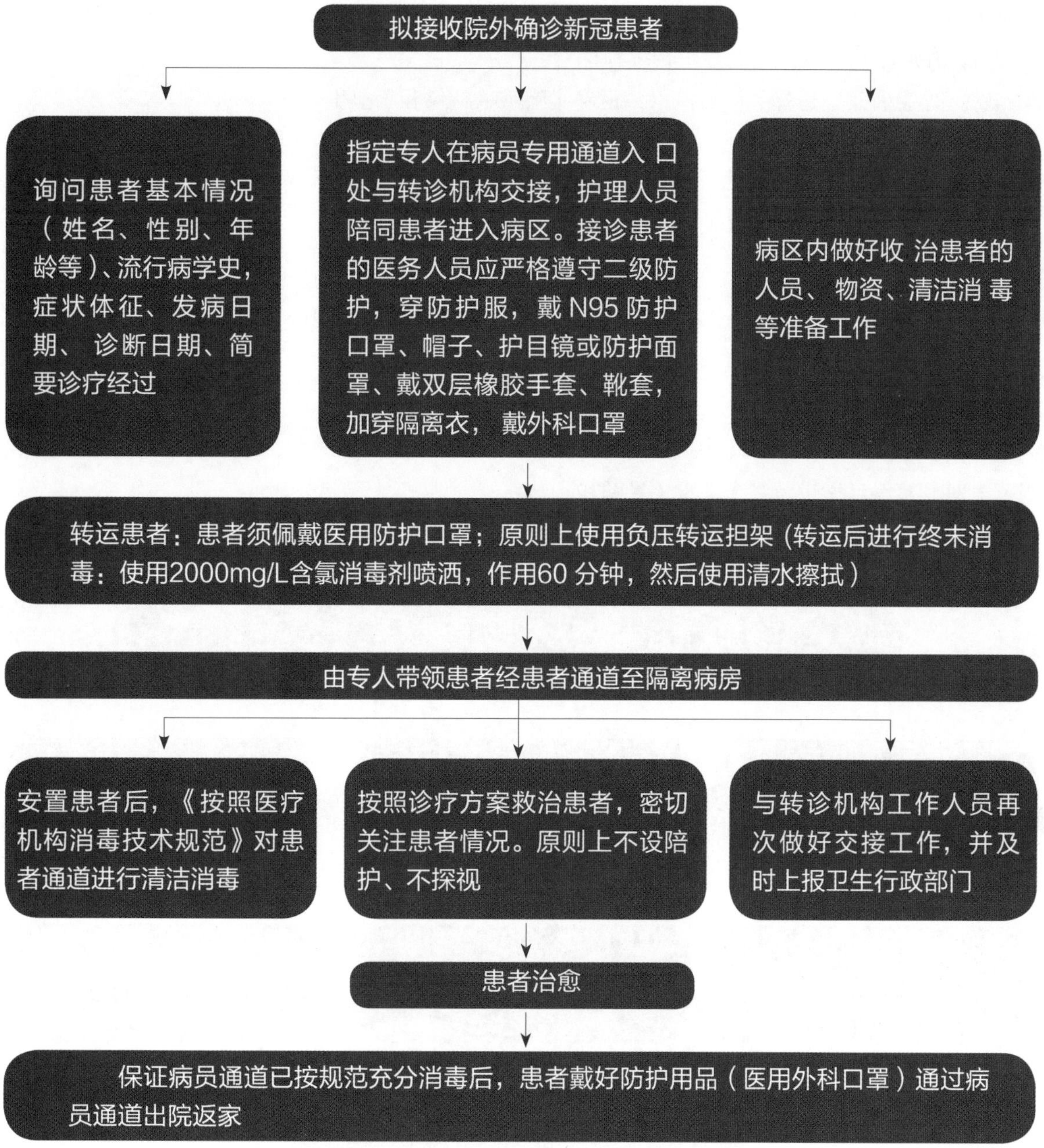

```
            拟接收院外确诊新冠患者
```

| 询问患者基本情况（姓名、性别、年龄等）、流行病学史，症状体征、发病日期、诊断日期、简要诊疗经过 | 指定专人在病员专用通道入口处与转诊机构交接，护理人员陪同患者进入病区。接诊患者的医务人员应严格遵守二级防护，穿防护服，戴N95防护口罩、帽子、护目镜或防护面罩、戴双层橡胶手套、靴套，加穿隔离衣，戴外科口罩 | 病区内做好收治患者的人员、物资、清洁消毒等准备工作 |

转运患者：患者须佩戴医用防护口罩；原则上使用负压转运担架（转运后进行终末消毒：使用2000mg/L含氯消毒剂喷洒，作用60分钟，然后使用清水擦拭）

由专人带领患者经患者通道至隔离病房

| 安置患者后，《按照医疗机构消毒技术规范》对患者通道进行清洁消毒 | 按照诊疗方案救治患者，密切关注患者情况。原则上不设陪护、不探视 | 与转诊机构工作人员再次做好交接工作，并及时上报卫生行政部门 |

患者治愈

保证病员通道已按规范充分消毒后，患者戴好防护用品（医用外科口罩）通过病员通道出院返家

图11 新型冠状病毒肺炎患者诊疗流程图

3. 隔离措施

对新型冠状病毒感染流行期间医院所有住院患者采取标准预防（包括手卫生、个人防护用品使用、呼吸卫生、预防针刺伤、医疗用品的清洁和医疗废物的处理等），而对新型冠状病毒感染疑似/确诊患者采取飞沫隔离和接触隔离，同时针对能产生气溶胶的医疗操作采取空气隔离措施。

①对疑似或确诊患者及时进行隔离，并按照指定规范路线由专人引导进入隔离区。疑似患者和确诊患者应分开安置：疑似患者单间隔离；经病原学确诊的患者可以同室安置，每间病室不应超过4人，床间距应≥1.2m。患者进入病区前更换患者服，个人物品及换下的衣服集中消毒处理后，存放于指定地点由医疗机构统一保管。

②指导患者正确选择、佩戴口罩，正确实施咳嗽礼仪和手卫生。

③对被隔离的患者，原则上其活动限制在隔离病房内，减少患者的移动和转换病房，若确需离开隔离病房或隔离区域时，应当采取相应措施如佩戴医用外科口罩，防止患者对其他患者和环境造成污染。如必须外出检查，应选择人流较少的时间段，在专人引导下按指定路线至相应科室。

④应考虑禁止ICU及普通病房新型冠状病毒感染者的面对面探视（与患者有接触史的家属应主动寻求医学观察）。为避免患者的孤独感，并满足其交流需要，可考虑加强远程语音或视频探视等沟通形式。

⑤疑似或确诊患者出院、转院时，应当更换干净衣服后方可离开，按《医疗机构消毒技术规范》对其接触环境进行终末消毒（见图12）。

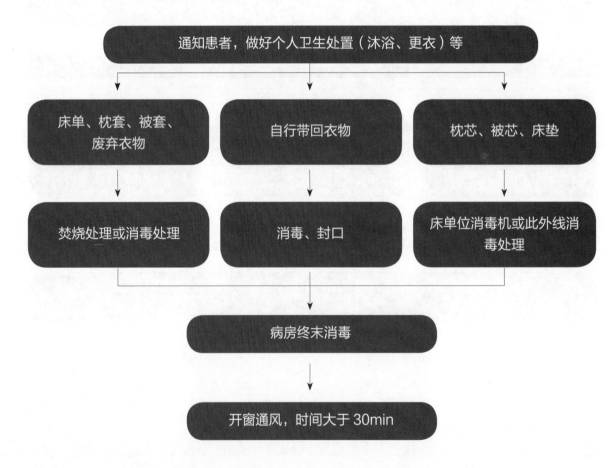

图12　新冠肺炎患者出院后终末消毒流程

第二节　如何杀灭病毒

消毒剂是用于杀灭传播媒介上的微生物使其达到消毒或灭菌要求的制剂，按有效成分可分为醇类消毒剂、含氯消毒剂、含碘消毒剂、过氧化物类消毒剂、胍类消毒剂、酚类消毒剂、季铵盐类消毒剂等；按用途可分为物体表面消毒剂、医疗器械消毒剂、空气消毒剂、手消毒剂、皮肤消毒剂、黏膜消毒剂、疫源地消毒剂等；按杀灭微生物能力可分为高水平消毒剂、中水平消毒剂和低水平消毒剂。

一、消毒范围和对象

1. 高风险区域

感染科、检验科、中心实验室、急诊发热患者专用CT室、消毒供应中心、洗浆房、医废暂存处、运送部、门急诊预检分诊处、120负压救护车。

2. 中风险区域

急诊抢救室、急诊清创缝合室、急诊ICU、门诊大楼、确诊或疑似病人检查转运通道、行政大楼。

3. 低风险区域

其他区域。

二、常见污染对象消毒方法

1. 室内空气

居住过的场所如家庭、医疗机构隔离病房等室内空气，可在无人条件下可选择过氧乙酸、二氧化氯、过氧化氢等消毒剂，采用超低容量喷雾法进行消毒。0.2%过氧乙酸或3%过氧化氢，用气溶胶喷雾方法，用量按$10 \sim 20mL/m^3$（$1g/m^3$）计算，消毒作用60min后通风换气；也可使用15%过氧乙酸加热熏蒸，用量按$7mL/m^3$计算，熏蒸作用$1 \sim 2h$后通风换气。

2. 污染物（患者血液、分泌物、呕吐物和排泄物）

① 少量污染物可用一次性吸水材料（如纱布、抹布等）黏取$5000 \sim 10000mg/L$的含氯消毒液（或能达到高水平消毒的消毒湿巾/干巾）小心移除。

② 大量污染物应使用含吸水成分的消毒粉或漂白粉完全覆盖，或用一次性吸水材料完全覆盖后用足量$5000 \sim 10000mg/L$的含氯消毒液浇在吸水材料上，作用30min以上，小心清除干净。清除过程中避免接触污染物，清理的污染物按医疗废物集中处置。患者的排泄物、分泌物、呕吐物等应有专门容器收集，用含20000mg/L含氯消毒剂，按粪、药比例1:2进行浸泡消毒2h。

③ 清除污染物后，应对污染的环境物体表面进行消毒。盛放污染物的容器可用含有效氯5000mg/L的消毒剂溶液浸泡消毒30min，然后清洗干净。

3. 诊疗器具

① 患者的诊疗和护理用品尽量采用一次性用品，使用后物品按照感染性医疗废物进行处置。诊疗器械、器具应根据厂家使用说明及材质选择合理的消毒方法。必须复用的诊疗器械、器具和物品如听诊器、温度计、血压计等应当专人专用，每次用后可用2000mg/L含氯消毒剂擦拭消毒。必须复用的耐热、耐湿物品，尽可能统一送消毒供应室灭菌。需要洗涤的物品，须先用2000mg/L含氯消毒剂浸泡60min后洗涤，再按照常规程序进行处理。

②使用呼吸机支持治疗时，应采用一次性呼吸机管道，在呼吸机的呼气端和吸气端均加装过滤器。使用密闭式吸引装置，减少管路脱开致病原体外泄。

③ 床边B超、床边心电图等仪器检查完毕，每次使用后应对设备所有表面使用2000mg/L含氯消毒剂消毒。不耐消毒的仪器如B超探头等在使用时应用保护套包裹，去除保护套后使用75%酒精具体能够杀灭冠状病毒的消毒纸巾擦拭消毒，作用60min。

4. 地面、墙壁

有肉眼可见污染物时，应先完全清除污染物再消毒。无肉眼可见污染物时，可用1000mg/L的含氯消毒液或500mg/L的二氧化氯消毒剂擦拭或喷洒消毒。地面消毒先由外向内喷洒一次，喷药量为100～300mL/m²，待室内消毒完毕后，再由内向外重复喷洒一次。消毒作用时间应不少于30min。每天至少2次，遇污染随时消毒。

5. 物体表面

诊疗设施设备表面以及床围栏、床头柜、家具、门把手、家居用品等有肉眼可见污染物时，应先完全清除污染物再消毒。无肉眼可见污染物时，用1000mg/L的含氯消毒液或500mg/L的二氧化氯消毒剂进行喷洒、擦拭或浸泡消毒，作用30min后清水擦拭干净。也可使用含溴消毒剂浸泡、擦拭或喷洒，如溴氯-5,5-二甲基乙内酰脲总有效卤素200～400mg/L，作用15～20min，或1,3-二溴-5,5-二甲基乙内酰脲有效溴400～500mg/L，作用10～20min。

6. 衣服、被褥等纺织品

在收集时应避免产生气溶胶，建议均按医疗废物集中焚烧处理。无肉眼可见污染物时，若需重复使用，可用流通蒸汽或煮沸消毒30分钟；或先用500mg/L的含氯消毒液浸泡30min，然后按常规清洗；或采用水溶性包装袋盛装后直接投入洗衣机中，同时进行洗涤消毒30min，并保持500mg/L的有效氯含量；贵重衣物可选用环氧乙烷方法进行消毒处理。

7. 手消毒

参与现场工作的所有人员均应加强手卫生措施，可选用有效的含醇速干手消毒剂。特殊条件下，也可使用含氯或过氧化氢手消毒剂。有肉眼可见污染物时应使用洗手液在流动水下洗手，然后消毒。若单一使用乙醇进行手消毒，建议消毒后使用护手霜。使用方法：①卫生手消毒：均匀喷雾手部或涂擦揉搓手部1～2遍，作用1min。②外科手消毒：擦拭2遍，作用3min。

8. 皮肤、黏膜

皮肤被污染物污染时，应立即清除污染物，再用一次性吸水材料蘸取0.5%碘伏消毒剂擦拭消毒3min以上使用清水清洗干净，或3%过氧化氢消毒液，直接冲洗皮肤表面，作用3~5min。黏膜冲洗消毒使用含有效碘250~500mg/L的碘伏稀释液直接冲洗或擦拭。

9. 餐（饮）具

餐（饮）具清除食物残渣后，煮沸消毒30min，也可用有效氯为500mg/L含氯消毒液浸泡30分钟后，再用清水洗净。

10. 水源

水源的消毒使用二氧化氯消毒剂。生活饮用水消毒时，使用浓度1~2mg/L，作用15~30min；医院污水消毒时，使用浓度20~40mg/L，作用30~60min。

11. 交通运输和转运工具

应先进行污染情况评估，火车、汽车和轮船有可见污染物时应先使用一次性吸水材料沾取5000~10000mg/L的含氯消毒液（或能达到高水平消毒的消毒湿巾/干巾）完全清除污染物，再用1000mg/L的含氯消毒液或500mg/L的二氧化氯消毒剂进行喷洒或擦拭消毒，作用30min后清水擦拭干净。对飞机机舱消毒时，消毒剂种类和剂量按中国民航的有关规定进行。织物、坐垫、枕头和床单等建议按医疗废物收集集中处理。

12. 医疗废物

医疗废物的处置应遵循《医疗废物管理条例》和《医疗卫生机构医疗废物管理办法》的要求，规范使用双层黄色医疗废物收集袋封装后按照常规处置流程进行处置。患者生活垃圾按医疗废物处理。

13. 尸体处理

患者死亡后，要尽量减少尸体移动和搬运，应由经培训的工作人员在严密防护下及时进行处理。用3000~5000mg/L的含氯消毒剂或0.5%过氧乙酸棉球或纱布填塞病人口、鼻、耳、肛门、气管切开处等所有开放通道或创口；用浸有消毒液的双层布单包裹尸体，装入双层尸体袋中，由民政部门派专用车辆直接送至指定地点尽快火化，具体流程见图13。

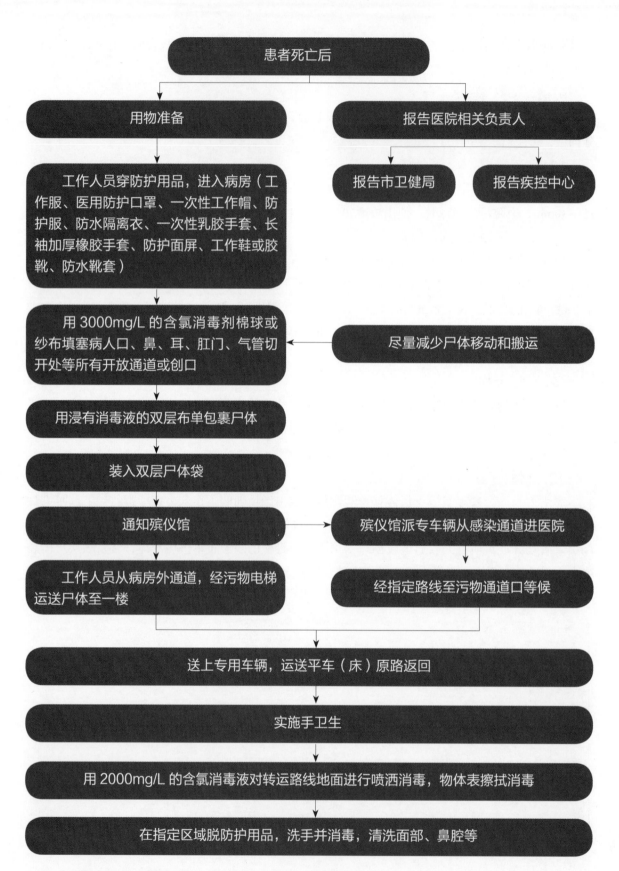

突发传染病防治手册

患者死亡后

用物准备

报告医院相关负责人

报告市卫健局

报告疾控中心

工作人员穿防护用品，进入病房（工作服、医用防护口罩、一次性工作帽、防护服、防水隔离衣、一次性乳胶手套、长袖加厚橡胶手套、防护面屏、工作鞋或胶靴、防水靴套）

用 3000mg/L 的含氯消毒剂棉球或纱布填塞病人口、鼻、耳、肛门、气管切开处等所有开放通道或创口

尽量减少尸体移动和搬运

用浸有消毒液的双层布单包裹尸体

装入双层尸体袋

通知殡仪馆

殡仪馆派专车辆从感染通道进医院

工作人员从病房外通道，经污物电梯运送尸体至一楼

经指定路线至污物通道口等候

送上专用车辆，运送平车（床）原路返回

实施手卫生

用 2000mg/L 的含氯消毒液对转运路线地面进行喷洒消毒，物体表擦拭消毒

在指定区域脱防护用品，洗手并消毒，清洗面部、鼻腔等

图 13　病毒感染肺炎患者遗体处理流程

第三节　如何居家隔离

为减少突发传染病相关病毒的传播，需加强患者教育。医疗机构应当积极开展就诊患者及其陪同人员的教育，使其了解病毒的防护知识，指导其正确洗手、咳嗽、医学观察和居家隔离等。

一、居家隔离方案

（一）适用人群

①确诊有新发病毒感染，但无需住院治疗，并且可以在家中接受治疗的患者。

②正在接受医务人员病毒感染评估，无需住院治疗并且能在家中接受治疗的人群。

③上述两种人员的照护者、家庭成员或其他密切接触者。

（二）隔离措施

①将密切接触者安置在通风良好的单人房间，拒绝探访。

②限制密切接触者活动，最小化密切接触者和家庭成员活动共享区域。确保共享区域（厨房、浴室等）通风良好（保持窗户开启）。

③家庭成员居于不同房间，若条件不允许，和密切接触者至少保持1米距离。哺乳期母亲可继续母乳喂养婴儿。

④其他家庭成员进入密切接触者居住空间时应佩戴口罩，口罩需紧贴面部，在居住空间中不要触碰和调整口罩。口罩因分泌物潮湿、污染须立即更换。摘下并丢弃口罩后，进行双手清洗。

⑤与密切接触者有任何直接接触，或离开密接接触者居住空间后，需流水清洁双手。准备食物、饭前便后也均应流水清洁双手。若双手无肉眼可见污染，可用酒精免洗液清洁。若双手污染，则使用洗手液、肥皂等流水清洗。

⑥使用洗手液、肥皂等流水洗手后，建议使用一次性擦手纸或洁净的毛巾擦拭，毛巾变湿时须更换。

⑦偶然咳嗽或打喷嚏时用来捂住口鼻的材料可直接丢弃，或者使用之后正确清洗（如用普通的肥皂、洗涤剂等清洗手帕）。

⑧家属尽量避免接触隔离者用品。避免共用牙刷、餐具、饭菜、饮料、毛巾、浴巾、床单等。餐具使用后应使用洗涤剂和清水清洗。

⑨推荐使用含氯消毒剂和过氧乙酸消毒剂，每日多次清洁、消毒家庭成员经常触碰的物品，如床头柜、床架及其他卧室家具。至少每天清洁、消毒浴室和厕所表面一次。

⑩使用普通洗衣皂和清水清洗密切接触者衣物、床单、浴巾、毛巾等，或者用洗衣机以60～90℃和普通家用洗衣液清洗，然后完全干燥上述物品。将密切接触者使用的床品放入洗衣袋，避免甩动衣物。

⑪戴好一次性手套和保护性衣物（如塑料围裙）再去清洁和触碰被密切接触者的人体分泌物污染的物体表面、衣物或床品。戴手套前、脱手套后进行双手清洁及消毒。

⑫关注可靠信息，学习科学知识，不盲目恐惧。通过政府、权威机构发布的信息，了解突发传染病疫情、防控知识等相关信息。避免对疫情信息过度关注，不信谣、不传谣。

⑬若确诊病例的密切接触者出现可疑症状（包括发热、咳嗽、咽痛、胸闷、呼吸困难、乏力、恶心呕吐、腹泻、结膜炎、肌肉酸痛等），应立即就医。发热分度情况详见表2。

表2　发热分度

发热程度	温度
低热	37.3～38℃
中等度热	38.1～39℃
高热	39.1～41℃
超高热	＞41℃

具体指导建议如下：

①就诊途中，患者应该佩戴医用外科口罩或N95口罩。

②避免乘坐公共交通工具前往医院，路上打开车窗。

③时刻佩戴口罩，随时保持手卫生。在路上和医院时，尽可能远离其他人（至少1m）。

④若路途中污染了交通工具，建议使用含氯消毒剂或过氧乙酸消毒剂，对所有被呼吸道分泌物或体液污染的表面进行消毒。

被观察对象自最后一次与病例发生无有效防护的接触或可疑暴露后14天的观察期满，未发病者可恢复正常的学习、工作和生活。

二、居家隔离饮食建议

①每日摄入高蛋白类食物，包括鱼、肉、蛋、奶、豆类和坚果，禁食野生动物。

②每日食用新鲜蔬菜和水果。

③适量多饮水，每日不少于1500mL。

④食物种类、来源及色彩丰富多样，荤素搭配。

⑤保证充足营养，在平时饮食的基础上加量。

⑥饮食不足、老年人及慢性消耗性基础疾病患者，每日额外补充至少500大卡。

⑦突发传染病疫情流行期间不节食、不减重。

突发传染病防治手册

⑧规律作息及充足睡眠，每日保证睡眠时间不少于7h。

⑨开展个人类型体育锻炼，每日至少1h，不参加群体性体育活动。

⑩疫情期间，建议适量补充复方维生素、矿物质等。

三、居家隔离期间心理干预措施

1. 心态

恐慌、不安、孤独、无助、压抑、抑郁、悲观、愤怒、紧张，被他人疏远躲避的压力、委屈、羞耻感或不重视疾病等。

2. 原则

健康宣教，鼓励配合、顺应变化。

3. 干预措施

①协助服务对象了解真实可靠的信息与知识，取信科学和医学权威资料；②鼓励积极配合治疗和隔离措施，健康饮食和作息，多进行读书、听音乐、利用现代通信手段沟通及其他日常活动；③接纳隔离处境，了解自己的反应，寻找逆境中的积极意义；④寻求应对压力的社会支持，如利用现代通信手段联络亲朋好友、同事等，倾诉感受，保持与社会的沟通，获得支持鼓励；⑤鼓励使用心理援助热线或在线心理干预等。

参考资料

[1] 李舍，黄文治，廖雪莲，等 . 新型冠状病毒感染医院内防控的华西紧急推荐 [J]. 中国循证医学杂志 [J]，2020，20(2)：125–133.

[2] 中国医学科学院北京协和医学院专家组 . 协和新冠状病毒肺炎防护手册 [M]. 1 版 . 北京：协和医科大学出版社，2020.

[3] 吴超，陈雨欣，黄睿 . 新型冠状病毒感染的肺炎防护手册 [M]. 1 版 . 南京：江苏凤凰科学技术出版社，2020.

[4] 中国心理卫生协会 . 新型冠状病毒感染的肺炎公众心理自助与疏导指南 [M]. 1 版 . 北京：人民卫生出版社，2020.

[5] 中华人民共和国国家卫生健康委员会 . 新型冠状病毒感染的肺炎诊疗方案（试行第五版 修正版）[S/OL].2020–02–09.

[6] 中国疾病预防控制中心，中国疾控中心提示：病例密切接触者的居家医学观察怎么做？（居家观察篇）[S/OL]. 2020–01–25,http：//www.chinacdc.cn/jkzt/crb/zl/szkb_11803/jszl_2275/202001/t20200125_211442.htmL

[7]WHO, Infection prevention andcontrol during health care when novel coronavirus (nCoV) infection issuspected, [S/OL]. 2020–01–25,http://www.who.int/publications–detail/infection–prevention–and–control–during–health–care–when–novel–coronavirus–(ncov)–infection–is–suspected–20200125.

[8] 中华人民共和国国家卫生健康委员会 . 新型冠状病毒感染的肺炎疫情紧急心理危机干预指导原则 [S/OL].2020–01–29.

[9] 中华医学会肠外肠内营养学分会 . 关于防治新型冠状病毒感染的饮食营养专家建议 [S/OL].2020–01–28.

[10] 中华人民共和国国家卫生健康委员会 . 消毒剂使用指南 [S/OL].2020–02–18.

[11] 中华人民共和国国家卫生健康委员会 . 新型冠状病毒感染的肺炎防控中常见医用防护用品使用范围指引 [S/

OL].2020-01-27.

[12] 中华人民共和国国家卫生健康委员会.医疗机构内新型冠状病毒感染预防与控制技术指南（第一版）[S/OL].2020-01-23.

[13] Markwell H, Godkin D. Visitor restrictions during a public health emergency：ethical issues and guidelines for policy development[J].Ministry of Health and Long Term Care, 2004.

[14] Center for Disease Control and Prevention. Interim Guidance for Implementing Home Care of People Not Requiring Hospitalization for 2019 Novel Coronavirus (COVID-19). [S/OL].2020-1-26.

[15] 张伟，向天新，刘珉玉，新型冠状病毒肺炎医院感染防控手册 [M].1 版.北京：化学工业出版社,2020.

相关名词中英文对照

英文缩写	英文全称	中文全称
COVID-19	2019novelcoronavirus	2019 新型冠状病毒
AKI	Acute kidney injury	急性肾损伤
ALI	Acute lung injury	急性肺损伤
ALP	alkaline phosphatase	碱性磷酸酶
ALT	alanine aminotransferase	丙氨酸氨基转移酶
AMA	antimitochondrial antibody	抗线粒体抗体
ANA	antinuclear antibody	抗核抗体
APTT	activated partial thromboplastin time	活化部分凝血活酶时间
ARDS	Acute respiratory distress syndrome	急性呼吸窘迫综合征
ASPEN	American Society for Parenteral and Enteral Nutrition	美国肠外肠内营养学会
ATP	adenosine triphosphate	三磷酸腺苷
bat–SL–CoVZC45	Bat SARS–like coronavirus	蝙蝠 SARS 样冠状病毒
BCoV	Bovine coronavirus	牛冠状病毒
BCS	Bucld—Chiarisyndrome	布查综合征
BMI	Body Mass Index	身体质量指数
BNP	B–type natriuretic peptide	B 型脑钠肽
CA	Cardiac Arrest	心脏骤停
CcoV	Canine coronavirus	犬冠状病毒
CMV	Cytomegalovirus	巨细胞病毒
COVID–19	Corona Virus Disease 2019	2019 冠状病毒病
CoVs	Coronaviruses	冠状病毒
CPAP	continuous positive airway pressure	持续气道正压通气
CRP	C–reactive protein	C 反应蛋白
CSG	Coronavirus Study Group	冠状病毒研究小组
CT	Computed Tomography	电子计算机断层扫描
DHA	Docosahexaenoic acid	二十二碳六烯酸
DILI	drug–induced liver injury	药物性肝损伤
EBV	Epstein–Barr virus	EB 病毒

英文缩写	英文全称	中文全称
ECMO	Extracorporeal Membrane Oxygenation	体外膜肺氧合
EIT	Electrical Impedance Tomography	电阻抗成像
EN	enteral nutrition	肠内营养
EPA	Eicosapentaenoic Acid	二十碳五烯酸
ERCP	Endoscopic Retrograde Cholangiopancreatography	经内镜逆行性胰胆管造影术
ERSR	endoplasmic reticulum stress response	内质网应激反应
FiO_2	Fraction of inspiration O_2	吸入氧浓度
GGO	ground glass opacity	肺磨玻璃影
GGT	γ-glutamyl transpeptadase	谷氨酰转移酶
HAV	hepatitis A virus	甲型肝炎病毒
HBV	Hepatitis B Virus	乙型肝炎病毒
HCoV-229E	Human Coronavirus 229E	人冠状病毒 229E
HCoV-HKU1	Human Coronavirus HKU1	人冠状病毒 HKU1
HCoV-NL63	Human Coronavirus NL63	人冠状病毒 NL63
HCoV-OC43	Human Coronavirus OC43E	人冠状病毒 OC43
HCV	hepatitis C virus	丙型肝炎病毒
HEV	hepatitis E virus	戊型肝炎病毒
HFNC	High Flow Nasal Cannula	经鼻高流量氧疗
HLA	histocompatibility locusantigen	组织相容性抗原
IBV	Avian infectious bronchitis virus	禽传染性支气管炎病毒
ICTV	The International Committeeon Taxonomy of Viruses	国际病毒分类委员会
ICU	Intensive Care Unit	重症加强护理病房
IgG4	immunoglobin G4	免疫球蛋白 G4
IL-6	interleukin-6	白细胞介素 6
INR	International standard ratio	国际标准化比值
IPH	idiopathic portal hypertension	特发性门静脉高压症
IVIG	Intravenous immunoglobulin	静脉免疫球蛋白
KDIGO	Kidney Disease Improving Global Outcomes	改善全球肾脏病预后组织
LDH	Lactic dehydrogenase	乳酸脱氢酶

突发传染病防治手册

英文缩写	英文全称	中文全称
MAP	mean artery pressure	平均动脉压
MERS	middle east respiratory syndrome coronavirus	中东呼吸系统综合征冠状病毒肺炎
MERS-CoV	Middle East respiratory syndrome Coronavirus	中东呼吸综合征冠状病毒
MHV	Mouse hepatitis virus	鼠肝炎病毒
MRCP	Magnetic Resonance Cholangiopancreatography	磁共振胰胆管造影
MRI	Magnetic Resonance Imaging	磁共振成像
NIV	Non Invasive Ventilation	无创机械通气
NRH	nodular regenerative hyperplasia	结节再生性增生
PaO_2	arterial partial pressure of oxygen	动脉血氧分压
PBC	Primary Biliary Cirrhosis	原发性胆汁性肝硬化
PEEP	positive end expiratory pressure	呼气末正压通气
pH	potential of hydrogen potential of hydrogen	酸碱度
PHEIC	Public Health Emergency of International Concern	国际公共卫生紧急事件
PLT	blood platelet	血小板
PN	parenteralnutrition	肠外营养
P-plat	pause pressure	吸气平台压
PPV	Prone position ventilation	俯卧位通气
PSC	primary sclerosing cholangitis	原发性硬化性胆管炎
R0	basic reproduction nuber	基本再生数
Reye	Reye syndrome	瑞氏综合征
RM	recruitment maneuver	肺复张
RNA	Ribonucleic Acid	核糖核酸
RR	Respiration Rate	呼吸频率
RT-PCR	Reverse Transcription-Polymerase Chain Reaction	逆转录 - 聚合酶链反应
RTR	Restorative tissue repair	恢复性组织修复
SARS	severe acute respiratory syndrome coronavirus pneumonia	严重急性呼吸系统综合征冠状病毒肺炎
SARS-CoV	Severe acute respiratory syndrome Coronavirus	严重急性呼吸综合征冠状病毒

相关名词中英文对照

英文缩写	英文全称	中文全称
SARS-CoV-2	Severe Acute Respiratory Syndrome Coronavirus 2	人类新型冠状病毒
SARSr-CoV	severe acute respiratory syndrome related coronavirus	急性呼吸窘迫综合征相关的冠状病毒
SMA	smooth muscle antibody	抗平滑肌抗体
SOS	hepatic sinusoidal obstruction syndrome	肝窦阻塞综合征
TBil	total bilirubin	总胆红素
TGEV	Porcine transmissible gastroenteritis virus	猪传染性胃肠炎病毒
UPR	Unfolded protein response	非折叠蛋白反应
VAV	Veno-arterio-venous	静脉 – 动脉 – 静脉
V/Q	ventilation /perfusion ratio	通气 / 血流比例
VOD	hepatic venOfocclusive disease	肝小静脉闭塞病
VTB	Venous Thromboembolism	静脉血栓栓塞症
WBC	white blood cell	白细胞
WHO	World Health organization	世界卫生组织
	sepsis	脓毒症
	Nidovirales	巢病毒目
	Coronaviridae	冠状病毒科
	Orthocoronavirinae	冠状病毒属
	Membrane Protein	膜蛋白
	nucleocapsid	核衣壳蛋白
	haemaglutinin-esterase	血凝素糖蛋白
	Envelope Protein	包膜蛋白
	epidemic	流行病

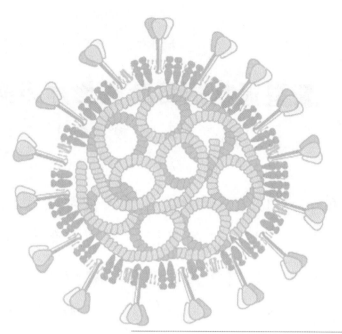

附　录

新型冠状病毒肺炎诊疗方案（试行第五版 修正版）

新型冠状病毒肺炎防控方案（第四版）

医疗机构内新型冠状病毒感染预防与控制技术指南（第一版）

新型冠状病毒感染的肺炎防控方案（第二版）

新型冠状病毒（2019-nCov）感染的肺炎诊疗快速建议指南（标准版）

新型冠状病毒感染的肺炎的放射学诊断：中华医学会放射学分会专家推荐意见第一版

中国疾病预防控制中心关于印发新型冠状病毒肺炎病例密切接触者调查与管理指南
　　（试行版）的通知

新型冠状病毒肺炎病毒核酸检测专家共识

新型冠状病毒感染的肺炎疫情紧急心理危机干预指导原则

新型冠状病毒感染的肺炎防控中居家隔离医学观察感染防控指引（试行）

新型冠状病毒肺炎诊疗方案（试行第六版）

新型冠状病毒肺炎诊疗方案

（试行第五版 修正版）

2019 年 12 月以来，湖北省武汉市陆续发现了多例新型冠状病毒肺炎患者，随着疫情的蔓延，我国其他地区及境外也相继发现了此类病例。该病作为急性呼吸道传染病已纳入《中华人民共和国传染病防治法》规定的乙类传染病，按甲类传染病管理。

随着疾病认识的深入和诊疗经验的积累，我们对《新型冠状病毒感染的肺炎诊疗方案（试行第五版）》进行修正，形成了《新型冠状病毒肺炎诊疗方案（试行第五版 修正版）》。

一、病原学特点

新型冠状病毒属于 β 属的冠状病毒，有包膜，颗粒呈圆形或椭圆形，常为多形性，直径 60~140nm。其基因特征与 SARSr-CoV 和 MERSr-CoV 有明显区别。目前研究显示与蝙蝠SARS样冠状病毒（bat-SL-CoVZC45）同源性达 85% 以上。体外分离培养时，2019-nCoV 96 个小时左右即可在人呼吸道上皮细胞内发现，而在Vero E6 和Huh-7 细胞系中分离培养需约 6 天。

对冠状病毒理化特性的认识多来自对 SARSr-CoV 和 MERSr-CoV 的研究。病毒对紫外线和热敏感，56℃ 30 分钟、乙醚、75%乙醇、含氯消毒剂、过氧乙酸和氯仿等脂溶剂均可有效灭活病毒，氯已定不能有效灭活病毒。

二、流行病学特点

（一）传染源

目前所见传染源主要是新型冠状病毒感染的患者。无症状感染者也可能成为传染源。

（二）传播途径

经呼吸道飞沫和接触传播是主要的传播途径。气溶胶和消化道等传播途径尚待明确。

（三）易感人群

人群普遍易感。

三、临床特点

（一）临床表现

基于目前的流行病学调查，潜伏期1~14天，多为3~7天。

以发热、乏力、干咳为主要表现。少数患者伴有鼻塞、流涕、咽痛和腹泻等症状。重症患者多在发病一周后出现呼吸困难和/或低氧血症，严重者快速进展为急性呼吸窘迫综合征、脓毒症休克、难以纠正的代谢性酸中毒和出凝血功能障碍等。值得注意的是重型、危重型患者病程中可为中低热，甚至无明显发热。

轻型患者仅表现为低热、轻微乏力等，无肺炎表现。

从目前收治的病例情况看，多数患者预后良好，少数患者病情危重。老年人和有慢性基础疾病者预后较差。儿童病例症状相对较轻。

（二）实验室检查

发病早期外周血白细胞总数正常或减少，淋巴细胞计数减少，部分患者可出现肝酶、乳酸脱氢酶（LDH）、肌酶和肌红蛋白增高；部分危重者可见肌钙蛋白增高。多数患者C反应蛋白（CRP）和血沉升高，降钙素原正常。严重者D-二聚体升高、外周血淋巴细胞进行性减少。

在鼻咽拭子、痰、下呼吸道分泌物、血液、粪便等标本中可检测出新型冠状病毒核酸。

（三）胸部影像学

早期呈现多发小斑片影及间质改变，以肺外带明显。进而发展为双肺多发磨玻璃影、浸润影，严重者可出现肺实变，胸腔积液少见。

四、诊断标准

湖北以外省份：

（一）疑似病例

结合下述流行病学史和临床表现综合分析：

1.流行病学史

（1）发病前14天内有武汉市及周边地区，或其他有病例报告社区的旅行史或居住史；

（2）发病前14天内与新型冠状病毒感染者（核酸检测阳性者）有接触史；

（3）发病前14天内曾接触过来自武汉市及周边地区，或来自有病例报告社区的发热或有呼吸道症状的患者；

（4）聚集性发病。

2.临床表现

（1）发热和/或呼吸道症状；

（2）具有上述肺炎影像学特征；

（3）发病早期白细胞总数正常或降低，或淋巴细胞计数减少。

有流行病学史中的任何一条，且符合临床表现中任意 2 条。无明确流行病学史的，符合临床表现中的 3 条。

（二）确诊病例

疑似病例，具备以下病原学证据之一者：

1. 呼吸道标本或血液标本实时荧光RT-PCR检测新型冠状病毒核酸阳性；

2. 呼吸道标本或血液标本病毒基因测序，与已知的新型冠状病毒高度同源。

湖北省：

（一）疑似病例

结合下述流行病学史和临床表现综合分析：

1. 流行病学史

（1）发病前 14 天内有武汉市及周边地区，或其他有病例报告社区的旅行史或居住史；

（2）发病前 14 天内与新型冠状病毒感染者（核酸检测阳性者）有接触史；

（3）发病前 14 天内曾接触过来自武汉市及周边地区，或来自有病例报告社区的发热或有呼吸道症状的患者；

（4）聚集性发病。

2. 临床表现

（1）发热和/或呼吸道症状；

（2）发病早期白细胞总数正常或减少，或淋巴细胞计数减少。

有流行病学史中的任何一条或无流行病学史，且同时符合临床表现中 2 条。

（二）临床诊断病例

疑似病例具有肺炎影像学特征者。

（三）确诊病例

临床诊断病例或疑似病例，具备以下病原学证据之一者：

1. 呼吸道标本或血液标本实时荧光RT-PCR检测新型冠状病毒核酸阳性；

2. 呼吸道标本或血液标本病毒基因测序，与已知的新型冠状病毒高度同源。

五、临床分型

（一）轻型

临床症状轻微，影像学未见肺炎表现。

（二）普通型

具有发热、呼吸道等症状，影像学可见肺炎表现。

（三）重型

符合下列任何一条：

1. 呼吸窘迫，RR≥30 次/分；

2. 静息状态下，指氧饱和度≤93%；

3. 动脉血氧分压（PaO2）/吸氧浓度（FiO2）≤300mmHg（1mmHg=0.133kPa）。

（四）危重型

符合以下情况之一者：

1. 出现呼吸衰竭，且需要机械通气；

2. 出现休克；

3. 合并其他器官功能衰竭需ICU监护治疗。

六、鉴别诊断

主要与流感病毒、副流感病毒、腺病毒、呼吸道合胞病毒、鼻病毒、人偏肺病毒、SARS冠状病毒等其他已知病毒性肺炎鉴别，与肺炎支原体、衣原体肺炎及细菌性肺炎等鉴别。此外，还要与非感染性疾病，如血管炎、皮肌炎和机化性肺炎等鉴别。

七、病例的发现与报告

湖北以外省份：

各级各类医疗机构的医务人员发现符合病例定义的疑似病例后，应当立即进行隔离治疗，院内专家会诊或主诊医师会诊，仍考虑疑似病例，在2小时内进行网络直报，并采集标本进行新型冠状病毒核酸检测，同时在确保转运安全前提下立即将疑似病例转运至定点医院。与新型冠状病毒感染者有密切接触的患者，即便常见呼吸道病原检测阳性，也建议及时进行新型冠状病毒病原学检测。

疑似病例连续两次呼吸道病原核酸检测阴性（采样时间至少间隔1天），方可排除。

湖北省：

各级各类医疗机构的医务人员发现符合病例定义的疑似病例和临床诊断病例后，应当立即进行隔离治疗，疑似病例和临床诊断病例要单间隔离，对疑似病例和临床诊断病例要尽快采集标本进行病原学检测。

八、治疗

（一）根据病情确定治疗场所

1.疑似及确诊病例应当在具备有效隔离条件和防护条件的定点医院隔离治疗，疑似病例应当单人单间隔离治疗，确诊病例可多人收治在同一病室。

2.危重型病例应当尽早收入ICU治疗。

（二）一般治疗

1.卧床休息，加强支持治疗，保证充分热量；注意水、电解质平衡，维持内环境稳定；密切监测生命体征、指氧饱和度等。

2.根据病情监测血常规、尿常规、CRP、生化指标（肝酶、心肌酶、肾功能等）、凝血功能、动脉血气分析、胸部影像学等。有条件者可行细胞因子检测。

3.及时给予有效氧疗措施，包括鼻导管、面罩给氧和经鼻高流量氧疗。

4.抗病毒治疗：目前没有确认有效的抗病毒治疗方法。可试用α-干扰素雾化吸入（成人每次500万U或相当剂量，加入灭菌注射用水2ml，每日2次）、洛匹那韦/利托那韦（200mg/50mg，每粒）每次2粒，每日2次，或可加用利巴韦林（500mg/次，每日2至3次静脉输注）。要注意洛匹那韦/利托那韦相关腹泻、恶心、呕吐、肝功能损害等不良反应，同时要注意和其他药物的相互作用。

5.抗菌药物治疗：避免盲目或不恰当使用抗菌药物，尤其是联合使用广谱抗菌药物。

（三）重型、危重型病例的治疗

1. 治疗原则：在对症治疗的基础上，积极防治并发症，治疗基础疾病，预防继发感染，及时进行器官功能支持。

2. 呼吸支持：

(1) 氧疗：重型患者应当接受鼻导管或面罩吸氧，并及时评估呼吸窘迫和（或）低氧血症是否缓解。

(2) 高流量鼻导管氧疗或无创机械通气：当患者接受标准氧疗后呼吸窘迫和（或）低氧血症无法缓解时，可考虑使用高流量鼻导管氧疗或无创通气。若短时间（1-2 小时）内病情无改善甚至恶化，应当及时进行气管插管和有创机械通气。

(3) 有创机械通气：采用肺保护性通气策略，即小潮气量（4-8ml/kg 理想体重）和低吸气压力（平台压<30cmH2O）进行机械通气，以减少呼吸机相关肺损伤。较多患者存在人机不同步，应当及时使用镇静以及肌松剂。

(4) 挽救治疗：对于严重ARDS患者，建议进行肺复张。在人力资源充足的情况下，每天应当进行 12 小时以上的俯卧位通气。俯卧位通气效果不佳者，如条件允许，应当尽快考虑体外膜肺氧合（ECMO）。

3. 循环支持：充分液体复苏的基础上，改善微循环，使用血管活性药物，必要时进行血流动力学监测。

4. 其他治疗措施

可根据患者呼吸困难程度、胸部影像学进展情况，酌情短期内（3~5 日）使用糖皮质激素，建议剂量不超过相当于甲泼尼龙 1～2mg/kg/日，应当注意较大剂量糖皮质激素由于免疫抑制作用，会延缓对冠状病毒的清除；可静脉给予血必净 100ml/次，每日 2 次治疗；可使用肠道微生态调节剂，维持肠道微生态平衡，预防继发细菌感染；可采用恢复期血浆治疗；对有高炎症反应的危重患者，有条件可以考虑使用体外血液净化技术。

患者常存在焦虑恐惧情绪，应当加强心理疏导。

（四）中医治疗。

本病属于中医疫病范畴，病因为感受疫戾之气，各地可根据病情、当地气候特点以及不同体质等情况，参照下列方案进行辨证论治。

1.医学观察期

临床表现1：乏力伴胃肠不适

推荐中成药：藿香正气胶囊（丸、水、口服液）

临床表现2：乏力伴发热

推荐中成药：金花清感颗粒、连花清瘟胶囊（颗粒）、疏风解毒胶囊（颗粒）、防风通圣丸（颗粒）

2.临床治疗期

（1）初期：寒湿郁肺

临床表现：恶寒发热或无热，干咳，咽干，倦怠乏力，胸闷，脘痞，或呕恶，便溏。舌质淡或淡红，苔白腻，脉濡。

推荐处方：苍术 15g、陈皮 10g、厚朴 10g、藿香 10g、草果 6g、生麻黄 6g、羌活 10g、生姜 10g、槟郎 10g

（2）中期：疫毒闭肺

临床表现：身热不退或往来寒热，咳嗽痰少，或有黄痰，腹胀便秘。胸闷气促，咳嗽喘憋，动则气喘。舌质红，苔黄腻或黄燥，脉滑数。

推荐处方：杏仁 10g、生石膏 30g、瓜蒌 30g、生大黄 6g（后下）、生炙麻黄各 6g、葶苈子 10g、桃仁 10g、草果 6g、槟郎 10g、苍术 10g

推荐中成药：喜炎平注射剂，血必净注射剂

（3）重症期：内闭外脱

临床表现：呼吸困难、动辄气喘或需要辅助通气，伴神昏，烦躁，汗出肢冷，舌质紫暗，苔厚腻或燥，脉浮大无根。

推荐处方：人参 15g、黑顺片 10g（先煎）、山茱萸 15g，送服苏合香丸或安宫牛黄丸

推荐中成药：血必净注射液、参附注射液、生脉注射液

（4）恢复期：肺脾气虚

临床表现：气短、倦怠乏力、纳差呕恶、痞满，大便无力，便溏不爽，舌淡胖，苔白腻。

推荐处方：法半夏 9g、陈皮 10g、党参 15g、炙黄芪 30g、茯苓 15g、藿香 10g、砂仁 6g（后下）

九、解除隔离和出院标准

体温恢复正常 3 天以上、呼吸道症状明显好转，肺部影像学显示炎症明显吸收，连续两次呼吸道病原核酸检测阴性（采样时间间隔至少 1 天），可解除隔离出院或根据病情转至相应科室治疗其他疾病。

十、转运原则

按照我委印发的《新型冠状病毒感染的肺炎病例转运工作方

案》（试行）执行。

十一、医疗机构内感染预防与控制

严格按照我委《医疗机构内新型冠状病毒感染预防与控制技术指南（第一版）》、《新型冠状病毒感染的肺炎防护中常见医用防护用品使用范围指引（试行）》的要求执行。

新型冠状病毒肺炎防控方案
（第四版）

新型冠状病毒属于β属的冠状病毒，基因特征与SARSr-CoV和MERSr-CoV有明显区别。病毒对紫外线和热敏感，56℃ 30分钟、乙醚、75%乙醇、含氯消毒剂、过氧乙酸和氯仿等脂溶剂均可有效灭活病毒。基于目前的流行病学调查和研究结果，潜伏期为1-14天，多为3-7天；传染源主要是新型冠状病毒感染的患者，无症状感染者也可能成为传染源；主要传播途径为经呼吸道飞沫和接触传播，气溶胶和粪—口等传播途径尚待明确；人群普遍易感。

为做好全国新型冠状病毒肺炎防控工作，加强新型冠状病毒肺炎疫情防控相关机构的组织协调，完善疫情信息监测报告，做到"早发现、早报告、早诊断、早隔离、早治疗"，控制疫情传播，降低病死率，切实维护人民群众生命安全和身体健康，维护社会稳定，根据新型冠状病毒肺炎纳入乙类法定传染病甲类管理、全国疫情形势变化和病例流行病学、临床研究进展，在第三版防控方案的基础上更新制定本版方案。

一、目的

及时发现和报告新型冠状病毒肺炎病例，了解疾病特征与暴露史，规范密切接触者管理，指导公众和特定人群做好个人防护，严格特定场所的消毒，有效遏制社区扩散和蔓延，减少新型冠状病毒感染对公众健康造成的危害。

二、适用范围

适用于指导各地开展防控工作。本方案将根据疫情形势的变化和评估结果，及时更新。

三、防控措施

（一）健全防控机制，加强组织领导。

高度重视新型冠状病毒肺炎疫情防控工作。各级卫生健康行政部门在本级政府领导下，加强对本地疫情防控工作的指导，组建防控技术专家组，按照"预防为主、防治结合、科学指导、及时救治"的工作原则，组织有关部门制订并完善相关工作和技术方案等，规范开展新型冠状病毒肺炎防控工作。强化联防联控，加强部门间信息互通和措施互动，定期会商研判疫情发展趋势，商定防控政策。

各级卫生健康行政部门负责疫情控制的总体指导工作，落实防控资金和物资。

各级疾控机构负责开展监测工作的组织、协调、督导和评估，进行监测资料的收集、分析、上报和反馈；开展现场调查、实验室检测和专业技术培训；开展对公众的健康教育与风险沟通，指导做好公众和特定人群的个人防护，指导开展特定场所的消毒。

各级各类医疗机构负责病例的发现与报告、隔离、诊断、救治和临床管理，开展标本采集工作，并对本机构的医务人员开展培训，做好院内感染的防控。

（二）病例与突发事件的发现与报告。

各级各类医疗机构、疾控机构按照《新型冠状病毒肺炎病例监测方案（第四版）》（见附件1）开展新型冠状病毒肺炎病例和无症状感染者的监测、发现和报告工作。

1.**病例发现。**各级各类医疗机构在新型冠状病毒肺炎监测和日常诊疗过程中，应当提高对新型冠状病毒肺炎病例的诊断和报告意识，对于不明原因发热或咳嗽、气促等症状的病例，应当注意询问发病前14天内有无武汉市及周边地区，或其他有病例报告社区的旅行史或居住史，是否曾接触过以上地区或社区的发热或有呼吸道症状的患者，有无聚集性发病或与新型冠状病毒感染者的接触史。

基层相关组织将近14天内有武汉市及周边地区，或其他有病例报告社区的旅行史或居住史，并且出现呼吸道症状、发热、畏寒、乏力、腹泻、结膜充血等症状者，作为重点风险人群筛查，由专业机构采样检测。

2.**病例报告。**发现新型冠状病毒肺炎疑似病例、临床诊断病例（仅限湖北省）、确诊病例和无症状感染者时，具备网络直报条件的医疗机构应当立即进行网络直报。不具备网络直报条件的，应当立即向当地县（区）级疾控机构报告，并于2小时内寄送出传染病报告卡，县（区）级疾控机构在接到报告后立即进行网络直报。负责病例网络直报的医疗机构或疾控机构，应当按照《新型冠状病毒肺炎病例监测方案（第四版）》要求，根据实验室检测结果、病情进展及时对病例分类、临床严重程度等信息进行订正。

3. 突发事件的发现与报告。各县（区）首例新型冠状病毒肺炎确诊病例，以及符合《新型冠状病毒肺炎病例监测方案（第四版）》中聚集性疫情，辖区疾控中心应当在2小时内通过突发公共卫生事件报告管理信息系统进行网络直报，事件严重级别可先选择"未分级"。卫生健康行政部门根据事件调查及后续进展，依据风险评估结果对事件定级后，可对事件级别进行相应调整。

（三）流行病学调查。

县（区）级疾控机构接到辖区内医疗机构或医务人员报告新型冠状病毒肺炎疑似病例、临床诊断病例（仅限湖北省）、确诊病例和无症状感染者，以及聚集性疫情，应当按照《新型冠状病毒肺炎病例流行病学调查方案（第四版）》（见附件2）在24小时内完成流行病学调查。

县（区）级疾病预防控制机构完成确诊病例和无症状感染者的个案调查后，应当于 2 个小时内将个案调查表通过传染病网络报告信息系统进行上报，同时将流行病学调查分析报告报送本级卫生健康行政部门和上级疾控机构。

（四）标本采集与检测。

收治病例的医疗机构要采集病例的相关临床标本，尽快将标本送至当地指定的疾控机构或医疗机构或第三方检测机构实验室进行相关病原检测（实验室检测技术指南见附件 4）。

采集的临床标本包括病人的上呼吸道标本（如咽拭子、鼻拭子等）、下呼吸道标本（如呼吸道吸取物、支气管灌洗液、肺泡灌洗液、深咳痰液等）、眼结膜拭子、粪便标本、抗凝血和血清标本等。临床标本应当尽量采集病例发病早期的呼吸道标本（尤其是下呼吸道标本）和发病 7 天内急性期血清以及发病后第 3～4 周的恢复期血清。

标本采集、运送、存储和检测暂按二类高致病性病原微生物管理，按照《病原微生物实验室生物安全管理条例》及《可感染人类的高致病性病原微生物菌（毒）种或样本运输管理规定》（卫生部令第 45 号）及其他相关要求执行。

（五）病例救治及院内感染预防控制。

病例需收治在指定医疗机构，承担新型冠状病毒肺炎病例救治的医疗机构，应当做好医疗救治所需的人员、药品、设施、设备、防护用品等保障工作。

医疗机构应当按照《医疗机构内新型冠状病毒感染预防与控制技术指南（第一版）》的要求，重视和加强隔离、消毒和防护工作，全面落实防止院内感染的各项措施，做好预检分诊工作，做好发热门诊、急诊、及其他所有普通病区（房）的院感控制管理。对疑似病例、临床诊断病例（仅限湖北省）及确诊病例，应当在具备有效隔离条件和防护条件的定点医院隔离治疗，疑似病例、临床诊断病例（仅限湖北省）应当单人单间隔离治疗。无症状感染者应当采取集中隔离14天，或隔离7天后核酸检测阴性可解除隔离。

医疗机构应当严格按照《医疗机构消毒技术规范》，做好医疗器械、污染物品、物体表面、地面等的清洁与消毒；按照《医院空气净化管理规范》要求进行空气消毒。在诊疗新型冠状病毒肺炎患者过程中产生的医疗废物，应当根据《医疗废物管理条例》和《医疗卫生机构医疗废物管理办法》的有关规定进行处置和管理。

（六）密切接触者的追踪和管理。

由县（区）级卫生健康行政部门会同相关部门组织实施密切接触者的追踪和管理。对疑似病例、临床诊断病例（仅限湖北省）、确诊病例和无症状感染者的密切接触者实行集中隔离医学观察，不具备条件的地区可采取居家隔离医学观察（新型冠状病毒肺炎病例密切接触者管理方案（第四版）见附件3），每日至少进行2次体温测定，并询问是否出现急性呼吸道症状或其他相关症状及病情进展。密切接触者医学观察期为与病例或无症状感染者末次接触后14天。

（七）宣传教育与风险沟通。

积极开展舆情监测，普及疫情防控知识，开展群防群控，及时向公众解疑释惑，回应社会关切，做好疫情防控风险沟通工作。要加强重点人群、重点场所以及大型人群聚集活动的健康教育和风险沟通工作，特别是通过多种途径做好公众和特定人群个人防护的指导，减少人群中可能的接触或暴露（特定人群个人防护指南（第二版）见附件5）。在疫情发展不同阶段，通过对社会公众心理变化及关键信息的分析及时调整健康教育策略，及时组织相应的科普宣传。做好返校师生和返岗人员的健康提示和健康管理。

（八）加强医疗卫生机构专业人员培训。

对医疗卫生机构专业人员开展新型冠状病毒肺炎病例的发现与报告、流行病学调查、标本采集、实验室检测、医疗救治、院感防控、密接管理、个人防护等内容的培训，提高防控和诊疗能力。

（九）加强实验室检测能力及生物安全防护意识。

各省级疾控机构、具备实验室检测能力的地市级疾控机构以及指定的医疗卫生机构或第三方检测机构要做好实验室诊断方法建立和试剂、技术储备，随时按照实验室生物安全规定开展各项实验室检测工作。

（十）及时做好特定场所的消毒。

及时做好病例和无症状感染者居住过的场所，如病家、医疗机构隔离病房、转运工具以及医学观察场所等特定场所的消毒工作，必要时应当及时对物体表面、空气和手等消毒效果进行评价（特定场所消毒技术方案（第二版）见附件6）。

（十一）加强重点场所、机构、人群的防控工作。

强化多部门联防联控工作机制，最大程度减少公众聚集性活动，因地制宜落实车站、机场、码头、商场等公众聚集场所和汽车、火车、飞机等密闭交通工具的通风、消毒、测体温等措施。

加强学校、托幼机构等集体生活单位的防治工作，做好晨检制度和因病缺勤登记制度。加强流动人口较多城市的防治工作，做好春节后人口流动压力倍增的防控准备。加强农村外出返乡的农民工、学生、经商等人员的健康教育。

（十二）科学分类实施社区防控策略。

对于不同疫情形势的社区，采取不同的防控策略。对于未发现病例的社区，实施采取"外防输入"的策略；对于出现病例或暴发疫情的社区，采取"内防扩散、外防输出"的策略；对于疫情传播的社区，采取"内防蔓延、外防输出"的策略，详见《关于加强新型冠状病毒感染的肺炎疫情社区防控工作的通知》（肺炎机制发〔2020〕5号）中《新型冠状病毒感染的肺炎疫情社区防控工作方案（试行)》。

附件：1.新型冠状病毒肺炎病例监测方案（第四版）

2. 新型冠状病毒肺炎病例流行病学调查方案（第四版）

3. 新型冠状病毒肺炎病例密切接触者管理方案（第四版）

4. 新型冠状病毒肺炎实验室检测技术指南（第四版）

5. 特定人群个人防护指南（第二版）

6. 特定场所消毒技术方案（第二版）

附件1

新型冠状病毒肺炎病例监测方案

（第四版）

2019 年 12 月以来，湖北省武汉市发现新型冠状病毒肺炎病例。为指导各地及时发现和报告该新型冠状病毒感染病例，做到早发现、早报告，防止疫情扩散，制定本方案。

一、目的

（一）及时发现和报告新型冠状病毒肺炎病例、感染者和聚集性病例；

（二）掌握全国新型冠状病毒感染疫情的特点，及时研判疫情发生发展趋势。

二、监测定义

湖北以外省份：

（一）疑似病例。

结合下述流行病学史和临床表现综合分析：

1. 流行病学史。

（1）发病前 14 天内有武汉市及周边地区，或其他有病例报告社区的旅行史或居住史；

（2）发病前 14 天内与新型冠状病毒感染者（核酸检测阳性者）有接触史；

（3）发病前 14 天内曾接触过来自武汉市及周边地区，或来自有病例报告社区的发热或有呼吸道症状的患者；

（4）聚集性发病。

2.临床表现。

（1）发热和/或呼吸道症状；

（2）具有肺炎影像学特征；

（3）发病早期白细胞总数正常或降低，或淋巴细胞计数减少。

有流行病学史中的任何一条，且符合临床表现中任意 2 条。无明确流行病学史的，符合临床表现中的 3 条。

（二）确诊病例。

疑似病例，具备以下病原学证据之一者：

1.呼吸道标本或血液标本等实时荧光 RT-PCR 检测新型冠状病毒核酸阳性；

2.呼吸道标本或血液标本等病毒基因测序，与已知的新型冠状病毒高度同源。

（三）无症状感染者。

无临床症状，呼吸道等标本新型冠状病毒病原学检测阳性者。主要通过聚集性疫情调查和传染源追踪调查发现。

（四）聚集性疫情。

聚集性疫情是指14天内在小范围（如一个家庭、一个工地、一个单位等）发现2例及以上的确诊病例或无症状感染者，且存在因密切接触导致的人际传播的可能性，或因共同暴露而感染的可能性。

湖北省：

（一）疑似病例。

结合下述流行病学史和临床表现综合分析：

1. 流行病学史。

（1）发病前14天内有武汉市及周边地区，或其他有病例报告社区的旅行史或居住史；

（2）发病前14天内与新型冠状病毒感染者（核酸检测阳性者）有接触史；

（3）发病前14天内曾接触过来自武汉市及周边地区，或来自有病例报告社区的发热或有呼吸道症状的患者；

（4）聚集性发病。

2. 临床表现。

（1）发热和/或呼吸道症状；

（2）发病早期白细胞总数正常或降低，或淋巴细胞计数减少。

有流行病学史中的任何一条或无流行病学史，且同时符合临床表现中 2 条。

（二）临床诊断病例。

疑似病例具有肺炎影像学特征者。

（三）确诊病例。

临床诊断病例或疑似病例，具备以下病原学证据之一者：

1. 呼吸道标本或血液标本实时荧光 RT-PCR 检测新型冠状病毒核酸阳性；

2. 呼吸道标本或血液标本病毒基因测序，与已知的新型冠状病毒高度同源。

（四）无症状感染者。

无临床症状，呼吸道等标本新型冠状病毒病原学检测阳性者。主要通过聚集性疫情调查和传染源追踪调查发现。

（五）聚集性疫情。

聚集性疫情是指 14 天内在小范围（如一个家庭、一个工地、一个单位等）发现 2 例及以上的确诊病例或无症状感染者，且存在因密切接触导致的人际传播的可能性，或因共同暴露而感染的可能性。

三、工作内容

（一）病例发现。

1. 各级各类医疗机构应当提高对新型冠状病毒肺炎病例的

诊断和报告意识,对于不明原因发热或咳嗽、气促等症状的病例,应当注意询问发病前 14 天内有无武汉市及周边地区,或其他有病例报告社区的旅行史或居住史,是否曾接触过以上地区或社区的发热或有呼吸道症状的患者,有无聚集性发病或与新型冠状病毒感染者的接触史。

2.基层相关组织应当将近 14 天内有武汉市及周边地区,或其他有病例报告社区的旅行史或居住史,并且出现呼吸道症状、发热、畏寒、乏力、腹泻、结膜充血等症状者,作为重点风险人群筛查,由专业机构采样检测。

(二)病例报告。

各级各类医疗卫生机构发现符合疑似病例、临床诊断病例(仅限湖北省)、确诊病例、无症状感染者时,应当于 2 小时内进行网络直报。传染病报告卡中病例现住址应当填写病例发病时的居住地,细化至村、组及社区、门牌号等可随访到病例的详细信息。疾控机构在接到报告后应当立即调查核实,于 2 小时内通过网络直报系统完成报告信息的三级确认审核。不具备网络直报条件的医疗机构,应当立即向当地县(区)级疾控机构报告,并于 2 小时内将填写完成的传染病报告卡寄出;县(区)级疾控机构在接到报告后,应当立即进行网络直报,并做好后续信息的订正。

在网络直报病种中选择"新型冠状病毒肺炎"，并在"病例分类"中分别选择"疑似病例"、"临床诊断病例"（仅限湖北省）、"确诊病例"、"阳性检测"进行报告。疑似病例、临床诊断病例（仅限湖北省）和确诊病例的"临床严重程度"分类根据《新型冠状病毒感染的肺炎诊疗方案（试行第五版）》在网络直报系统的分类中选择"轻型"、"普通型"、"重型"或"危重型"进行报告。阳性检测特指无症状感染者，在"临床严重程度"中对应"无症状感染者"。

上报的"疑似病例"、"临床诊断病例"（仅限湖北省）根据实验室检测结果，及时订正为"确诊病例"或及时排除。上报的"无症状感染者"如出现临床表现，及时订正为"确诊病例"。对所有病例，在"临床严重程度"中，根据疾病进展及时进行订正，以病例最严重的状态为其最终状态。

（三）事件的发现与报告。

根据《国家突发公共卫生事件应急预案》、《国家突发公共卫生事件相关信息报告管理工作规范（试行）》要求，各县（区）首例新型冠状病毒肺炎确诊病例、聚集性疫情，辖区疾控中心应当通过突发公共卫生事件报告管理信息系统在 2 小时内进行网络直报，事件级别可先选择"未分级"。卫生健康行政部门根据事件调查及后续进展，依据风险评估结果对事件定级后，可对事件级别进行相应调整，并将事件初次、进展和结案报告及时进行网络直报。

（四）流行病学调查。

县（区）级疾控机构接到新型冠状病毒肺炎疑似病例、临床诊断病例（仅限湖北省）、确诊病例和无症状感染者报告后，应当于24小时内完成个案调查，并及时进行密切接触者登记。具体内容见《新型冠状病毒肺炎病例流行病学调查方案（第四版）》和《新型冠状病毒肺炎病例密切接触者管理方案（第四版）》。县（区）级疾病预防控制机构完成个案调查后，应当将确诊病例和无症状感染者的个案调查信息及时通过网络直报系统进行上报。

县（区）级疾控机构应当及时将流行病学调查分析报告报送本级卫生健康行政部门和上级疾控机构。

（五）标本采集和实验室检测。

收治疑似病例、临床诊断病例（仅限湖北省）、聚集性疫情病例的医疗机构要采集病例的相关临床标本，尽快将标本送至当地指定的疾控机构、医疗机构或第三方检测机构进行相关病原学检测。

采集的临床标本包括病人的上呼吸道标本（如咽拭子、鼻拭子等）、下呼吸道标本（如深咳痰液、呼吸道吸取物、支气管灌洗液、肺泡灌洗液等）、眼结膜拭子、粪便标本、抗凝血和血清标本等。临床标本应当尽量采集病例发病早期的呼吸道标本（尤其是下呼吸道标本）和发病7天内急性期血清以及发病后第3～4周的恢复期血清。

临床标本采集和实验室检测具体要求见《新型冠状病毒肺炎实验室检测技术指南（第四版)》。

标本采集、运送、存储和检测暂按二类高致病性病原微生物管理，按照《病原微生物实验室生物安全管理条例》及《可感染人类的高致病性病原微生物菌（毒）种或样本运输管理规定》（卫生部令第45号）及其他相关要求执行。

（六）聚集性病例实验室检测结果复核要求。

各地区新型冠状病毒肺炎 5 例及以上的聚集性病例的原始标本应当送至中国疾病预防控制中心进行复核确认。

新型冠状病毒肺炎病例流行病学调查方案

（第四版）

为掌握新型冠状病毒肺炎病例发病情况、暴露史、接触史等流行病学相关信息，做好密切接触者的排查，防范新型冠状病毒肺炎病例的蔓延和传播，特制定本方案。

一、调查目的

（一）调查病例的发病和就诊情况、临床特征、危险因素和暴露史；

（二）发现和管理密切接触者。

二、调查对象

新型冠状病毒肺炎疑似病例、临床诊断病例（仅限湖北省）、确诊病例和无症状感染者，以及聚集性疫情。

三、调查内容和方法

（一）个案调查。

县（区）级疾控机构接到报告后，应当于 24 小时内完成流行病学调查，可通过查阅资料，询问病例、知情人和接诊医生等方式开展。如果病例的病情允许，则调查时应当先调查病例本人，再对其诊治医生、家属和知情者进行调查。

疑似病例、临床诊断病例（仅限湖北省）的调查内容：基本信息和密切接触者，仅填写附表前两部分。

确诊病例和无症状感染者调查内容：基本信息、发病与就诊、危险因素与暴露史、实验室检测、密切接触者等，详见附表。

密切接触者判定和管理按照《新型冠状病毒肺炎病例密切接触者管理方案（第四版）》执行。

（二）聚集性疫情调查。

县（区）级疾控机构根据网络直报信息和病例个案调查情况，依据《新型冠状病毒肺炎病例监测方案（第四版）》的定义，判定聚集性疫情后，应当立即开展调查。调查内容除所有病例的感染来源、密切接触者等信息外，重点调查病例间的流行病学联系，分析传播链，按照《国家突发公共卫生事件相关信息报告管理工作规范（试行）》的要求，填报事件的基本信息、初次、进展和结案报告。

四、组织与实施

按照"属地化管理"原则，由病例就诊医疗机构所在的县（市、区）级卫生健康行政部门组织疾病预防控制机构开展新型冠状病毒肺炎病例的流行病学调查。调查单位应当迅速成立现场调查组，根据制定的调查计划，明确调查目的，确定调查组人员组成和各自的职责与分工。调查期间，调查人员要做好个人防护。市级、省级、国家级疾病预防控制中心将根据疫情处理需要赶赴现场，与前期抵达的调查机构组成联合调查组开展现场流行病学调查。

五、信息的上报与分析

县（区）级疾病预防控制机构完成确诊病例、无症状感染者个案调查或聚集性疫情调查后，应当于 2 个小时内，将个案调查表或调查报告及时通过网络报告系统进行上报。同时将流行病学调查分析报告报送本级卫生健康行政部门和上级疾控机构。

附件：新型冠状病毒肺炎病例个案调查表

附件

新型冠状病毒肺炎病例个案调查表

（第四版）

问卷编号：_____　　　　身份证号：_____

一、基本信息

以下项目与大疫情传染病报告卡相同，相关信息直接转入个案调查信息系统，不需要在信息系统中重新录入。如调查信息与大疫情传染病报告卡信息不一致，请核对后在大疫情传染病报告卡中修改。

1. 姓名：_____；　若为儿童，则监护人姓名_____

2. 性别：□男　　　□女

3. 出生日期：___年___月___日，年龄（如出生日期不详，则实足年龄：_____岁或_____月）

4. 现住址：_____省_____市_____县（区）_____乡(街道)_____村（小区）

5. 联系电话：_____

6. 发病日期：_____年___月___日

7. 诊断日期：_____年___月___日

8. 诊断类型：□疑似病例　□临床诊断病例（仅限湖北省）□确诊病例　□阳性检测（无症状感染者）

9. 临床严重程度：□无症状感染者　□轻型　□普通型　□重型
　　　　　　　　□危重型

二、密切接触者情况

姓名	性别	与病例关系	联系方式 1	联系方式 2	现住址	备注

三、发病与就诊

10. 症状和体征：□发热：最高温度_____℃

129

　　　　　□寒战　□干咳　□咳痰　□鼻塞　□流涕　□咽痛

　　　　　□头痛　□乏力　□肌肉酸痛　　□关节酸痛

　　　　　□气促　□呼吸困难　□胸闷　　□胸痛　□结膜充血

　　　　　□恶心　□呕吐　□腹泻　□腹痛　□其他_____

11.有无并发症：□有　　　　□无

　　如有，请选择（可多选）：□脑膜炎　　□脑炎　　□菌血症/Sepsis

　　□心肌炎　□急性肺损伤/ARDS　　　□急性肾损伤　　□癫痫

　　□继发细菌性肺炎　□其他_____

12.血常规检查是否检测：□否　□是

　　若是，检测时间：___年__月__日（若多次检测者填写首次检测结果）

　　检测结果：WBC（白细胞数）__×10⁹/L；L（淋巴细胞数）___×10⁹/L

　　　　　　L（淋巴细胞百分比）__%；N（中性粒细胞百分比）__%；

13.胸部X线检测是否有肺炎影像学特征：□未检测　□无　□有

　　　　如有，检测时间____年__月__日

14.胸部CT检测是否有肺炎影像学特征：□未检测　□无　□有

　　　　如有，检测时间____年__月__日

15.发病后是否就诊：□否　□是

　　　　如是，首次就诊日期：____年__月__日，就诊医院名称_____

16.是否隔离：□否　□是，如是，隔离开始日期：____年__月__日

17.是否住院：□否　□是，如是，入院日期：____年__月__日

18.是否收住ICU治疗：□否　□是，如是，入ICU日期：____年__月__日

四、危险因素与暴露史

19.患者是否是以下特定职业人群：□医务人员　□医院其他工作人员　□病原微生物检测人员　□野生动物接触相关人员　□家禽、家畜养殖人员　□其他_____

20.患者是否孕妇：□是　　□否

21.既往病史（可多选）：□无　□高血压　□糖尿病　□心脑血管疾病

　　　　　□肺部疾病（如哮喘、肺心病、肺纤维化、矽肺等）□慢性肾病　□慢性肝病

　　　　　□免疫缺陷类疾病　□其他_____

发病或检测阳性前14天内是否有以下暴露史：

22.是否有武汉市及周边地区，或其他有病例报告社区的旅行史或居住史：

　　　　　□旅行史　□居住史　□否

23.是否接触过来自武汉市及周边地区,或来自有病例报告社区的发热或有呼吸道症状的人:　□是　□否

24.是否接触过有武汉市及周边地区,或其他有病例报告社区的旅行史或居住史的人:　□是　□否

25.是否有确诊病例或无症状感染者的接触史:□是　　□否

26.患者同一家庭、工作单位、托幼机构或学校等集体单位是否有聚集性发病?
　　□是　　□否　□不清楚

27.是否有医疗机构就诊史:□否　□是

28.居住地点(村庄/居民楼)周围是否有农贸市场:
　　□是,距离您家大约____米　□否　□不清楚

29.是否去过农贸市场:□是　　□否　□不清楚
　　若去过,病例是农贸市场的:□市场从业人员　□供货/进货商　　□消费者
　　　　　　　　　　　　　　　□其他（含送饭、找人、途经等）

五、实验室检测

30.标本采集与新型冠状病毒检测情况（可多选）

标本类型	采样时间 （年月日）	检测结果 （阳性/阴性/待测）
咽拭子		
鼻拭子		
痰液		
气管分泌物		
气管吸取物		
肺泡灌洗液		
血标本		
粪便		
其他(填写标本名称)		
未采集（不填写采样时间和结果）		

调查单位:_____　　调查者签名:_____　　调查时间:____年___月___日

附件 3

新型冠状病毒肺炎病例
密切接触者管理方案
（第四版）

为了做好新型冠状病毒肺炎病例密切接触者的判定和管理，有效控制疾病的传播，基于目前对新型冠状病毒感染的认识，疾病的潜伏期最长约为 14 天，病例存在人传人情况，制定本方案。

一、判定标准

密切接触者指与疑似病例、临床诊断病例（仅限湖北省）、确诊病例发病后，无症状感染者检测阳性后，有如下接触情形之一，但未采取有效防护者：

1.共同居住、学习、工作，或其他有密切接触的人员，如近距离工作或共用同一教室或在同一所房屋中生活；

2.诊疗、护理、探视病例的医护人员、家属或其他有类似近距离接触的人员，如到密闭环境中探视病人或停留，同病室的其他患者及其陪护人员；

3.乘坐同一交通工具并有近距离接触人员，包括在交通工具上照料护理人员、同行人员（家人、同事、朋友等）、或经调查评估后发现有可能近距离接触病例和无症状感染者的其他乘客和乘务人员。不同交通工具密切接触判定方法参见附表1。

4. 现场调查人员调查后经评估认为其他符合密切接触者判定标准的人员。

判定的密切接触者请填入《新型冠状病毒肺炎病例密切接触者登记表》（附表2）。

二、管理要求

（一）接触者管理。

各地卫生健康行政部门会同相关部门组织实施密切接触者的医学观察。拒不执行者，可以由当地公安机关协助采取强制隔离措施。

1. 实施医学观察时，应当书面或口头告知医学观察的缘由、期限、法律依据、注意事项和疾病相关知识，以及负责医学观察的医疗卫生机构及联系人和联系方式。

2. 密切接触者应采取集中隔离医学观察，不具备条件的地区可采取居家隔离医学观察，并加强对居家观察对象的管理。医学观察期限为自最后一次与病例、无症状感染者发生无有效防护的接触后14天。确诊病例和无症状感染者的密切接触者在医学观察期间若检测阴性，仍需持续至观察期满。疑似病例在排除后，其密切接触者可解除医学观察。

3. 集中或居家医学观察对象应相对独立居住，尽可能减少与共同居住人员的接触，做好医学观察场所的清洁与消毒工作，避免交叉感染，具体内容见《特定场所消毒技术方案(第二版)》。观察期间不得外出，如果必须外出，经医学观察管理人员批准后方可，并要佩戴一次性外科口罩，避免去人群密集场所。

4. 对乘坐飞机、火车和轮船等同一交通工具及共同生活、学习、工作中密切接触者之外的一般接触者要进行健康风险告知，嘱其一旦出现发热、咳嗽等呼吸道感染症状以及腹泻、结膜充血等症状时要及时就医，并主动告知近期活动史。

(二)医学观察期间措施。

1. 医学观察期间，应采取以下措施：

(1)指定医疗卫生机构人员每天早、晚对密切接触者各进行一次体温测量，并询问其健康状况，填写密切接触者医学观察记录表，填写《新型冠状病毒肺炎病例密切接触者医学观察登记表》(附表3)，并给予必要的帮助和指导。《新型冠状病毒肺炎病例密切接触者医学观察统计日报表》(附表4)和《新型冠状病毒肺炎病例密切接触者医学观察每日统计汇总表》(附表5)供各地进行密切接触者医学观察情况汇总时参考。

(2)实施医学观察的工作人员应做好个人防护，防护措施见《特定人员个人防护方案（第二版）》。

2. 医学观察期间，密切接触者一旦出现任何症状（包括发热、寒战、干咳、咳痰、鼻塞、流涕、咽痛、头痛、乏力、肌肉酸痛、关节酸痛、气促、呼吸困难、胸闷、结膜充血、恶心、呕吐、腹泻和腹痛等），则立即向当地的卫生健康部门报告，并按规定送定点医疗机构诊治，采集标本开展实验室检测与排查工作。如排查结果为疑似病例、临床诊断病例（仅限湖北省）、确诊病例，应对其密切接触的人员进行医学观察。

3. 医学观察期满时，如密切接触者无异常情况，应及时解除医学观察。

（三）集中医学观察场所。

1. 集中医学观察场所的选择及内部设施要求如下：

（1）集中医学观察场所应选择下风向，相对偏远，交通便利区域；距人口密集区较远（原则上大于 500 米）、相对独立的场所。不得在医疗机构设置集中隔离场所。

（2）集中医学观察场所内部根据需要进行分区，分为生活区、物质保障供应区和病区等，分区标示要明确。有保证集中隔离人员正常生活的基础设施，应具备通风条件，并能满足日常消毒措施的落实。

（3）应当具有独立化粪池。污水在进入市政排水管网前，进行消毒处理，定期投放含氯消毒剂，消毒 1.5 小时后，总余氯量 10mg/L。消毒后污水应当符合《医疗机构水污染物排放标准》（GB18466-2005）。如无独立化粪池，则用专门容器收集排泄物，消毒处理后再排放，消毒方式参照《疫源地消毒总则》（GB19193-2015）。

2. 集中医学观察场所需提供单间，一旦出现发热、咳嗽等呼吸道感染等、以及腹泻、结膜充血等症状，及时进行标本采集检测排查。

附表：1. 交通工具密切接触者判定指引
　　　2. 新型冠状病毒肺炎病例密切接触者登记表
　　　3. 新型冠状病毒肺炎病例密切接触者医学观察登记表
　　　4. 新型冠状病毒肺炎病例密切接触者医学观察统计日报表
　　　5. 新型冠状病毒肺炎病例密切接触者医学观察每日统计汇总表

交通工具密切接触者判定指引

一、飞机

1. 一般情况下，民用航空器舱内病例座位的同排和前后各三排座位的全部旅客以及在上述区域内提供客舱服务的乘务人员作为密切接触者。其他同航班乘客作为一般接触者。

2. 乘坐未配备高效微粒过滤装置的民用航空器，舱内所有人员。

3. 其他已知与病例有密切接触的人员。

二、铁路旅客列车

1. 乘坐全封闭空调列车，病例所在硬座、硬卧车厢或软卧同包厢的全部乘客和乘务人员。

2. 乘坐非全封闭的普通列车，病例同间软卧包厢内，或同节硬座（硬卧）车厢内同格及前后邻格的旅客，以及为该区域服务的乘务人员。

3. 其他已知与病例有密切接触的人员。

三、汽车

1. 乘坐全密封空调客车时，与病例同乘一辆汽车的所有人员。

2.乘坐通风的普通客车时，与病例同车前后 3 排座位的乘客和驾乘人员。

3.其他已知与病例有密切接触的人员。

四、轮船

与病例同一舱室内的全部人员和为该舱室提供服务的乘务人员。

如与病例接触期间，病人有高热、打喷嚏、咳嗽、呕吐等剧烈症状，不论时间长短，均应作为密切接触者。

附表 2

新型冠状病毒肺炎病例密切接触者登记表

姓名	联系方式	性别	年龄	与病例关系	最早接触时间	最后接触时间	接触频率	接触地点	接触方式	备注（注明单次暴露时间）

1. 接触频率：①经常　②一般　③偶尔

2. 接触地点：①家中　②医疗机构　③工作场所　④娱乐场所　⑤其他（请在表格中注明）

3. 接触方式：①同餐　②同住　③同屋　④同床　⑤同室工作学习　⑥诊疗、护理
　　　　　　　⑦同病房　⑧娱乐活动　⑨其他（请在表格中注明）

附表 3

新型冠状病毒肺炎病例密切接触者医学观察登记表

□疑似 □临床 □确诊 □无症状感染者　　病例姓名：＿＿＿＿＿　发病日期：＿＿＿＿＿

联系电话：＿＿＿＿＿

编号	姓名	性别	年龄	现住址	开始观察日期	临床表现																							
						体温（℃）							干嗽							其他									
						1	2	3	4	5	6	7	1	2	3	4	5	6	7	1	2	3	4	5	6	7		

注：1. 本表适用于新型冠状病毒肺炎病例和无症状感染者密切接触者进行医学观察的卫生人员使用。

2. "是否出现以下临床表现"中，"体温"填实测温度，出现"咳嗽"打"√"，否则打"×"；其他症状填写相应代码①寒战②咳痰③鼻塞④流涕⑤咽痛⑥头痛⑦乏力⑧肌肉酸痛⑨关节酸痛⑩气促呼吸困难⑪胸闷⑫结膜充血⑬恶心⑭呕吐⑮腹泻⑯腹痛

填表单位：＿＿＿＿＿　　　填表人：＿＿＿＿＿　　　填表日期：＿＿＿＿＿年＿＿＿月＿＿＿日

附表 4

新型冠状病毒肺炎病例密切接触者医学观察统计日报表

街道/社区或家庭	首例开始观察日期	累计观察人数	医学观察者					出现异常临床表现人数		转为病例和无症状感染者人数			最后一名密切接触者预计解除医学观察日期
			当日观察人数		解除人数			当日新增	累计	病例	无症状感染者	累计	
			人数	其中新增	当日	累计							
合　计													—

注:

1. 本表适用于对新型冠状病毒肺炎密切接触者进行医学观察的医务人员汇总上报使用。

2. 异常临床表现:发热、咳嗽、气促等症状。

3. 表中涉及的累计数均指自开展密切接触者医学观察工作至今的汇总数。

填表单位: ＿＿＿＿＿＿＿(医疗卫生机构)　填表人: ＿＿＿＿＿

填表日期: ＿＿＿年 ＿＿月 ＿＿日

142

附表5

新型冠状病毒肺炎病例密切接触者医学观察每日统计汇总表

辖区	首例开始观察日期	累计观察人数	医学观察者				出现异常临床表现人数		转为病例和无症状感染者人数			最后一名密切接触者预计解除医学观察日期
			当日观察人数		解除人数		当日新增	累计	病例	无症状感染者	累计	
			人数	其中新增	当日	累计						
合计												

注：

1. 本表可供市、区级疾控中心统计汇总使用。

2. 异常临床表现：发热、咳嗽、气促等症状。

3. 表中涉及的累计数均指自开展密切接触者医学观察工作至今的汇总数。

填表单位：　　　　疾控中心　　　　填表人：　　　　填表日期：　　　　年　　　月　　　日

附件 4

新型冠状病毒肺炎
实验室检测技术指南

（第四版）

为指导各级疾控部门和其他相关机构开展新型冠状病毒肺炎实验室检测工作，特制定本技术指南。本指南主要介绍目前已经比较成熟、易于实施的核酸检测方法。

一、标本采集

（一）采集对象。

新型冠状病毒肺炎疑似病例、临床诊断病例（仅限湖北省）和聚集性病例，其他需要进行新型冠状病毒感染诊断或鉴别诊断者，或其他需要进一步筛查检测的环境或生物材料（如溯源分析）。

（二）标本采集要求。

1.从事新型冠状病毒检测标本采集的技术人员应经过生物安全培训（培训合格）和具备相应的实验技能。采样人员个人防护装备（personal protective equipment，PPE）要求：N95及以上防护口罩、护目镜、连体防护服、双层乳胶手套、防水靴套；如果接触了患者血液、体液、分泌物或排泄物，应及时更换外层乳胶手套。

2. 住院病例的标本由所在医院的医护人员采集。

3. 密切接触者标本由当地指定的疾控机构、医疗机构负责采集。

4. 根据实验室检测工作的需要，可结合病程多次采样。

（三）标本采集种类。

每个病例必须采集急性期呼吸道标本（包括上呼吸道标本和下呼吸道标本）；重症病例优先采集下呼吸道标本（如支气管或肺泡灌洗液等）；出现眼部感染症状的病例，需采集眼结膜拭子标本；出现腹泻症状的病例，需留取便标本。可根据临床表现与采样时间间隔进行采集。

其他研究材料依据设计需求采集。

标本种类：

1. 上呼吸道标本：包括咽拭子、鼻拭子、鼻咽抽取物等。

2. 下呼吸道标本：包括深咳痰液、呼吸道抽取物、支气管灌洗液、肺泡灌洗液、肺组织活检标本。

3. 血液标本：尽量采集发病后7天内的急性期抗凝血。采集量5ml，以空腹血为佳，建议使用含有EDTA抗凝剂的真空采血管采集血液。

4. 血清标本：尽量采集急性期、恢复期双份血清。第一份血清应尽早（最好在发病后7天内）采集，第二份血清应在发病后第3～4周采集。采集量5ml，建议使用无抗凝剂的真空采血管。血清标本主要用于抗体的测定，从血清抗体水平对病例的感染

144

状况进行确认。血清标本不进行核酸检测。

5. 眼结膜标本：出现眼部感染症状的病例需采集眼结膜拭子标本。

6. 便标本：出现腹泻症状的患者需采集便标本。

（四）标本采集方法。

1. 咽拭子：用2根聚丙烯纤维头的塑料杆拭子同时擦拭双侧咽扁桃体及咽后壁，将拭子头浸入含3ml病毒保存液（也可使用等渗盐溶液、组织培养液或磷酸盐缓冲液）的管中，尾部弃去，旋紧管盖。

2. 鼻拭子：将1根聚丙烯纤维头的塑料杆拭子轻轻插入鼻道内鼻腭处，停留片刻后缓慢转动退出。取另一根聚丙烯纤维头的塑料杆拭子以同样的方法采集另一侧鼻孔。上述两根拭子浸入同一含3ml采样液的管中，尾部弃去，旋紧管盖。

3. 鼻咽抽取物或呼吸道抽取物：用与负压泵相连的收集器从鼻咽部抽取粘液或从气管抽取呼吸道分泌物。将收集器头部插入鼻腔或气管，接通负压，旋转收集器头部并缓慢退出，收集抽取的粘液，并用3ml采样液冲洗收集器1次（亦可用小儿导尿管接在50ml注射器上来替代收集器）。

4. 深咳痰液：要求病人深咳后，将咳出的痰液收集于含3ml采样液的50ml螺口塑料管中。

5. 支气管灌洗液：将收集器头部从鼻孔或气管插口处插入气管（约30cm深处），注入5ml生理盐水，接通负压，旋转收集器头部并缓慢退出。收集抽取的粘液，并用采样液冲洗收集器1次（亦可用小儿导尿管接在50ml注射器上来替代收集）。

6．肺泡灌洗液：局部麻醉后将纤维支气管镜通过口或鼻经过咽部插入右肺中叶或左肺舌段的支管，将其顶端契入支气管分支开口，经气管活检孔缓缓加入灭菌生理盐水，每次30～50ml，总量100～250ml，不应超过300ml。

7．血液标本：建议使用含有EDTA抗凝剂的真空采血管采集血液标本5ml，室温静置30分钟，1500～2000rpm离心10分钟，分别收集血浆和血液中细胞于无菌螺口塑料管中。

8.血清标本：用真空负压采血管采集血液标本5ml，室温静置30分钟，1500～2000rpm离心10分钟，收集血清于无菌螺口塑料管中。

9．粪便标本：如患者发病早期出现腹泻症状，则留取粪便标本3-5ml；

10．眼结膜拭子标本：眼结膜表面用拭子轻轻擦拭后，将拭子头进入采样管中，尾部弃去，悬紧管盖。

其他材料：依据设计需求规范采集。

（五）标本包装。

标本采集后在生物安全二级实验室生物安全柜内分装。

1．所有标本应放在大小适合的带螺旋盖内有垫圈、耐冷冻的样本采集管里，拧紧。容器外注明样本编号、种类、姓名及采样日期。

2. 将密闭后的标本放入大小合适的塑料袋内密封，每袋装一份标本。样本包装要求要符合《危险品航空安全运输技术细则》相应的标准。

3. 涉及外部标本运输的，应根据标本类型，按照A类或B类感染性物质进行三层包装。

（六）标本保存。

用于病毒分离和核酸检测的标本应尽快进行检测，能在24小时内检测的标本可置于4℃保存；24小时内无法检测的标本则应置于-70℃或以下保存（如无-70℃保存条件，则于-20℃冰箱暂存）。血清可在4℃存放3天，-20℃以下可长期保存。应设立专库或专柜单独保存标本。标本运送期间应避免反复冻融。

（七）标本送检。

标本采集后应尽快送往实验室，如果需要长途运输标本，建议采用干冰等制冷方式进行保藏。

1. 上送标本。

各省（自治区、直辖市）聚集性病例的标本，上送中国疾病预防控制中心病毒病预防控制所进行检测复核，并附样本送检单（见附件）。

2. 病原体及标本运输。

2.1 国内运输。

新型冠状病毒毒株或其他潜在感染性生物材料的运输包装分类属于A类，对应的联合国编号为UN2814，包装符合国际民航组织文件Doc9284《危险品航空安全运输技术细则》的PI602分类包装要求；环境样本属于B类，对应的联合国编号为UN3373，包装符合国际民航组织文件Doc9284《危险品航空安全运输技术细则》的PI650分类包装要求；通过其他交通工具运输的可参照以上标准包装。

新型冠状病毒毒株或其他潜在感染性材料运输应按照《可感染人类的高致病性病原微生物菌（毒）种或样本运输管理规定》（原卫生部令第45号）办理《准运证书》。

2.2 国际运输。

新型冠状病毒毒株或样本在国际间运输的，应规范包装，按照《出入境特殊物品卫生检疫管理规定》办理相关手续，并满足相关国家和国际相关要求。

2.3 毒株和样本管理。

新型冠状病毒毒株及其样本应由专人管理，准确记录毒株和样本的来源、种类、数量，编号登记，采取有效措施确保毒株和样本的安全，严防发生无用、恶意使用、被盗、被抢、丢失、泄露等事件。

二、新型冠状病毒的实验室检测

新型冠状病毒感染的常规检测方法是通过实时荧光RT-PCR鉴定。任何新型冠状病毒的检测都必须在具备适当条件的实验室由经过相关技术安全培训的人员进行操作。本指南中的核酸检测方法主要针对新型冠状病毒基因组中开放读码框1ab（open reading frame 1ab，ORF1ab）和核壳蛋白（nucleocapsid protein，N）。

在实验室要确认一个病例为阳性，满足以下条件：

同一份标本中新型冠状病毒2个靶标（ORF1ab、N）特异性实时荧光RT-PCR检测结果均为阳性。如果出现单个靶标阳性的检测结果，则需要重新采样，重新检测。

阴性结果也不能排除新型冠状病毒感染，需要排除可能产生假阴性的因素，包括：样本质量差，比如口咽等部位的呼吸道样本；样本收集的过早或过晚；没有正确的保存、运输和处理样本；技术本身存在的原因，如病毒变异、PCR抑制等。

三、实时荧光 RT-PCR 方法检测新型冠状病毒核酸

（一）目的。

规范实时荧光RT-PCR方法检测新型冠状病毒核酸的工作程序，保证实验结果的正确可靠。

（二）范围。

适用于实时荧光RT-PCR方法检测新型冠状病毒核酸。

（三）职责。

检测人员：负责按照本检测细则对被检样本进行检测。

复核人员：负责对检测操作是否规范以及检测结果是否准确进行复核。

部门负责人：负责对科室综合管理和检测报告的审核。

（四）样本接收和准备。

核对被检样本姓名、性别、年龄、编号及检测项目等；待检样本的状态如有异常，需注明；待检样本应存放于-70℃冰箱保存。

（五）检测项目。

1.新型冠状病毒核酸测定（实时荧光RT-PCR方法）

推荐选用针对新型冠状病毒的ORF1ab、N基因区域的引物和探针。

靶标一（ORF1ab）：

正向引物（F）：CCCTGTGGGTTTTACACTTAA

反向引物（R）：ACGATTGTGCATCAGCTGA

荧光探针（P）：

5'-FAM-CCGTCTGCGGTATGTGGAAAGGTTATGG-BHQ1-3'

靶标二（N）：

正向引物（F）：GGGGAACTTCTCCTGCTAGAAT

反向引物（R）：CAGACATTTTGCTCTCAAGCTG

荧光探针（P）：5'-FAM-TTGCTGCTGCTTGACAGATT-TAMRA-3'

核酸提取和实时荧光RT-PCR反应体系及反应条件参考相关厂家试剂盒说明。

2.结果判断

阴性：无Ct值或Ct≥40。

阳性：Ct值<37，可报告为阳性。

灰度区：Ct值在37-40之间，建议重复实验，若重做结果Ct

值<40，扩增曲线有明显起峰，该样本判断为阳性，否则为阴性。

注：如果用的是商品化试剂盒，则以厂家提供的说明书为准。

四、病原生物安全实验活动要求

根据目前掌握的新型冠状病毒的生物学特点、流行病学特征、临床资料等信息，该病原体暂按照病原微生物危害程度分类中第二类病原微生物进行管理，具体要求如下：

（一）病毒培养。

病毒培养是指病毒的分离、培养、滴定、中和试验、活病毒及其蛋白纯化、病毒冻干以及产生活病毒的重组实验等操作。上述操作应当在生物安全三级实验室的生物安全柜内进行。使用病毒培养物提取核酸，裂解剂或灭活剂的加入必须在与病毒培养等同级别的实验室和防护条件下进行，裂解剂或灭活剂加入后可比照未经培养的感染性材料的防护等级进行操作。实验室开展相关活动前，应当报经国家卫生健康委批准，取得开展相应活动的资质。

（二）动物感染实验。

动物感染实验是指以活病毒感染动物、感染动物取样、感染性样本处理和检测、感染动物特殊检查、感染动物排泄物处理等实验操作，应当在生物安全三级实验室的生物安全柜内操作。实验室开展相关活动前，应当报经国家卫生健康委批准，取得开展相应活动的资质。

（三）未经培养的感染性材料的操作。

未经培养的感染性材料的操作是指未经培养的感染性材料在采用可靠的方法灭活前进行的病毒抗原检测、血清学检测、核酸提取、生化分析，以及临床样本的灭活等操作，应当在生物安全二级实验室进行，同时采用生物安全三级实验室的个人防护。

（四）灭活材料的操作。

感染性材料或活病毒在采用可靠的方法灭活后进行的核酸检测、抗原检测、血清学检测、生化分析等操作应当在生物安全二级实验室进行。分子克隆等不含致病性活病毒的其他操作，可以在生物安全一级实验室进行。

附表

新型冠状病毒检测标本送检表

送样单位（盖章）：＿＿＿＿＿＿＿＿＿
送样人：＿＿＿＿＿＿＿＿＿
送样日期：＿＿＿＿年＿＿＿月＿＿＿日

标本编号	标本类型	姓名	性别	年龄	发病日期	就诊日期	采样日期	样本来源是否为聚集性病例§	检测日期	实时荧光 RT-PCR		基因序列同源性*		备注
										试剂厂家	靶基因	一代	深度测序	

基因序列同源性*非必选项，注明完成具体靶基因序列/全基因组序列，及其与新型冠状病毒的同源性。 样本来源是否为聚集性病例§ 填是或否。

153

附件 5

特定人群个人防护指南
（第二版）

本指南用于新型冠状病毒肺炎疫情防控工作中，开展流行病学调查、隔离病区及医学观察场所工作人员，及参与病例和感染者转运、尸体处理、环境清洁消毒、标本采集和实验室工作等专业人员。

一、个人防护装备及使用

接触或可能接触新型冠状病毒肺炎病例和无症状感染者、污染物（血液、体液、分泌物、呕吐物和排泄物等）及其污染的物品或环境表面的所有人员均应使用个人防护装备，具体包括：

（一）手套。

进入污染区域或进行诊疗操作时，根据工作内容，佩戴一次性使用橡胶或丁腈手套，在接触不同患者或手套破损时及时消毒，更换手套并进行手卫生。

（二）医用防护口罩。

进入污染区域或进行诊疗操作时，应佩戴医用防护口罩或动力送风过滤式呼吸器，每次佩戴前应做佩戴气密性检查，穿戴多个防护用品时，务必确保医用防护口罩最后摘除。

（三）防护面屏或护目镜。

进入污染区域或进行诊疗操作，眼睛、眼结膜及面部有被血液、体液、分泌物、排泄物及气溶胶等污染的风险时，应佩戴防护面屏或护目镜，重复使用的护目镜每次使用后，及时进行消毒干燥，备用。

（四）防护服。

进入污染区域或进行诊疗操作时，应更换个人衣物并穿工作服（外科刷手服或一次性衣物等），外加防护服。

二、手卫生

无明显污染物时，应使用速干手消毒剂。有肉眼可见污染物时，应使用洗手液在流动水下洗手，然后使用速干手消毒剂。

在日常工作中应严格采取手卫生措施，尤其是戴手套和穿个人防护装备前，对患者进行无菌操作前，有可能接触患者血液、体液及其污染物品或污染环境表面之后，脱去个人防护装备过程中，需特别注意执行手卫生措施。

三、特定人群个人防护

（一）流行病学调查人员。

对密切接触者调查时，穿戴一次性工作帽、医用外科口罩、工作服、一次性手套，与被调查对象保持 1 米以上距离。

对疑似、临床诊断病例（仅限湖北省）、确诊病例和无症状感染者调查时，建议穿戴工作服、一次性工作帽、一次性手套、防护服、KN95/N95 及以上颗粒物防护口罩或医用防护口罩、防护面屏或护目镜、工作鞋或胶靴、防水靴套等，对疑似、临床诊断病例（仅限湖北省）、确诊病例和无症状感染者也可考虑采取电话或视频方式流调。

（二）隔离病区工作人员及医学观察场所工作人员。

建议穿戴工作服、一次性工作帽、一次性手套、防护服、医用防护口罩或动力送风过滤式呼吸器、防护面屏或护目镜、工作鞋或胶靴、防水靴套等。

（三）病例和无症状感染者转运人员。

建议穿戴工作服、一次性工作帽、一次性手套、防护服、医用防护口罩或动力送风过滤式呼吸器、防护面屏或护目镜、工作鞋或胶靴、防水靴套等。

（四）尸体处理人员。

建议穿戴工作服、一次性工作帽、一次性手套和长袖加厚橡胶手套、防护服、KN95/N95及以上颗粒物防护口罩或医用防护口罩或动力送风过滤式呼吸器、防护面屏、工作鞋或胶靴、防水靴套、防水围裙或防水隔离衣等。

（五）环境清洁消毒人员。

建议穿戴工作服、一次性工作帽、一次性手套和长袖加厚橡胶手套、防护服、KN95/N95及以上颗粒物防护口罩或医用防护口罩或动力送风过滤式呼吸器、防护面屏、工作鞋或胶靴、防水靴套、防水围裙或防水隔离衣，使用动力送风过滤式呼吸器时，根据消毒剂种类选配尘毒组合的滤毒盒或滤毒罐，做好消毒剂等化学品的防护。

（六）标本采集人员。

建议穿戴工作服、一次性工作帽、双层手套、防护服、KN95/N95 及以上颗粒物防护口罩或医用防护口罩或动力送风过滤式呼吸器、防护面屏、工作鞋或胶靴、防水靴套。必要时，可加穿防水围裙或防水隔离衣。

（七）实验室工作人员。

建议至少穿戴工作服、一次性工作帽、双层手套、防护服、KN95/N95 及以上颗粒物防护口罩或医用防护口罩或动力送风过滤式呼吸器、防护面屏或护目镜、工作鞋或胶靴、防水靴套。必要时，可加穿防水围裙或防水隔离衣。

四、防护装备脱卸的注意事项

（一）脱卸时尽量少接触污染面。

（二）脱下的防护眼罩、长筒胶鞋等非一次性使用的物品应直接放入盛有消毒液的容器内浸泡；其余一次性使用的物品应放入黄色医疗废物收集袋中作为医疗废物集中处置。

（三）脱卸防护装备的每一步均应进行手消毒，所有防护装备全部脱完后再次洗手、手消毒。

附件6

特定场所消毒技术方案

（第二版）

一、消毒原则

（一）范围和对象确定。

根据流行病学调查结果确定现场消毒的范围、对象和时限。病例和无症状感染者居住过的场所，如家庭、医疗机构隔离病房、转运工具等应进行随时消毒，在病例出院或死亡后，无症状感染者核酸检测阴转后均应进行终末消毒。

（二）方法选择。

医疗机构应尽量选择一次性诊疗用品，非一次性诊疗用品应首选压力蒸汽灭菌，不耐热物品可选择化学消毒剂或低温灭菌设备进行消毒或灭菌。

环境物体表面可选择含氯消毒剂、二氧化氯等消毒剂擦拭、喷洒或浸泡消毒。

手、皮肤建议选择有效的消毒剂如碘伏、含氯消毒剂和过氧化氢消毒剂等手皮肤消毒剂或速干手消毒剂擦拭消毒。

室内空气消毒可选择过氧乙酸、二氧化氯、过氧化氢等消毒剂喷雾消毒。

所用消毒产品应符合国家卫生健康部门管理要求。

二、消毒措施

（一）随时消毒。

随时消毒是指对病例和无症状感染者污染的物品和场所及时进行的消毒处理。患者居住过的场所如家庭、医疗机构隔离病房、医学观察场所以及转运工具等，患者排出的污染物及其污染的物品，应做好随时消毒，消毒方法参见终末消毒。有人条件下，不建议喷洒消毒。患者隔离的场所可采取排风（包括自然通风和机械排风）措施，保持室内空气流通。每日通风 2～3 次，每次不少于 30 分钟。

有条件的医疗机构应将患者安置到负压隔离病房，疑似病例应进行单间隔离，确诊病例可多人安置于同一房间。非负压隔离病房应通风良好，可采取排风（包括自然通风和机械排风），也可采用循环风空气消毒机进行空气消毒。无人条件下还可用紫外线对空气进行消毒，用紫外线消毒时，可适当延长照射时间到 1 小时以上。医护人员和陪护人员在诊疗、护理工作结束后应洗手并消毒。

（二）终末消毒。

终末消毒是指传染源离开有关场所后进行的彻底的消毒处理，应确保终末消毒后的场所及其中的各种物品不再有病原体的存在。终末消毒对象包括病例和无症状感染者排出的污染物（血液、分泌物、呕吐物、排泄物等）及其可能污染的物品和场所，不必对室外环境（包括空气）开展大面积消毒。病例和无症状感染者短暂活动过的无明显污染物的场所，无需进行终末消毒。

1. 病家。

在病例住院或死亡后，无症状感染者核酸检测阴转后均应进行终末消毒，包括：住室地面、墙壁，桌、椅等家具台面，门把手，患者餐（饮）具、衣服、被褥等生活用品，玩具，卫生间包括厕所等。

2. 交通运输工具。

病例和无症状感染者离开后应对交通运输工具进行终末消毒，包括：舱室内壁、座椅、卧铺、桌面等物体表面，食饮具，所用寝（卧）具等纺织品，排泄物、呕吐物及其污染的物品和场所，火车和飞机的卫生间等。

3. 医疗机构。

医疗机构发热门诊、感染科门诊等每日工作结束后，以及病区隔离病房，在病例住院或死亡后，无症状感染者核酸检测阴转后，均应做好终末消毒，包括：地面、墙壁，桌、椅、床头柜、床架等物体表面，患者衣服、被褥等生活用品及相关诊疗用品，以及室内空气等。

4. 终末消毒程序。

终末消毒程序按照《疫源地消毒总则》（GB19193-2015）附录 A 执行。现场消毒人员在配制和使用化学消毒剂时应做好个人防护。

三、常见污染对象的消毒方法

（一）室内空气。

居住过的场所如家庭、医疗机构隔离病房等室内空气的终末消毒可参照《医院空气净化管理规范》（WS/T 368-2012），在无人条件下可选择过氧乙酸、二氧化氯、过氧化氢等消毒剂，采用超低容量喷雾法进行消毒。

（二）污染物（患者血液、分泌物、呕吐物和排泄物）。

少量污染物可用一次性吸水材料（如纱布、抹布等）沾取5000mg/L～10000mg/L 的含氯消毒液（或能达到高水平消毒的消毒湿巾/干巾）小心移除。

大量污染物应使用含吸水成分的消毒粉或漂白粉完全覆盖，或用一次性吸水材料完全覆盖后用足量的 5000mg/L～10000mg/L的含氯消毒液浇在吸水材料上，作用30分钟以上（或能达到高水平消毒的消毒干巾），小心清除干净。清除过程中避免接触污染物，清理的污染物按医疗废物集中处置。患者的排泄物、分泌物、呕吐物等应有专门容器收集，用含 20000 mg/L含氯消毒剂，按粪、药比例 1:2 浸泡消毒 2 h。

清除污染物后，应对污染的环境物体表面进行消毒。盛放污染物的容器可用含有效氯 5000mg/L 的消毒剂溶液浸泡消毒30分钟，然后清洗干净。

（三）地面、墙壁。

有肉眼可见污染物时，应先完全清除污染物再消毒。无肉眼可见污染物时，可用 1000mg/L 的含氯消毒液或 500mg/L 的二氧化氯消毒剂擦拭或喷洒消毒。地面消毒先由外向内喷洒一次，喷药量为 100mL/m²~300mL/m²，待室内消毒完毕后，再由内向外重复喷洒一次。消毒作用时间应不少于 30 分钟。

（四）物体表面。

诊疗设施设备表面以及床围栏、床头柜、家具、门把手、家居用品等有肉眼可见污染物时，应先完全清除污染物再消毒。无肉眼可见污染物时，用 1000mg/L 的含氯消毒液或 500mg/L 的二氧化氯消毒剂进行喷洒、擦拭或浸泡消毒，作用 30 分钟后清水擦拭干净。

（五）衣服、被褥等纺织品。

在收集时应避免产生气溶胶，建议均按医疗废物集中焚烧处理。无肉眼可见污染物时，若需重复使用，可用流通蒸汽或煮沸消毒 30 分钟；或先用 500mg/L 的含氯消毒液浸泡 30 分钟，然后按常规清洗；或采用水溶性包装袋盛装后直接投入洗衣机中，同时进行洗涤消毒 30 分钟，并保持 500mg/L 的有效氯含量；贵重衣物可选用环氧乙烷方法进行消毒处理。

（六）手卫生。

参与现场工作的所有人员均应加强手卫生措施，可选用有效的含醇速干手消毒剂，特殊条件下，也可使用含氯或过氧化氢手消毒剂；有肉眼可见污染物时应使用洗手液在流动水下洗手，然后消毒。

（七）皮肤、粘膜。

皮肤被污染物污染时，应立即清除污染物，再用一次性吸水材料沾取 0.5%碘伏或过氧化氢消毒剂擦拭消毒 3 分钟以上，使用清水清洗干净；粘膜应用大量生理盐水冲洗或 0.05%碘伏冲洗消毒。

（八）餐（饮）具。

餐（饮）具清除食物残渣后，煮沸消毒 30 分钟，也可用有效氯为 500mg/L 含氯消毒液浸泡 30 分钟后，再用清水洗净。

（九）交通运输和转运工具。

应先进行污染情况评估，火车、汽车和轮船有可见污染物时应先使用一次性吸水材料沾取 5000mg/L～10000mg/L 的含氯消毒液（或能达到高水平消毒的消毒湿巾/干巾）完全清除污染物，再用 1000mg/L 的含氯消毒液或 500mg/L 的二氧化氯消毒剂进行喷洒或擦拭消毒，作用 30 分钟后清水擦拭干净。对飞机机舱消毒时，消毒剂种类和剂量按中国民航的有关规定进行。织物、坐垫、枕头和床单等建议按医疗废物收集集中处理。

（十）患者生活垃圾。

患者生活垃圾按医疗废物处理。

（十一）医疗废物。

医疗废物的处置应遵循《医疗废物管理条例》和《医疗卫生机构医疗废物管理办法》的要求，规范使用双层黄色医疗废物收集袋封装后按照常规处置流程进行处置。

（十二）尸体处理。

患者死亡后，要尽量减少尸体移动和搬运，应由经培训的工作人员在严密防护下及时进行处理。用 3000mg/L～5000mg/L的含氯消毒剂或0.5%过氧乙酸棉球或纱布填塞病人口、鼻、耳、肛门、气管切开处等所有开放通道或创口；用浸有消毒液的双层布单包裹尸体，装入双层尸体袋中，由民政部门派专用车辆直接送至指定地点尽快火化。

（十三）注意事项。

现场消毒工作应在当地疾病预防控制机构的指导下，由有关单位及时进行消毒，或由当地疾病预防控制机构负责对其进行消毒处理。医疗机构的随时消毒和终末消毒由医疗机构安排专人进行，疾病预防控制机构做好技术指导。非专业人员开展消毒工作前应接受当地疾病预防控制机构专业培训，采取正确的消毒方法并做好个人防护。

四、消毒效果评价

必要时应及时对物体表面、空气和手等消毒效果进行评价，由具备检验检测资质的实验室相关人员进行。

（一）物体表面。

按GB15982-2012《医院消毒卫生标准》附录A进行消毒前后物体表面的采样，消毒后采样液为相应中和剂。

消毒效果评价一般以自然菌为指标，必要时，也可根据实际情况，用指示菌评价消毒效果，该指示菌抵抗力应等于或大于现有病原体的抵抗力。以自然菌为指标时，消毒后消毒对象上自然菌的杀灭率≥90%，可判为消毒合格；以指示菌为指标时，消毒后指示菌杀灭率≥99.9%，可判为消毒合格。

（二）室内空气。

按GB15982-2012《医院消毒卫生标准》附录A进行消毒前后空气采样，消毒后采样平板中含相应中和剂。消毒后空气中自然菌的消亡率≥90%，可判为消毒合格。

（三）工作人员手。

按GB15982-2012《医院消毒卫生标准》附录A进行消毒前后手的采样，消毒后采样液为相应中和剂。消毒前后手上自然菌的杀灭率≥90%，可判为消毒合格。

（四）医院污水消毒效果。

按GB18466《医疗机构水污染物排放标准》相关规定进行评价。湖北省武汉市等出现社区持续传播地区，可以针对集中收治点和集中隔离点等临时特殊场所制定当地的卫生防护方案。

医疗机构内新型冠状病毒感染预防与控制技术指南（第一版）

为进一步做好新型冠状病毒感染预防与控制工作，有效降低新型冠状病毒在医疗机构内的传播风险，规范医务人员行为，特制定本技术指南。

一、基本要求

（一）制定应急预案和工作流程。医疗机构应当严格落实《关于进一步加强医疗机构感染预防与控制工作的通知》（国卫办医函〔2019〕480号），根据新型冠状病毒的病原学特点，结合传染源、传播途径、易感人群和诊疗条件等，建立预警机制，制定应急预案和工作流程。

（二）开展全员培训。依据岗位职责确定针对不同人员的培训内容，尤其是对高风险科室如发热门诊、内科门诊、儿科门诊、急诊、ICU和呼吸病房的医务人员要重点培训，使其熟练掌握新型冠状病毒感染的防控知识、方法与技能，做到早发现、早报告、早隔离、早诊断、早治疗、早控制。

（三）做好医务人员防护。医疗机构应当规范消毒、隔离和防护工作，储备质量合格、数量充足的防护物资，如消毒产品和医用外科口罩、医用防护口罩、隔离衣、眼罩等防护用品，确保医务人员个人防护到位。在严格落实标准预防的基础上，强化接触传播、飞沫传播和空气传播的感染防控。正确选择和佩戴口罩、手卫生是感染防控的关键措施。

（四）关注医务人员健康。医疗机构应当合理调配人力资源和班次安排，避免医务人员过度劳累。提供营养膳食，增强医务人员免疫力。针对岗位特点和风险评估结果，开展主动健康监测，包括体温和呼吸系统症状等。采取多种措施，保障医务人员健康地为患者提供医疗服务。

（五）加强感染监测。做好早期预警预报，加强对感染防控工作的监督与指导，发现隐患，及时改进。发现疑似或确诊新型冠状病毒感染的肺炎患者时，应当按照有关要求及时报告，并在2小时内上报信息，做好相应处置工作。

（六）做好清洁消毒管理。按照《医院空气净化管理规范》，加强诊疗环境的通风，有条件的医疗机构可进行空气消毒，也可配备循环风空气消毒设备。严格执行《医疗机构消毒技术规范》，做好诊疗环境（空气、物体表面、地面等）、医疗器械、患者用物等的清洁消毒，严格患者呼吸道分泌物、排泄物、呕吐物的处理，严格终末消毒。

（七）加强患者就诊管理。医疗机构应当做好就诊患者的管理，尽量减少患者的拥挤，以减少医院感染的风险。发现疑似或确诊感染新型冠状病毒的患者时，依法采取隔离或者控制传播措施，并按照规定对患者的陪同人员和其他密切接触人员采取医学观察及其他必要的预防措施。不具备救治能力的，及时将患者转诊到具备救治能力的医疗机构诊疗。

（八）加强患者教育。医疗机构应当积极开展就诊患者及其陪同人员的教育，使其了解新型冠状病毒的防护知识，指导其正确洗手、咳嗽礼仪、医学观察和居家隔离等。

（九）加强感染暴发管理。严格落实医疗机构感染预防与控制的各项规章制度，最大限度降低感染暴发的风险。增强敏感性，一旦发生新型冠状病毒感染疑似暴发或暴发后，医疗机构必须按照规定及时报告，并依据相关标准和流程，启动应急预案，配合做好调查处置工作。

（十）加强医疗废物管理。将新型冠状病毒感染确诊或疑似患者产生的医疗废物，纳入感染性医疗废物管理，严格按照《医疗废物管理条例》和《医疗卫生机构医疗废物管理办法》有关规定，进行规范处置。

二、重点部门管理

（一）发热门诊。

1.发热门诊建筑布局和工作流程应当符合《医院隔离技术规范》等有关要求。

2.留观室或抢救室加强通风；如使用机械通风，应当控制气流方向，由清洁侧流向污染侧。

3.配备符合要求、数量充足的医务人员防护用品，发热门诊出入口应当设有速干手消毒剂等手卫生设施。

4.医务人员开展诊疗工作应当执行标准预防。要正确佩戴医用外科口罩或医用防护口罩，戴口罩前和摘口罩后应当进行洗手或手卫生消毒。进出发热门诊和留观病房，严格按照《医务人员穿脱防护用品的流程》（见附件）要求，正确穿脱防护用品。

167

5.医务人员应当掌握新型冠状病毒感染的流行病学特点与临床特征，按照诊疗规范进行患者筛查，对疑似或确诊患者立即采取隔离措施并及时报告。

6.患者转出后按《医疗机构消毒技术规范》进行终末处理。

7.医疗机构应当为患者及陪同人员提供口罩并指导其正确佩戴。

（二）急诊。

1.落实预检分诊制度，引导发热患者至发热门诊就诊，制定并完善重症患者的转出、救治应急预案并严格执行。

2.合理设置隔离区域，满足疑似或确诊患者就地隔离和救治的需要。

3.医务人员严格执行预防措施，做好个人防护和诊疗环境的管理。实施急诊气管插管等感染性职业暴露风险较高的诊疗措施时，应当按照接治确诊患者的要求采取预防措施。

4.诊疗区域应当保持良好的通风并定时清洁消毒。

5.采取设置等候区等有效措施，避免人群聚集。

（三）普通病区（房）。

1.应当设置应急隔离病室，用于疑似或确诊患者的隔离与救治，建立相关工作制度及流程，备有充足的应对急性呼吸道传染病的消毒和防护用品。

2.病区（房）内发现疑似或确诊患者，启动相关应急预案和工作流程，按规范要求实施及时有效隔离、救治和转诊。

3.疑似或确诊患者宜专人诊疗与护理，限制无关医务人员的出入，原则上不探视；有条件的可以安置在负压病房。

4.不具备救治条件的非定点医院，应当及时转到有隔离和救治能力的定点医院。等候转诊期间对患者采取有效的隔离和救治措施。

5.患者转出后按《医疗机构消毒技术规范》对其接触环境进行终末处理。

（四）收治疑似或确诊新型冠状病毒感染的肺炎患者的病区（房）。

1.建筑布局和工作流程应当符合《医院隔离技术规范》等有关要求，并配备符合要求、数量合适的医务人员防护用品。设置负压病区（房）的医疗机构应当按相关要求实施规范管理。

2.对疑似或确诊患者应当及时采取隔离措施，疑似患者和确诊患者应当分开安置；疑似患者进行单间隔离，经病原学确诊的患者可以同室安置。

3. 在实施标准预防的基础上，采取接触隔离、飞沫隔离和空气隔离等措施。具体措施包括：

（1）进出隔离病房，应当严格执行《医院隔离技术规范》《医务人员穿脱防护用品的流程》，正确实施手卫生及穿脱防护用品。

（2）应当制定医务人员穿脱防护用品的流程；制作流程图和配置穿衣镜。配备熟练感染防控技术的人员督导医务人员防护用品的穿脱，防止污染。

（3）用于诊疗疑似或确诊患者的听诊器、体温计、血压计等医疗器具及护理物品应当专人专用。若条件有限，不能保障医疗器具专人专用时，每次使用后应当进行规范的清洁和消毒。

4. 重症患者应当收治在重症监护病房或者具备监护和抢救条件的病室，收治重症患者的监护病房或者具备监护和抢救条件的病室不得收治其他患者。

5. 严格探视制度，原则上不设陪护。若患者病情危重等特殊情况必须探视的，探视者必须严格按照规定做好个人防护。

6. 按照《医院空气净化管理规范》规定，进行空气净化。

三、医务人员防护

（一）医疗机构和医务人员应当强化标准预防措施的落实，做好诊区、病区（房）的通风管理，严格落实《医务人员手卫生规范》要求，佩戴医用外科口罩/医用防护口罩，必要时戴乳胶手套。

（二）采取飞沫隔离、接触隔离和空气隔离防护措施，根据不同情形，做到以下防护。

1. 接触患者的血液、体液、分泌物、排泄物、呕吐物及污染物品时：戴清洁手套，脱手套后洗手。

2. 可能受到患者血液、体液、分泌物等喷溅时：戴医用防护口罩、护目镜、穿防渗隔离衣。

3. 为疑似患者或确诊患者实施可能产生气溶胶的操作（如气管插管、无创通气、气管切开，心肺复苏，插管前手动通气和支气管镜检查等）时：（1）采取空气隔离措施；（2）佩戴医用防护口罩，并进行密闭性能检测；（3）眼部防护（如护目镜或面罩）；（4）穿防体液渗入的长袖隔离衣，戴手套；（5）操作应当在通风良好的房间内进行；（6）房间中人数限制在患者所需护理和支持的最低数量。

（三）医务人员使用的防护用品应当符合国家有关标准。

（四）医用外科口罩、医用防护口罩、护目镜、隔离衣等防护用品被患者血液、体液、分泌物等污染时应当及时更换。

（五）正确使用防护用品，戴手套前应当洗手，脱去手套或隔离服后应当立即流动水洗手。

（六）严格执行锐器伤防范措施。

（七）每位患者用后的医疗器械、器具应当按照《医疗机构消毒技术规范》要求进行清洁与消毒。

四、加强患者管理

（一）对疑似或确诊患者及时进行隔离，并按照指定规范路线由专人引导进入隔离区。

（二）患者进入病区前更换患者服，个人物品及换下的衣服集中消毒处理后，存放于指定地点由医疗机构统一保管。

（三）指导患者正确选择、佩戴口罩，正确实施咳嗽礼仪和手卫生。

（四）加强对患者探视或陪护人员的管理。

（五）对被隔离的患者，原则上其活动限制在隔离病房内，减少患者的移动和转换病房，若确需离开隔离病房或隔离区域时，应当采取相应措施如佩戴医用外科口罩，防止患者对其他患者和环境造成污染。

（六）疑似或确诊患者出院、转院时，应当更换干净衣服后方可离开，按《医疗机构消毒技术规范》对其接触环境进行终末消毒。

（七）疑似或确诊患者死亡的，对尸体应当及时进行处理。处理方法为：用 3000mg/L 的含氯消毒剂或 0.5%过氧乙酸棉球或纱布填塞患者口、鼻、耳、肛门等所有开放通道；用双层布单包裹尸体，装入双层尸体袋中，由专用车辆直接送至指定地点火化。患者住院期间使用的个人物品经消毒后方可随患者或家属带回家。

附件：医务人员穿脱防护用品的流程

附件

一、医务人员进入隔离病区穿戴防护用品程序

（一）医务人员通过员工专用通道进入清洁区，认真洗手后依次戴医用防护口罩、一次性帽子或布帽、换工作鞋袜，有条件的可以更换刷手衣裤。

（二）在进入潜在污染区前穿工作服，手部皮肤有破损或疑似有损伤者戴手套进入潜在污染区。

（三）在进入污染区前，脱工作服换穿防护服或者隔离衣，加戴一次性帽子和一次性医用外科口罩（共穿戴两层帽子、口罩）、防护眼镜、手套、鞋套。

二、医务人员离开隔离病区脱摘防护用品程序

（一）医务人员离开污染区前，应当先消毒双手，依次脱摘防护眼镜、外层一次性医用外科口罩和外层一次性帽子、防护服或者隔离衣、鞋套、手套等物品，分置于专用容器中，再次消毒手，进入潜在污染区，换穿工作服。

（二）离开潜在污染区进入清洁区前，先洗手与手消毒，脱工作服，洗手和手消毒。

（三）离开清洁区前，洗手与手消毒，摘去里层一次性帽子或布帽、里层医用防护口罩，沐浴更衣，并进行口腔、鼻腔及外耳道的清洁。

（四）每次接触患者后立即进行手的清洗和消毒。

（五）一次性医用外科口罩、医用防护口罩、防护服或者隔离衣等防护用品被患者血液、体液、分泌物等污染时应当立即更换。

（六）下班前应当进行个人卫生处置，并注意呼吸道与黏膜的防护。

新型冠状病毒感染的肺炎防控方案(第二版)

为做好全国新型冠状病毒感染的肺炎防控工作,切实维护人民群众身体健康和生命安全,根据疫情形势和研究进展,特制定本方案。

一、目的

及时发现和报告新型冠状病毒感染的肺炎病例,了解疾病特征与可能的感染来源,规范密切接触者管理,防止疫情扩散蔓延。

二、适用范围

适用于指导各地开展防控工作。本方案将根据疫情形势的变化和评估结果,及时更新。

三、防控措施

(一)加强组织领导。高度重视新型冠状病毒感染的肺炎疫情防控工作。各级卫生健康行政部门在本级政府领导下,加强对本地疫情防控工作的指导,组建防控技术专家组,按照"预防为主、防治结合、科学指导、及时救治"的工作原则,组织有关部门制订并完善相关工作和技术方案等,规范开展新型冠状病毒感染的肺炎防控工作。

各级卫生健康行政部门负责疫情控制的总体指导工作,落实防控资金和物资。

各级疾控机构负责开展监测工作的组织、协调、督导和评估,进行监测资料的收集、分析、上报和反馈;开展现场调查、实验室检测和专业技术培训;开展对公众的健康教育与风险沟通。

各级各类医疗机构负责病例的发现与报告、隔离、诊断、救治和临床管理,开展标本采集工作,并对本机构的医务人员开展培训。

(二)病例发现与报告。各级各类医疗机构、各级疾控机构按照《新型冠状病毒感染的肺炎病例监测方案(第二版)》(见附件1)开展新型冠状病毒感染的肺炎病例的监测、发现和报告工作。

1.病例发现。各级各类医疗机构在新型冠状病毒感染的肺炎监测和日常诊疗过程中,应提高对新型冠状病毒感染的肺炎病例的诊断和报告意识,对于不明原因发热、咳嗽等症状的病例,应注意询问发病前14天内的旅行史或可疑的暴露史,了解本人近期有无赴新型冠状病毒感染的肺炎疫情发生地区的旅行史,有无哺乳动物、禽类等接触史,尤其是野生动物接触史,以及有无与类似病例的密切接触史。

2.病例报告。发现新型冠状病毒感染的肺炎疑似病例、确诊病例时,具备网络直报条件的医疗机构应当立即进行网络直报。不具备网络直报条件的,应当立即向当地县(区)级疾控机构报告,并于2小时内寄送出传染病报告卡,县(区)级疾控机构在接到报告后立即进行网络直报。负责病例网络直报的医疗机构或疾控机构要根据实验室检测结果、病情进展及时对病例诊断类型、临床严重程度等信息进行订正。

（三）流行病学调查。县（区）级疾控机构接到辖区内医疗机构或医务人员报告新型冠状病毒感染的肺炎疑似病例、确诊病例后，应当按照《新型冠状病毒感染的肺炎流行病学调查方案（第二版）》（见附件2）进行调查。

（四）标本采集与检测。收治病例的医疗机构要采集病例的相关临床标本，通知县（区）级疾控机构尽快将标本送至当地指定的疾控机构或医疗机构实验室进行相关病原检测（见附件4）。

采集的临床标本包括病人的上呼吸道标本（如咽拭子、鼻拭子等）、下呼吸道标本（如深咳痰液、呼吸道吸取物、支气管灌洗液、肺泡灌洗液等）、抗凝血和血清标本等。临床标本应尽量采集病例发病早期的呼吸道标本（尤其是下呼吸道标本）和发病7天内急性期血清以及发病后第3~4周的恢复期血清。

标本采集、运送、存储和检测暂按二类高致病性病原微生物管理，按照《病原微生物实验室生物安全管理条例》及《可感染人类的高致病性病原微生物菌（毒）种或样本运输管理规定》（卫生部令第45号）及其他相关要求执行。

（五）病例救治及院内感染预防控制。病例需收治在指定医疗机构，承担新型冠状病毒感染的肺炎病例救治的医疗机构，应做好医疗救治所需的人员、药品、设施、设备、防护用品等保障工作。

医疗机构应当重视和加强隔离、消毒和防护工作。对疑似病例、确诊病例实行隔离治疗，疑似病例应当进行单间隔离治疗。医疗机构应当严格按照《医疗机构消毒技术规范》，做好医疗器械、污染物品、物体表面、地面等的清洁与消毒；按照《医院空气净化管理规范》要求进行空气消毒。在诊疗新型冠状病毒感染的肺炎患者过程中产生的医疗废物，应根据《医疗废物处理条例》和《医疗卫生机构医疗废物管理办法》的有关规定进行处置和管理。

（六）密切接触者的追踪和管理。由县（区）级卫生健康行政部门组织、协调密切接触者的追踪和管理。对确诊病例的密切接触者实行居家或集中隔离医学观察（见附件3），每日至少进行2次体温测定，并询问是否出现急性呼吸道症状或其他相关症状及病情进展。密切接触者医学观察期为与病例末次接触后14天。

（七）宣传教育与风险沟通。积极开展舆情监测，普及疫情防控知识，及时向公众解疑释惑，回应社会关切，做好疫情防控风险沟通工作。要加强重点人群、重点场所以及大型人群聚集活动的健康教育和风险沟通工作。

（八）加强医疗卫生机构专业人员培训。对医疗卫生机构专业人员开展新型冠状病毒感染的肺炎病例的发现与报告、流行病学调查、标本采集、实验室检测、医疗救治、院感防控、密接管理、个人防护等内容的培训，提高防控和诊疗能力。

（九）加强实验室检测能力及生物安全防护意识。各省级疾控机构、具备实验室检测能力的地市级疾控机构、以及指定的医疗卫生机构要做好实验室诊断方法建立和试剂、技术储备，随时按照实验室生物安全规定开展各项实验室检测工作。

·指南与共识·

新型冠状病毒(2019-nCoV)感染的肺炎诊疗快速建议指南(标准版)

靳英辉[1]，蔡林[2]，程真顺[3]，程虹[4]，邓通[1,5]，范逸品[6,7]，方程[1]，黄笛[1]，黄璐琦[6,7]，黄桥[1]，韩勇[2]，胡波[8]，胡芬[8]，李柄辉[1,5]，李一荣[9]，梁科[10]，林丽开[2]，罗丽莎[1]，马晶[8]，马琳璐[1]，彭志勇[8]，潘运宝[9]，潘振宇[11]，任学群[5]，孙慧敏[12]，王莹[13]，王云云[1]，翁鸿[1]，韦超洁[3]，吴东方[4]，夏剑[14]，熊勇[10]，徐海波[15]，姚晓梅[16]，袁玉峰[2]，张笑春[15]，张莹雯[17]，张银高[2]，张华敏[6,7]，赵剡[14]，赵明娟[1]，訾豪[1,5]，曾宪涛[1,18*]，王永炎[6,7*]，王行环[1,2*]，武汉大学中南医院新型冠状病毒感染的肺炎防治课题组，中国医疗保健国际交流促进会循证医学分会

[1]武汉大学中南医院循证与转化医学中心，武汉 430071；[2]武汉大学医院管理研究所，武汉 430071；[3]武汉大学中南医院呼吸与危重症医学科，武汉 430071；[4]武汉大学中南医院药学部，武汉 430071；[5]河南大学循证医学与临床转化研究院，河南开封 475000；[6]中国中医科学院，北京 100700；[7]中国中医药循证医学中心，北京 100700；[8]武汉大学中南医院重症医学科，武汉 430071；[9]武汉大学中南医院医学检验科，武汉 430071；[10]武汉大学中南医院感染科，武汉 430071；[11]武汉大学中南医院医务处，武汉 430071；[12]武汉大学中南医院护理部，武汉 430071；[13]武汉大学中南医院院内感染办公室，武汉 430071；[14]武汉大学中南医院急救中心，武汉 430071；[15]武汉大学中南医院医学影像中心，武汉 430071；[16]麦克马斯特大学卫生研究方法证据及影响系，加拿大安大略省哈密尔顿市 L8S 4L8；[17]武汉大学中南医院中医科，武汉 430071；[18]武汉大学全球健康研究中心，武汉 430072

[关键词] 2019新型冠状病毒；呼吸疾病；肺炎；感染性疾病；快速建议指南；临床实践指南；循证医学
[中图分类号] R373.1   [文献标志码] A   [文章编号] 0577-7402(2020)01-0001-20
[DOI] 10.11855/j.issn.0577-7402.2020.01.01

A rapid advice guideline for the diagnosis and treatment of 2019 novel coronavirus (2019-nCoV) infected pneumonia (Standard version)

Ying-Hui Jin[1], Lin Cai[2], Zhen-Shun Cheng[3], Hong Cheng[4], Tong Deng[1,5], Yi-Pin Fan[6,7], Cheng Fang[1], Di Huang[1], Lu-Qi Huang[6,7], Qiao Huang[1], Yong Han[2], Bo Hu[8], Fen Hu[8], Bing-Hui Li[1,5], Yi-Rong Li[9], Ke Liang[10], Li-Kai Lin[2], Li-Sha Luo[1], Jing Ma[8], Lin-Lu Ma[1], Zhi-Yong Peng[8], Yun-Bao Pan[9], Zhen-Yu Pan[11], Xue-Qun Ren[5], Hui-Min Sun[12], Ying Wang[13], Yun-Yun Wang[1], Hong Weng[1], Chao-Jie Wei[3], Dong-Fang Wu[4], Jian Xia[14], Yong Xiong[10], Hai-Bo Xu[15], Xiao-Mei Yao[16], Yu-Feng Yuan[2], Xiao-Chun Zhang[15], Ying-Wen Zhang[17], Yin-Gao Zhang[2], Hua-Min Zhang[6,7], Yan Zhao[14], Ming-Juan Zhao[1], Hao Zi[1,5], Xian-Tao Zeng[1,18*], Yong-Yan Wang[6,7*], Xing-Huan Wang[1,2*], for the Zhongnan Hospital of Wuhan University Novel Coronavirus Management and Research Team, Evidence-Based Medicine Chapter, China International Exchange and Promotive Association for Medical and Health Care (CPAM)

[1]*Center for Evidence-Based and Translational Medicine, Zhongnan Hospital of Wuhan University, Wuhan 430071, China;*

[2]*Institute of Hospital Management, Wuhan University, Wuhan 430071, China;*

[3]*Department of Respiratory Medicine, Zhongnan Hospital of Wuhan University, Wuhan 430071, China;*

[4]*Department of Pharmacy, Zhongnan Hospital of Wuhan University, Wuhan 430071, China;*

[5]*Institute of Evidence-Based Medicine and Knowledge Translation, Henan University, Kaifeng 475000, China;*

[6]*China Academy of Chinese Medical Sciences, Beijing 100700, China;*

[7]*China Center for Evidence Based Traditional Chinese Medicine (CCEBTCM), Beijing 100700, China;*

[8]*Department of Critical Care Medicine, Zhongnan Hospital of Wuhan University, Wuhan 430071, China;*

[基金项目] 国家卫健委医管中心委托课题([2019]099号)，湖北省第二届医学领军人才工程第一层次基金，科技部新型冠状病毒感染的肺炎疫情应急项目(2020YFC084300)
[通信作者] 曾宪涛，E-mail：zengxiantao1128@163.com；王永炎，E-mail：wangyyanpublic@bta.net.cn；王行环，E-mail：wangxinghuan1965@163.com。
[作者排序说明] 除第一作者和通信作者外，其余作者按姓氏首字母排序，排名不分先后。
注：本指南英文原文刊发于*Military Medical Research* [Jin et al: A rapid advice guideline for the diagnosis and treatment of 2019 novel coronavirus (2019-nCoV) infected pneumonia (Standard version), *Mil Med Res*, 2020,7: 4]，获其编辑部授权优先网络出版中文翻译版。

附录

^{9}Department of Clinical Laboratory, Zhongnan Hospital of Wuhan University, Wuhan 430071, China;

^{10}Department of Infectious Diseases, Zhongnan Hospital of Wuhan University, Wuhan 430071, China;

^{11}Division of Medical Affairs, Zhongnan Hospital of Wuhan University, Wuhan 430071, China;

^{12}Division of Nursing Affairs, Zhongnan Hospital of Wuhan University, Wuhan 430071, China;

^{13}Office of Nosocomial Infection Control, Zhongnan Hospital of Wuhan University, Wuhan 430071, China;

^{14}Emergency Center, Zhongnan Hospital of Wuhan University, Wuhan 430071, China;

^{15}Department of Radiology, Zhongnan Hospital of Wuhan University, Wuhan 430071, China;

^{16}Department of Health Research Methods, Evidence, and Impact, McMaster University, Hamilton, Ontario, ON, L8S 4L8, Canada

^{17}Department of Traditional Chinese Medicine,Zhongnan Hospital of Wuhan University, Wuhan 430071, China;

^{18}Global Health Institute,Wuhan University, Wuhan 430072, China

*Corresponding author: Xian-Tao Zeng, E-mail: zengxiantao1128@163.com; Yong-Yan Wang, E-mail:wangyyanpublic@bta.net.cn; Xing-Huan Wang, E-mail: wangxinghuan1965@163.com.

[Key words]　2019 novel coronavirus; 2019-nCoV; respiratory disease; pneumonia; infectious diseases; rapid advice guideline; clinical practice guideline; evidence-based medicine

　　2019新型冠状病毒(2019 novel coronavirus，2019-nCoV)，因2019年12月发生在中国武汉的不明原因病毒性肺炎病例而被发现，并于2020年1月12日被世界卫生组织(World Health Organization，WHO)命名。在之后的一个月内，2019-nCoV在湖北省内、中国甚至其他国家传播，造成了数以千计病例的出现，同时也引起了民众一定程度的恐慌。

　　本指南的制定希望能够从疾病流行病学、病因学、诊断、治疗、护理、医院感染控制等方面给临床医生、社区居民等提供医疗护理及居家照护的相关指导。

1　指南制订方法学

　　本指南制订过程主要依照WHO针对紧急公共卫生事件的快速风险评估手册提供的快速建议指南(Rapid Advice Guidelines)方法学[1-2]进行。

　　1.1　组建指南制订小组　本快速建议指南由一线诊治医师和护师、行政管理协调安排人员、指南制订方法学专家、系统评价及文献检索专业人员共同组成。

　　1.2　指南的目标用户　发热门诊、急诊科、重症医学科、呼吸科等诊治与护理2019-nCoV感染肺炎患者的医师、护士，社区居民，公共卫生人员以及科研工作者。

　　1.3　指南的目标人群　2019-nCoV疑似病例、确诊病例、聚集性病例、密切接触者及可疑暴露者。

　　1.4　快速评估利益冲突　首次会议口头询问利益冲突情况，共识会议进行所有参与者的利益冲突调查，均表明不存在利益冲突。

　　1.5　指南结构的确定　本指南属于应对突发传染性疾病的快速指南，由于时间所限，并未进行指南PICOS(Patient，Intervention，Control，Outcomes，Study)问题的调研，而是由本院多位一线临床医师进行讨论确定指南结构及涵盖的范围与主题。

　　1.6　证据来源与评价

　　1.6.1　一般性说明　考虑到新爆发的疫情没有直接证据，故参考学习严重急性呼吸综合征(severe acute respiratory syndrome，SARS)、中东呼吸综合征(the Middle East respiratory syndrome，MERS)和流感相关指南及相应高级别证据，并同时参考国家卫生健康委发布的2019-nCoV感染的肺炎诊疗方案以及WHO的2019-nCoV感染肺炎指南。另外，本指南制订也进行了指南外高质量证据的查找。高级别证据包括治疗性相关问题查找高质量系统评价、Meta分析、随机对照试验(randomized controlled trials，RCTs)；诊断性研究查找高质量系统评价、诊断准确性研究等。如果没有发现可用的RCTs，则依次查找高质量的观察性研究。因SARS研究的发表集中在疫情发生后的几年，近期研究数量不足，故本次指南制定暂不限制检索年份。

　　1.6.2　检索资源　本指南检索的数据库为：PubMed、Embase和Cochrane library。本指南检索的网站有：WHO(https://www.who.int/)、CDC(Centers for Disease Control and Prevention；https://www.cdc.gov/)、NICE(National Institute for Health and Clinical Excellence；https://www.nice.org.uk/)、中华人民共和国国家卫生健康委员会(http://www.nhc.gov.cn/)和国家中医药管理局(http://www.satcm.gov.cn/)。

　　1.6.3　本次疫情一手资料的收集与汇总　武汉大学中南医院在本次新型冠状病毒感染的肺炎诊疗过程中共

（左侧竖排）突发传染病防治手册

筛查11500例,疑似276例,明确诊断170例(其中危重患者33例)(截至2020年1月29日24:00)。在此过程中积累了一定的诊疗经验,整理病例170份,可以以专家证据(Expert Evidence)的形式成为指南重要证据资料。呈现形式:医生共识过程参与及典型案例报告(见本指南附1和附2)。此过程严格区分专家证据及专家意见。基于专家证据仍然可以制订循证指南[3]。

1.7 证据及推荐意见分级标准 本指南参考GRADE系统[4]的一般原则,并结合本次指南的特殊性综合确定证据等级与推荐意见的确定方法。当临床问题没有高质量系统评价或Meta分析支持时,依次选用高质量的RCTs、观察性研究或系列病例报告,同时参考本院专家证据及已有SARS等指南证据,此时原始研究不进行不一致性降级。

1.8 推荐意见确定 在所有证据收集并评估后,本指南制订通过指南制订小组面对面会议达成共识。分歧较大的采用投票的方法最终确定。指南文本用"建议""提供"等反映强推荐,用"考虑"反映弱推荐[4-5]。强推荐并不意味着有足够的干预有效性,推荐意见的制订结合疾病的严重程度、患者意愿、安全性、经济性等因素综合考虑[6](表1、2)。参考表2的内容,根据此次指南制订的实际情况,进行一定的调整,本次指南制订过程中高度重视专家证据,共识过程中一线诊治医生对待推荐意见的一致性超过70%的专家证据设定为高质量证据。

表1 推荐强度分级

Tab.1 Classification and description of recommendation

推荐强度	内容
强	明确显示干预措施利大于弊或弊大于利
弱	利弊不确定或无论质量高低的证据均显示利弊相当

表2 证据等级与推荐级别的关系

Tab. 2 Rules for grading recommendations

推荐强度和证据等级	获益与风险/负担	支持证据的方法学质量	含义
强推荐,高质量证据	获益明显大于风险/负担,或风险/负担明显大于获益	无重大偏倚的RCT研究或者效应量大的观察性研究*	强推荐意味着在绝大多数情况下能应用于几乎所有患者
强推荐,中质量证据	获益明显大于风险/负担,或风险/负担明显大于获益	RCTs存在比较大的局限性(不一致性的结果,方法学的缺陷,间接性或不精确性)或观察性研究*	强推荐意味着在绝大多数情况下能应用于几乎所有患者
强推荐,低或极低质量证据	获益明显大于风险/负担,或风险/负担明显大于获益	观察性研究或病例系列*	强推荐,但是当高质量证据出现时可能推荐意见会发生变化
弱推荐,高质量证据	获益与风险/负担比较相似	没有重大偏倚的RCTs研究或者效应量大的观察性研究*	弱推荐,推荐方案可能因不同的偏好和价值观或临床情景有所差异
弱推荐,中等质量证据	获益与风险/负担比较相似	RCTs存在比较大的局限性(不一致性的结果,方法学的缺陷,间接性或不精确性)或观察性研究*	弱推荐,推荐方案可能因不同的偏好和价值观或临床情景有所差异
弱推荐,低或极低质量证据	获益与风险/负担存在不确定性;获益与风险/负担比较相似	观察性研究或病例系列*	非常弱的推荐,很有可能在未来改变

*一致性超过70%的专家证据也被认为高质量证据

1.9 指南撰写和发布 本指南将以中、英文同时发布,当前版本为标准版,由于篇幅限制未把证据描述放入其中。完整版刊于《医学新知》2020年第30卷第1期[7]。

2 流行病学特征

2.1 爆发范围 2019年12月以来,湖北省武汉市部分医院陆续发现了多例有华南海鲜市场暴露史的不明原因肺炎病例,现已证实为一种2019-nCoV感染引起的急性呼吸道传染病。截至目前搜集到的病例,显示无华南市场暴露史的病例在增加,并出现了聚集性病例[8]和无武汉旅行史的确诊病例,而且在境外多个国家和地区发现了来自武汉的无明确市场暴露史的确诊病例。

截至1月26日24时,国家卫生健康委收到30个省(区、市)累计报告确诊病例2744例,现有重症病例461例,累计死亡病例80例,累计治愈出院51例。现有疑似病例5794例。目前累计追踪到密切接触者32799人,当日解除医学观察583人,现有30453人正在接受医学观察。累计收到港澳台地区通报确诊病例:香港特别行政区8例,澳门特别行政区5例,台湾地区4例。另外,累计收到国外通报确诊病例:泰国7例,日本3例,韩国3例,美国3例,越南2例,新加坡4例,马来西亚3例,尼泊尔1例,法国3例,澳大利亚4例[9]。

2.2 宿主 野生动物,可能为蝙蝠[10]。2019-nCoV感染的肺炎是由蝙蝠直接传播还是通过中间宿主传播,需要进一步确认,它将有助于确定人畜共患传播模式[11]。

目前研究显示此新型病毒与蝙蝠SARS样冠状病毒(bat-SL-CoVZC45)同源性达85%以上[12]。

2.3　传播途径　目前所见传染源主要是新型冠状病毒感染的肺炎患者。经呼吸道飞沫传播是主要的传播途径，亦可通过接触传播[12]。虽然病毒来源和人群间传播能力等许多细节仍然未知，但越来越多的病例似乎是由人际传播引起[8,13]。

2.4　病因学及发病机制　从武汉市不明原因肺炎患者下呼吸道分离出的冠状病毒2019-nCoV为一种属于β属的新型冠状病毒，有包膜，颗粒呈圆形或椭圆形，常为多形性，直径60~140 nm。其基因特征与SARSr-CoV和MERS-CoV有明显区别。目前研究显示与蝙蝠SARS样冠状病毒(bat-SL-CoVZC45)同源性达85％以上。体外分离培养时，2019-nCoV在96 h左右即可在人呼吸道上皮细胞内发现，而在VeroE6和Huh-7细胞系中分离培养约需6 d[12]。

病毒的来源、感染后排毒时间、发病机制等目前尚不明确[14]。

2.5　分子流行病学　需要获得尽可能多的时间和地理上无关的临床分离株，以评估病毒突变的程度，并评估这些突变是否表明对人类宿主的适应性[11]。尚未发现病毒变异的证据[14]。

2.6　潜伏期和感染期　基于目前的流行病学调查，潜伏期一般为3~7 d，最长不超过14 d[10]。与SRAS有很大不同，2019-nCoV在潜伏期具有传染性[15]。

2.7　影响预后的因素　人群普遍易感。老年人及有基础疾病者感染后病情较重，儿童及婴幼儿也有发病。从目前收治的病例情况看，多数患者预后良好，儿童病例症状相对较轻，少数患者病情危重。死亡病例多见于老年人和有慢性基础疾病者[12]。

一项纳入2019年12月16日至2020年1月2日期间在武汉市入院的首批41例确诊感染2019-nCoV的病例分析发现，患者发生急性呼吸窘迫综合征12例(29%)，接受重症监护13例(32%)，其中6人死亡[16]。

3　疾病筛查及人群预防

3.1　病例定义

3.1.1　疑似病例　符合以下临床表现任意2条，并具有任何一项流行病学史的患者。①临床表现：发热；具有肺炎影像学特征；发病早期白细胞总数正常或降低，或淋巴细胞计数减少；②流行病学史：发病前14 d内有武汉地区或其他有本地病例持续传播地区的旅行史或居住史；发病前14 d内曾接触过来自武汉市或其他有本地病例持续传播地区的发热或有呼吸道症状的患者；有聚集性发病或与新型冠状病毒感染者有流行病学关联[12]。

3.1.2　确诊病例　具备以下病原学证据之一者：①呼吸道标本或血液标本实时荧光RT-PCR检测2019-nCoV核酸阳性[17]；②呼吸道标本或血液标本病毒基因测序，与已知的2019-nCoV高度同源[12]。

3.1.3　聚集性病例　疑似聚集性病例是指14 d内在小范围(如一个家庭、一个工地、一个单位等)发现1例确诊病例，并同时发现1例及以上发热或呼吸道感染病例。

在上述情形下，发现2例及以上确诊病例，且病例间可能存在因密切接触导致的人际传播的可能性或因共同暴露而感染的可能性，则判定为聚集性病例[8,18]。

3.1.4　密切接触者　与病例发病后有如下接触情形之一，但未采取有效防护者[18]，包括：①与病例共同居住、学习、工作，或其他有密切接触的人员，如与病例近距离工作或共用同一教室或与病例在同一所房屋中生活；②诊疗、护理、探视病例的医护人员、家属或其他与病例有类似近距离接触的人员，如直接治疗及护理病例、到病例所在的密闭环境中探视或停留，病例同病室的其他患者及其陪护人员；③与病例乘坐同一交通工具并有近距离接触人员，包括在交通工具上照料护理过病人的人员；该病人的同行人员(家人、同事、朋友等)；经调查评估后发现有可能近距离接触病人的其他乘客和乘务人员；④现场调查人员调查后经评估认为符合其他与密切接触者接触的人员。

3.1.5　可疑暴露者　可疑暴露者是指暴露于新型冠状病毒检测阳性的野生动物、物品和环境，且暴露时未采取有效防护的加工、售卖、搬运、配送或管理等人员[18]。

3.2　人员预防

(1)密切接触者及可疑暴露者：密切接触者及可疑暴露者均应有14 d的健康观察期。观察期从与患者接触或环境暴露的最后1 d算起。一旦出现任何症状，特别是发热、呼吸道症状如咳嗽、呼吸短促或腹泻，应马上就医[19]。对偶然接触，低暴露于疑似或确诊感染的接触者，要实行接触监测，即进行日常活动的同时，检查伴随的症状情况[20]。详细内容见表3[21]。

(2)疑似nCoV感染患者：疑似感染患者应尽快前往医院进行诊疗。医生根据患者情况进行判断，轻微

突发传染病防治手册

表3　密切接触者及可疑暴露者建议
Tab.3　Recommendations for close contacts and suspicious exposures

序号	建议	推荐强度
1	严格进行14d的观察期，如有症状前往医院诊治	强推荐
	条件允许下提前通知定点医院派车接送出现症状者前往医院就诊	弱推荐
2	患者应该佩戴N95口罩(优先策略)	强推荐
	一次性医用外科口罩(替代策略)	弱推荐
3	避免乘坐公共交通工具前往医院，选择救护车或私人车辆，前往医院途中开窗通风(优先策略)	强推荐
4	在路上或在医院候诊时，尽可能远离其他人(至少1 m以上)且佩戴口罩	强推荐
5	陪同检查的家属应立刻按照密切接触者监测，保持呼吸道卫生并应正确地清洁双手	强推荐
6	在前往医院前应告知社区或街道的医院，车辆应用500 mg/L含氯消毒剂清洁消毒，开窗通风	强推荐

症状疑似感染患者可考虑居家隔离，进行家庭护理(**弱推荐**)，症状较重的疑似感染者及经医生判断后需要留观的疑似患者按照疑似患者隔离指引要求进行在院隔离。

另需注意：①决定是否进行家中隔离，需要谨慎的临床判断，并且需要专业人员参与评估病人留在家里的安全性。②疑似患者居家隔离期间症状未有改善或加重，需前往医院就诊。③在家中隔离期间，患者用药及临床症状观察需密切观察，其照顾家属需要每天测量体温进行自我观察。在整个家庭护理期间，卫生保健人员应参与通过电话和(理想情况下，如果可行的话)定期(例如每天)面对面的访问，审查症状的进展情况，必要时进行特定的诊断测试[14,19,21]，详见表4、5。

(3)旅行人群的预防(**强推荐**)：国际旅客进出受影响地区时，采取常规预防措施，包括：避免与

表4　轻微症状疑似患者判断参考标准
Tab.4　Criteria for judging patients with suspected mild symptoms

序号	轻微症状疑似患者定义
1	医院医师评估后要求居家隔离(金标准)
2	发热<38℃
3	可自行退热
4	无呼吸困难，不喘气
5	伴或不伴咳嗽
6	无慢性疾病

表5　轻微症状疑似患者居家隔离方案
Tab. 5　Home care guidelines for suspected patients with mild symptoms

序号	隔离方案	推荐强度
轻微症状疑似患者		
1	通风良好的单间居住(优选策略)	强推荐
	与患者保持1 m以外床间距(替代策略)	弱推荐
2	500 mg/L含氯消毒液每天频繁清洁、消毒家中物品	强推荐
3	限制亲朋好友探视	强推荐
4	安排无基础疾病的1名健康家庭成员看护	弱推荐
5	限制患者活动	强推荐
6	共享区域如卫生间，厨房等开窗通风	强推荐
7	避免与患者共用牙刷、毛巾、餐具、床单等物品。患者生活用品单人单用，需与家庭成员分开放置	强推荐
8	咳嗽、打喷嚏时，需要佩戴医用口罩，或者用纸巾及弯曲的手肘掩护，咳嗽和打喷嚏后立即进行双手清洁	强推荐
9	与患者共处一室需佩戴N95口罩(优选策略)	强推荐
	一次性使用外科口罩(替代策略) *严格按照使用说明书进行口罩使用	弱推荐
10	流动水洗手后，需用干纸巾擦干(优选策略)	强推荐
	毛巾擦干，毛巾每日清洗消毒晒干备用(替代策略)	弱推荐
家庭照顾者		
1	与患者接触后、离开病人房间、吃饭前、吃饭后、如厕后、进出家门前后需进行手消毒(肉眼可见污渍，先流动水洗手再进行手消毒)	强推荐
2	避免直接接触人体分泌物，特别是口部或呼吸道分泌物，以及避免直接接触粪便	强推荐
3	佩戴一次性手套(双层)为患者进行口部及呼吸道看护、处理粪便、尿液、清洁患者房间卫生等。戴手套前、脱手套后需进行洗手	强推荐
4	普通洗衣皂和清水清洗病人衣物、床单、浴巾、毛巾等，或者用洗衣机以60~90℃和普通家用洗衣液清洗(强推荐)或低浓度消毒液浸泡随后洗衣机普通清洗(弱推荐)	强推荐/弱推荐
	将污染的床品放入洗衣袋。不要甩动污染衣物，避免直接接触	强推荐
5	患者产生的垃圾丢入密闭的垃圾袋，频繁更换	强推荐

179

急性呼吸道感染者产生密切接触；勤洗手，尤其是与患病者或其周边环境接触后；遵从适当的咳嗽礼节；避免与活或死的农场或蝙蝠和其他野生动物产生密切接触[22-23]。

旅客需避免不必要的旅行，如果在过去14 d内前往中国湖北省(包括武汉市)，并且感到发烧，咳嗽或呼吸困难，则应立即就医；生病时不旅行；咳嗽或打喷嚏时，用纸巾或袖子(而不是手)遮住口鼻；经常用肥皂和水洗手至少20 s。如果没有肥皂和水，请使用酒精类洗手液[24]。

4 疾病诊断

4.1 临床表现 有发热、乏力、干咳、呼吸困难等症状，伴或不伴鼻塞、流涕等上呼吸道症状[13,16]。尽管病例报告有不典型症状[25]，但钟南山院士在2020年1月28日接受新华社专访时讲，发热仍然是2019-nCoV感染的典型症状。

4.2 体格检查 轻症患者可无阳性体征；重症患者可出现呼吸急促，双肺闻及湿啰音，呼吸音减弱，叩诊呈浊音，触觉语颤增强或减弱等。

4.3 影像学检查

4.3.1 CT影像学检查(强推荐) 因患者年龄、免疫力、扫描时所处的病程节段、基础疾病及药物干预而异，其影像学表现病灶主要分布(胸膜下、沿支气管血管束为主)、数量(3个以上多发病灶多见、偶有单发或双病灶)、形状(斑片状、大片状、结节状、团状、蜂窝样或网格状、条索状等)、密度(多不均匀，呈磨玻璃密度与小叶间隔增厚混杂铺路石样改变、实变及支气管壁增厚等)及伴发征象(充气支气管征、极少数病例出现少量胸腔积液和纵膈淋巴结肿大等)各异。

4.3.2 武汉大学中南医院一线数据分享

4.3.2.1 典型CT/X线影像表现

(1)双肺多发、斑片状、亚段或节段性磨玻璃密度影，被细网格状或小蜂窝样小叶间隔增厚分隔成"铺路石样"改变，CT扫描层厚越薄，磨玻璃密度影与小叶间隔增厚显示越清晰；高分辨率CT(high-resolution computed tomography，HRCT)呈现细网格状或小蜂窝样小叶间隔增厚内稍高密度磨玻璃密度改变、边缘模糊(图1，45例，54.2%，共计83例)。X线分辨较CT差，基本上表现为边缘模糊的磨玻璃密度影(图2，9例，10.8%，共计83例)。

(2)双肺多发、斑片状或大片状实变，并少许网格样或蜂窝状小叶间隔增厚，以中下叶为著(图3，26例，31.3%，共计83例)，老年人或重症患者多见。

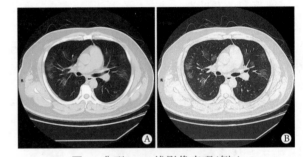

图1 典型CT/X线影像表现(例1)

Fig.1 Typical CT/X-ray imaging manifestation (case 1)

男性，38岁，无明显诱因发热(39.3℃)、干咳和气短3 d。实验室检查，WBC：6.35×10⁹/L(正常)，LYMPH%：4.1(减低)，LYMPH：0.31×10⁹/L(减低)，EO：0(减低)，CRP：170.91 mg/L(升高)，PCT：0.45 ng/ml(升高)。A(SL：6 mm)和B(HRCT)示双肺多发斑片状+小叶网格状小叶间隔增厚，呈典型"铺路石"征象。

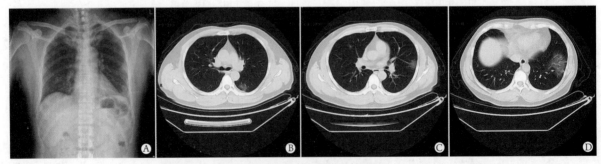

图2 典型CT/X线影像表现(例2)

Fig.2 Typical CT/X-ray imaging manifestation (case 2)

男性，51岁，全身酸痛、乏力1周，发热1d(39.1℃)，贫血。实验室检查，WBC：9.24×10⁹/L(正常)，LYMPH%：5.1(减低)，LYMPH：0.47×10⁹/L(减低)，EO：0(减低)，CRP：170.91 mg/L(升高)，PCT：0.45 ng/ml(升高)，ESR：48 mm/h(升高)。A示左肺下叶外带斑片影；B示左肺下叶背段大片磨玻璃密度影；C示右肺上叶后段和左肺下叶舌段胸膜下斑片状磨玻璃密度影；D示左肺下叶外基底段大片磨玻璃密度影。

突发传染病防治手册

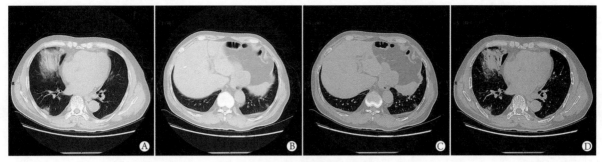

图3   典型CT/X线影像表现(例3)

Fig.3   Typical CT/X-ray imaging manifestation (case 3)

男性，65岁，发热4 d(38.7℃)。实验室检查，WBC：3.72×10⁹/L(正常)，LYMPH：0.90×10⁹/L(减低)，CRP：53.0 mg/L(升高)，PCT：0.10 ng/ml(升高)，肝功能减低，低蛋白血症，轻度贫血。A、B示右肺中叶大片实变和下叶后基底段斑片状实变、内见充气支气管征，3C示左肺下叶外基底段斑片状实变，右侧胸腔少量积液。

4.3.2.2   不典型CT/X线影像表现

(1)双肺单发、多发或广泛胸膜下网格样或蜂窝样小叶间隔增厚、支气管壁增厚、迂曲粗条索影，可见散在数个斑片状实变、偶尔可伴有少量胸腔积液或纵隔淋巴结增大(图4，6例，7.2%，共计83例)，多见于老年人。

(2)单发或多发小叶中心实性结节或实变、周围围绕磨玻璃密度影(图5，5例，6.2%，共计83例)。

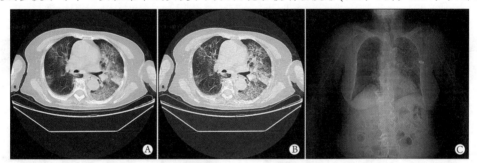

图4   不典型CT/X线影像表现(例1)

Fig.4   Atypical CT/X-ray imaging manifestation (case 1)

女性，83岁，发热(最高体温达38.8℃)、咳嗽、畏寒，伴咽痛、干咳1周，胸闷和气短加重1周。实验室检查，WBC：4.6×10⁹/L(正常)，Neu%：65.8(正常)，LYMPH%：19.9(减低)。A、B示双肺弥漫性小叶间隔增厚形成网格影、支气管壁增厚、左肺下叶片状实变，4C胸片示双肺弥漫网格影、左肺为著。

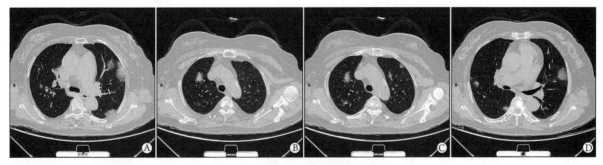

图5   不典型CT/X线影像表现(例2)

Fig.5   Atypical CT/X-ray imaging manifestation (case 2)

女性，56岁，发热3d。实验室检查，WBC：4.87×10⁹/L(正常)，LYMPH%：10.1(减低)，LYMPH：0.49×10⁹/L(减低)，EO：0(减低)，EO%：0(减低)；TP：54.0 g/L(减低)，ALB：35.5 g/L(减低)，GLB：18.5 g/L(减低)。

181

4.3.2.3   CT影像分期因发病时间及机体对病毒反应而不同可以分为5期。

(1)超早期：通常指曾暴露于病毒污染环境中(与患者接触史、家庭、单位或医务人员聚集性发病环境内)1~2周内尚无有任何临床表现、实验室检查阴性和咽拭子2019-nCoV阳性。主要影像表现为单发、双发或散在数个局灶性磨玻璃密度影、小叶中心结节及周围环绕斑片状磨玻璃密度影、斑片状实变影及其内见支气管充气征等，以中下叶胸膜下为著(图6，7例，8.4%，共计83例)。

(2)早期：指出现临床表现(发热、咳嗽、干咳等)后1~3 d，此期病理学机制为肺泡间隔毛细血管扩张充血、肺泡腔内液体渗出和小叶间隔间质水肿。表现为单发或散在多发斑片状或团状磨玻璃密度影，被蜂窝样或网格样增厚小叶间隔分隔(图7，45例，54.2%，共计83例)。

(3)快速进展期：出现临床表现后第3~7 d左右，此期病理学机制为肺泡腔内聚集大量富细胞渗出液、间质内血管扩张渗出、二者均导致肺泡及间质水肿进一步加重，纤维素样渗出经肺泡间隔将每个肺泡联通起来形成融合态势。CT表现为融合大片较淡的实变影、其内可见充气支气管征(图8，17例，20.5%，共计83例)。

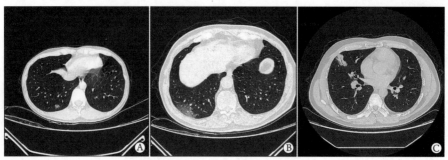

图6　超早期CT影像

Fig.6　CT imaging of ultra-early stage

A.女性，33岁，职业暴露，斑片状磨玻璃密度影；B.男性，67岁，与患者有过接触史，大片磨玻璃密度影；C.女性，35岁，职业暴露，大片实变影、内见充气支气管征

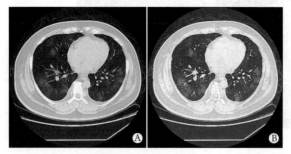

图7　早期CT影像

Fig.7　CT imaging of early stage

男性，38岁，无明显诱因发热(39.3℃)、干咳和气短3 d。实验室检查，WBC：$3.01×10^9$/L(减低)，LYMPH：$0.81×10^9$/L(减低)，CRP：60.8 mg/L(升高)，PCT：0.16 ng/ml(增高)。影像学检查示双肺多发片团影较淡实变及网格样增厚小叶间隔。

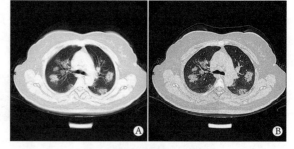

图8　快速进展期CT影像

Fig.8　CT imaging of rapid progression stage

女性，50岁，纳差、乏力、肌肉酸痛、鼻塞流涕1周、咽痛咽痒2 d。实验室检查，WBC：$4.08×10^9$/L(正常)、LYMPH：$0.96×10^9$/L(减低)、CRP：60.8 mg/L(升高)、ESR：25 mm/h(升高)。影像学检查，双肺多发片团影较淡实变及网格样增厚小叶间隔。

(4)实变期：出现临床表现7~14 d左右，此期主要病理机制应该是肺泡腔纤维素性渗出、肺泡壁毛细血管充血消退。CT影像学表现为多发斑片状实变密度、范围较上一期稍缩小(图9，26例，31.2%，共计83例)。

(5)消散期：出现临床表现2~3周内、病变范围进一步缩小。CT表现为斑片状实变或条索影，随着时间延长、可见网格状增厚小叶间隔、支气管壁增厚扭曲成条索状及少许散在斑片状实变(图10，17例，20.5%，共计83例)。

4.4　鉴别诊断　主要与流感病毒、副流感病毒、腺病毒、呼吸道合胞病毒、鼻病毒、人偏肺病毒、SARSr-CoV等其他已知病毒性肺炎鉴别，与肺炎支原体、衣原体肺炎及细菌性肺炎等鉴别。此外，还要与非感染性疾病，如血管炎、皮肌炎和机化性肺炎等鉴别。

4.5　实验室检测技术

4.5.1　血液学检查　发病初期白细胞总数大部分降低或正常，淋巴细胞计数减少，单核细胞增加或正常。淋巴细胞绝对值如果小于$0.8×10^9$/L，或出现CD4及CD8T细胞计数明显下降者需要高度关注，一般建议3 d后复查血液常规变化。

4.5.2　呼吸道病原学检测

(1)流感抗原：目前常规检测的流感抗原有甲型、乙型、H7N亚型等，咽拭子采样，检测结果较快，

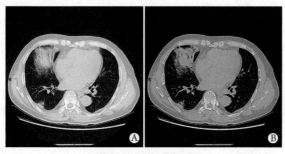

图9　实变期CT影像

Fig.9　CT imaging of consolidation stage

　　男，65岁，发热4 d(体温最高39 ℃)。实验室检查，WBC：3.72×10⁹/L(减低)，LYMPH：0.90×10⁹/L(减低)，PCT：0.10 ng/ml(升高)，CRP：53.0 mg/L(升高)；低蛋白血症[TP：62.2 g/L(减低)、ALB：35.7 g/L(减低)]、肝功异常 [ALT：79 U/L(升高)，AST：72 U/L(升高)]、轻度贫血[RBC：4.10×10¹²/L(减低)，HGB：131.1 g/L(减低)，HCT：39%(减低)]。影像学检查，CT表现为右肺中叶、下叶后基底段及左肺下叶外基底段多发斑片状和大片实变、内见充气支气管征象。

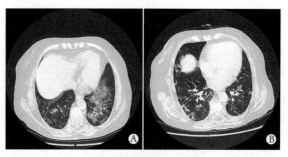

图10　消散期CT影像

Fig.10　CT imaging of dissipation stage

　　女性，79岁，间断发热6 d，综合治疗3 d后，实验室检查，RBC：3.73×10¹²/L(减低)、HB：107 g/L(减低)，HCT%：31.8(减低)，LYMPH%：13.9(减低)，LYMPH：0.62×10⁹/L(减低)，EO%：0(减低)、EO：0(减低)，ALT：46 U/L(升高)，TP：56.8 g/L(减低)，ALB：33.5 g/L(减低)，CRP和PCT正常。A. CT示左肺上叶舌段斑片状磨玻璃密度影及网格状小叶间隔增厚和右肺中叶及下叶背段斑片状实变影；B.9 d后复查CT右肺中叶病变吸收、右肺下叶病变范围缩小、左肺上叶舌段病变吸收呈条索影样变。

有利于流感早期快速筛查，但是假阴性率偏高；

　　(2)呼吸道病毒核酸：临床常用于其他常见呼吸道病毒和支原体及衣原体感染的检测确诊，如腺病毒、副流感病毒、呼吸道合胞病毒、支原体、衣原体、甲型、乙型流感病毒等；

　　(3)2019-nCoV核酸检测：准确的2019-nCoV的RNA检测具有诊断意义(**强推荐**)。采用荧光定量PCR方法在排除样本质量、样本收集时机、污染和技术问题的情况下，从咽拭子或其他呼吸道样本中检测出2019-nCoV的RNA，尤其多次、多种标本和多种检测试剂盒的2019-nCoV的RNA阳性，对病原学诊断有重要支持意义；

　　(4)其他实验检查项目：其他还有血气分析、肝肾功能、心肌酶、肌红蛋白、血沉、CRP、PCT、乳酸、D-二聚体、凝血像、尿液常规、炎症因子(IL-6，IL-10，TNF-α)、TB亚群11项、补体、抗酸染色等。其中血气分析有助于判断中、重症患者的氧合情况，结合其中乳酸的升高可以筛查高危的氧合障碍患者，部分感染患者出现肝酶、肌酶、血沉和肌红蛋白增高，CRP和PCT的检测对鉴别是否合并肺部的细菌感染有一定价值，本次疫情中发现大部分重症患者D-二聚体明显升高，同时出现凝血功能的障碍，外周血管的微血栓形成，其他的炎症因子等检查可以初步评估患者的免疫功能状态。

4.5.3　武汉大学中南医院一线数据分享　发病早期外周血白细胞总数正常或减低，淋巴细胞计数减少，部分患者可见肝酶(转氨酶)、肌酸激酶(CK)和肌红蛋白增高。多数患者CRP、血沉和IL-6升高，PCT正常。严重者D-二聚体升高。

　　搜集我院前期38例2019-nCoV患者数据发现，患者WBC平均值为5.45(2.3~13.82)×10⁹/L，PLT平均值为164.5(47~317)×10⁹/L，淋巴细胞平均值为0.87(0.24~2.27)×10⁹/L，单核细胞0.38(0.12~0.62)×10⁹/L。ALT平均值为37.6(6~128) U/L，AST为53.3(18~169) U/L。CK平均值为315(33~3051) U/L，血沉平均值29.3(8~67) mm/h，CRP平均值61.8(3~170.91) mg/L，IL-6平均值57(3.1~134.4) pg/ml，D-二聚体400(46~3330) ng/ml。

　　经与120例健康体检人员相比，发现2019-nCoV患者淋巴细胞绝对值(0.87 *vs.* 2.13)×10⁹/L和淋巴细胞百分比(19.5% *vs.* 33.7%)，嗜酸细胞百分比(0.13% *vs.* 2.16%)和绝对值(0.0061 *vs.* 0.1417)×10⁹/L显著降低(*P*<0.05)。中性粒细胞绝对值(4.2 *vs.* 3.7)×10⁹/L和百分比(72% *vs.* 57%)升高(*P*<0.05)，单核细胞百分比相对升高(8.1% *vs.* 6.8%)，而单核细胞绝对数改变不明显(0.38 *vs.* 0.44)×10⁹/L。

4.6　其他早期诊断方法　临床能用的二代测序(next generation sequencing，NGS)技术、电子显微镜技术能起到早期诊断作用，但随着特异性核酸检测技术的发现其诊断价值已减弱，但NGS检测技术能用于病原体是否突变。

183

5　治　疗

5.1　治疗原则　疑似及确诊病例应在具备有效隔离条件和防护条件的定点医院隔离治疗。疑似病例应单间隔离治疗，确诊病例可收治在同一病室。危重症病例应尽早收入ICU治疗。

5.2 治疗方案

(1)卧床休息，监测生命体征(心率、指脉氧饱和度、呼吸频率、血压)，加强支持治疗，保证充分热量，维持水、电解质及酸碱平衡等内环境稳定(**强推荐**)。

(2)根据病情监测血常规、C-反应蛋白(C-reactive protein，CRP)、降钙素原(procalcitonin，PCT)、脏器功能(肝酶、胆红素、心肌酶、肌酐、尿素氮、尿量等)、凝血功能、动脉血气分析，胸部影像学(**强推荐**)。

(3)有效氧疗，包括鼻导管、面罩给氧、经鼻高流量氧疗(high flow oxygen therapy，HFNO)、无创(noninvasive mechanical ventilation，NIV)或有创机械通气等(**强推荐**)。

①严重呼吸道感染、呼吸窘迫、低氧血症或休克患者氧疗。起始流速5 L/min，滴定流速以达到目标氧饱和度为准(成年人：非怀孕患者$SpO_2 \geqslant 90\%$，怀孕患者$SpO_2 \geqslant 92\% \sim 95\%$；儿童：存在阻塞性呼吸困难、呼吸暂停、严重呼吸窘迫、中心性发绀、休克、昏迷或抽搐患儿$SpO_2 \geqslant 94\%$，其他患儿$\geqslant 90\%$)；

②缺氧性呼吸衰竭和急性呼吸窘迫综合征患者呼吸支持。当鼻导管或面罩氧疗无效或患者出现低氧性呼吸衰竭时可选择HFNO或NIV。但当患者出现高碳酸血症(慢性阻塞性肺疾病急性加重、心源性肺水肿)、血流动力学不稳定、多器官功能衰竭、精神状态异常时不常规采用HFNO氧疗。在使用HFNO或NIV短时间(1 h)内呼吸衰竭无改善或持续恶化，应立即插管。②有创机械通气采用小潮气量($4 \sim 8$ ml/kg)和低吸气压(平台压<30 cmH$_2$O)。中重度急性呼吸窘迫综合征(acute respiratory distress syndrome，ARDS)患者建议使用高呼气末正压PEEP，需根据FiO$_2$滴定PEEP维持SpO$_2$，以改善肺泡不张和减少吸气末肺泡过度扩张和肺血管阻力。严重ARDS患者，建议俯卧位通气，且时间大于12 h/d。

(4)经过肺保护性通气仍难以纠正的难治性低氧血症可考虑体外膜肺氧合(extracorporeal membrane oxygenation，ECMO)(**强推荐**)。

5.3 药物治疗

5.3.1 抗病毒药物治疗

(1)目前尚无来自RCT的证据支持特异的抗新型冠状病毒治疗疑似或确诊病例的药物；(2)可考虑试用α-干扰素雾化吸入(成人每次500万U，加入灭菌注射用水，2次/d)(**弱推荐**)；可考虑洛匹那韦/利托那韦口服，2粒/次，2次/d(**弱推荐**)。

证据级别较低的研究如回顾性队列研究、历史对照研究、病例报告或系列案例报道证实单用洛匹那韦/利托那韦或与抗病毒药联合使用在治疗SARS和MERS感染时有一定的治疗优势，如减少了ARDS的发生或死亡率[26-29]。一篇刚刚发表的系统评价显示洛匹那韦/利托那韦抗冠状病毒效果主要显现于早期应用，可降低患者病死率和减少糖皮质激素用量。但若错过了早期治疗窗，晚期应用则其并无显著疗效；仍需开展真实世界临床研究，进一步探索其早期用于2019-nCoV感染的肺炎的临床效应[30]。

抗病毒药之间联合使用的效果仍有较大争议[31-34]。

5.3.2 抗菌药物治疗

(1)避免盲目或不恰当使用抗菌药物，尤其是联合使用广谱抗菌药物。加强细菌学监测，有继发细菌感染证据时及时应用适宜的抗菌药物；

(2)根据患者临床表现，如不能排除合并细菌感染，轻症患者可口服针对社区获得性肺炎的抗菌药物，如阿莫西林、阿奇霉素或氟喹诺酮类；重症患者经验性治疗需覆盖所有可能的病原体，病原菌明确后降阶梯治疗。

5.3.3 激素治疗 激素用于严重急性呼吸窘迫综合征存在争议，全身性使用糖皮质激素应谨慎。病情进展快或重症患者可酌情使用甲泼尼龙，根据病情严重程度，可考虑每日给予$40 \sim 80$ mg，每日总剂量不超过2 mg/kg(**弱推荐**)。

SARS的研究中显示在肺部阴影增多和呼吸困难加重时，及时采用无创持续气道正压通气和皮质激素是有效的方案。适量使用糖皮质激素能明显改善SARS患者的临床症状，减轻病变进展程度，加快肺部病变的吸收，但不能缩短住院时间[35-36]。激素治疗有一定的不良反应发生率[37]。

5.3.4 其他药物治疗

(1)发热对症治疗：体温大于38.5 ℃，退热可使用布洛芬(口服，每次0.2 g，持续发热可间隔$4 \sim 6$ h使用，24 h不超过4次)，体温降到38 ℃以下即可，过低不利于抗病毒；

突发传染病防治手册

(2)营养支持治疗：住院患者入院时即根据NRS2002评分进行营养风险筛查，对不同营养风险评分患者推荐方案如下：①总评分<3分，推荐进食高蛋白质食物(如鸡蛋、鱼、瘦肉、奶制品)和含碳水化合物的饮食。摄入目标能量为25~30 kcal/(kg·d)和蛋白质量为1.5 g/(kg·d)。②总评分≥3分，尽早给予营养支持。推荐口服营养补充强化蛋白质摄入，2~3次/d，≥18g蛋白质/次。为达到18 g蛋白质/次，在标准整蛋白制剂基础上额外添加蛋白粉。当患者不能通过口服方式补充营养时，应放置肠内营养管；

(3)减少应激性溃疡和胃肠道出血发生率：对有胃肠道出血危险因素患者使用H2受体拮抗剂或质子泵抑制剂。危险因素包括机械通气≥48 h，凝血功能障碍，肾脏替代治疗，肝脏疾病，多种并发症，器官衰竭评分较高；

(4)减少肺部腺体分泌和改善呼吸功能：对于因呼吸道腺体分泌增加出现呼吸困难，咳嗽、喘息加重，呼吸窘迫综合征患者，推荐使用选择性(M1、M3)受体抗胆碱类药物，减少肺部腺体分泌松弛气道平滑肌，解除气道痉挛，改善肺通气功能；

(5)减少静脉栓塞发生率：评估患者静脉栓塞风险，对无禁忌证高危患者预防使用低分子肝素或肝素。

5.4 中医中药治疗

5.4.1 指导原则   辨证施治、三因治宜、防大于治。

5.4.2 预防

(1)环境：执行国家相关规定，强调病源隔离，同时积极消毒环境，加强卫生管理。

(2)个人：饮食有节、起居有常、合理膳食、不妄作劳、适度锻炼。

(3)心理：情志相胜。

(4)药物：①室内活动环境熏艾，艾叶按1~5 g/m²，熏30 min，1次/d。②佩戴中药香囊(丁香、荆芥、紫苏、苍术、肉桂、辛夷、细辛、白蔻仁各2 g粉碎装袋外用，10 d更换1次)。③中药足浴方(艾叶10 g、红花10 g、干姜6 g)将药物用热开水浸泡后，加入凉水至适宜温度，浸泡20 min左右。④中药预防方：黄芪12 g、炒白术10 g、防风10 g、贯众10 g、金银花10 g、陈皮6 g、佩兰10 g、甘草10 g。正常成人连续5 d为一疗程(儿童减半)。⑤代茶饮：苏叶6 g、藿香叶6 g、陈皮9 g、煨草果6 g、生姜3片，频泡服。⑥中成药：藿香正气软胶囊(水)，剂量减半。

5.4.3 治疗[12]

(1)医学观察期：①临床表现1：乏力伴胃肠不适。推荐中成药：藿香正气胶囊(丸、水、口服液)。②临床表现2：乏力伴发热。推荐中成药：金花清感颗粒、连花清瘟胶囊(颗粒)、疏风解毒胶囊(颗粒)、防风通圣丸(颗粒)。

(2)临床治疗期：

①初期：寒湿犯表。临床表现：恶寒无汗，头痛身重，肢体烦疼，胸膈痞满，渴不欲饮，便溏不爽，溺短而黄。治法：散寒除湿。推荐处方：藿香正气散加减(《全国名医验案之类编》之阴湿伤表案)。组成：紫苏叶10 g、苍术15 g、白芷10 g、陈皮10 g、羌活10 g、藿香10 g(后下)、厚朴10 g、防风10 g、茯苓皮15 g、通草10 g。推荐中成药：藿香正气胶囊，藿香正气水。

②初期：寒湿郁肺。临床表现：恶寒发热或无热，干咳，咽干，倦怠无力，胸闷，脘痞或呕恶，便溏。舌质淡或淡红，苔白腻，脉濡。治法：散寒解郁。推荐处方：苍术15 g、陈皮10 g、厚朴10 g、藿香10 g(后下)、草果6 g、生麻黄6 g、羌活10 g、生姜10 g、槟榔10 g(后下)、蝉蜕10 g、僵蚕10 g、片姜黄10 g。

③中期：疫毒闭肺。临床表现：身热不退或往来寒热，咳嗽痰热，或有黄痰，腹胀便秘。胸闷气促，咳嗽憋喘，动则气喘，舌质红，苔黄腻或黄燥，脉滑数。治法：清热解毒。推荐处方：杏仁10 g、生石膏30 g(先煎)、瓜蒌30 g、生大黄6 g(后下)、生炙麻黄各6 g、葶苈子10 g、桃仁10 g、草果6 g、槟榔10 g、苍术10 g。推荐中成药：喜炎平注射液，血必净注射液。

④重症期：热毒生瘀。临床表现：身体壮热，胸闷气促，面色紫黑，唇色瘀黑焦肿，神志昏迷。舌绛紫苔黄燥，脉洪大弦数。治法：化瘀解毒。推荐处方：三黄石膏汤合升降散合解毒活血汤。组成：炙麻黄10 g、杏仁10 g、生石膏20-30 g、蝉衣10 g、僵蚕10 g、姜黄10 g、酒大黄10 g、黄芩10 g、黄连5 g、连翘15 g、当归10 g、桃仁10 g、赤芍15 g、生地15 g。推荐中成药：喜炎平注射剂、血必净注射剂、清开灵注射液、安宫牛黄丸。

⑤重症期：内闭外脱。临床表现：呼吸困难，动辄气喘或需要辅助通气，伴神昏，烦躁，汗出肢冷，

185

舌质紫暗，苔厚腻或燥，脉浮大无根。治法：回阳救逆。推荐处方：人参15g、黑顺片10g(先煎)、山茱萸15g，送服苏合香丸或安宫牛黄丸。推荐中成药：血必净注射液、参附注射液、生脉注射液。

⑥恢复期：肺脾气虚。临床表现：气短，倦怠乏力，纳差呕恶，痞满，大便无力，便溏不爽，舌淡胖，苔白腻。治法：补益脾肺。推荐处方：法半夏9g、陈皮10g、党参15g、炙黄芪30g、茯苓15g、藿香10g、砂仁6g(后下)。推荐中成药：香砂六君子丸。

⑦恢复期：气阴两伤。临床表现：身热多汗，心胸烦热，气逆欲呕，气短神疲倦，舌红少苔，脉虚数。治法：益气养阴。推荐处方：竹叶石膏汤加白茅根、芦根。组成：竹叶15g、石膏15g(先煎)、党参15g、麦冬10g、半夏9g、白茅根15-30g、芦根20g、甘草10g、粳米30g。

推荐中成药：生脉饮。

5.5 重症患者治疗

5.5.1 低氧性呼吸衰竭与急性呼吸窘迫综合征(ARDS)的救治

治疗原则：在对症治疗的基础上，积极防治并发症，治疗基础疾病，预防继发感染，及时进行器官功能支持。

(1)识别ARDS：立即对呼吸窘迫患者行补氧治疗，密切监测是否出现快速进行性呼吸衰竭等症状恶化迹象。当常规补氧治疗无效时，应识别是否出现严重的低氧性呼吸衰竭。通过面罩及储氧氧气袋吸氧(流速为10~15 L/min，FiO₂为0.60~0.95)，患者仍出现持续呼吸频率增加(>30次/min)及低血氧状态(SpO₂<90%或血氧分压<60 mmHg)，应考虑为低氧性呼吸衰竭。

ARDS为一种严重的急性低氧性呼吸衰竭，是由于某些诱因导致的肺毛细血管通透性增加及肺泡上皮细胞损伤引起的渗出性肺泡水肿。根据ARDS柏林定义标准，可分为轻、中、重度[38](表6)。

表6 急性呼吸窘迫综合征柏林定义

Tab.6 The Berlin definition for acute respiratory distress syndrome

指标	轻度	中度	重度
发病时间	已知的临床侵害后1周内发生/加重呼吸症状		
低氧血症	PaO₂/FiO₂ 201~300 mmHg，PEEP或CPAP≥5 cmH₂O	PaO₂/FiO₂ 101~200 mmHg，PEEP≥5 cmH₂O	PaO₂/FiO₂ ≤100 mmHg，PEEP≥10 cmH₂O
肺水肿原因	呼吸衰竭不能完全用心衰或液体超负荷解释；若不存在风险因子，需采用客观评估手段(如心脏超声)排除静水压性肺水肿		
影像学异常	双肺透亮度减低，且不能完全用胸腔积液、肺不张或结节解释		

(2)高流量鼻导管吸氧(HFNO)：在传统氧疗支持下，SpO₂仍难以维持在93%以上，呼吸频率增快，则需考虑启动HFNO。HFNO可提供60 L/min的气流速及高达1.0的FiO₂，一般初始设置为30~40 L/min的气流速，50%~60%的氧浓度，再根据患者氧合状况进行调节，具有较好的耐受性及协调性，与标准氧疗相比，HFNO可减少气管插管的需要。但高碳酸血症(阻塞性肺疾病加重，心源性肺水肿加重)、血流动力学不稳定、多器官功能衰竭或精神状态异常者不应接受HFNO。HFNO对于轻、中度及无恶化高碳酸血症患者可能是安全的，但如FiO₂>70%，气流速>50 L/min持续1 h，呼吸窘迫仍然存在甚至急剧恶化，则考虑HFNO支持无效，需改变呼吸支持方式。

(3)无创机械通气(NIV)：NIV可通过密闭面罩形成的正压达到一定的正压通气效果。HFNO间断联合短时NIV(1~2 h)支持，对于降低呼吸功耗，改善氧合可能有帮助。但指南并不推荐应用于低氧血症性呼吸衰竭或病毒性疾病大流行时的呼吸支持治疗，有限的数据表明，MERS患者接受NIV治疗失败率高。如NIV过程中(约1 h)，呼吸窘迫仍然存在甚至急剧恶化，需考虑有创机械通气治疗。但血流动力学不稳定，多器官功能衰竭或精神状态异常的患者不应接受NIV。

(4)有创机械通气：在HFNO(FiO₂>70%，气流速>50 L/min)或NIV支持下，呼吸窘迫仍然存在甚至恶化，则需尽快实施有创机械通气。

实施有创机械通气需进行气管内插管。由于气管插管为可能产生大量气溶胶的操作，因此，此时的气管内插管应由经过培训的、经验丰富的人员进行，并做好充分防护，预防空气传播。

有创机械通气应采取ARDS肺保护性通气策略：小潮气量(4~6 ml/kg)和低平台压力(<30 cmH₂O)，恰当的PEEP。对于中重度ARDS(氧合指数：PaO₂/FiO₂<150)患者，建议使用较高的PEEP，并每天进行超过12 h的俯卧位通气治疗，在机械通气最初48 h内进行深镇静、镇痛、肌松策略。对于严重急性低氧性呼吸衰竭

患者，应该在机械通气后关注并预防呼吸机相关性肺损伤。

(5)体外生命支持(extracorporeal life support，ECLS)：有创机械通气过程中，尤其在实施肌松及俯卧位治疗后，患者仍处于低氧合状态，合并$PaCO_2$升高(排除通气功能障碍前提下，$PaCO_2 > 60\,mmHg$)，需考虑实施ECLS。但建议ECLS治疗须在具有收治足够案例的专业中心并保证专业知识支持的情况下进行。目前，ICU的ECLS可分为仅支持呼吸的VV-ECMO(血泵经股静脉引血，经膜氧合器氧合后，血液经颈内静脉回血入右心房)及同时支持呼吸、循环的VA-ECMO(血泵经股静脉引血，经膜氧合器氧合后，血液经股动脉直接进入主动脉系统)。对于重度ARDS特定患者(严重的难治性低氧血症患者)，应用神经肌肉阻滞剂可以改善供氧，尤其是在使用镇静药物后仍有人机抵抗的情况下，但不应对中重度ARDS患者常规持续输注神经肌肉阻滞药物；在可行的情况下，可考虑采用ECMO联合小潮气量机械通气治疗常规疗法治疗失败的、严重的、难治性低氧血症患者；尽管常规使用高频振荡通气(high frequency oscillatory ventilation，HFOV)对中重度ARDS患者可能无益且有害，但仍可考虑将HFOV作为重度ARDS合并难治性低氧血症患者的挽救治疗手段。对于部分严重ARDS患者(因非代偿性高碳酸血症致肺损伤评分>3分或pH值<7.2)，可行ECMO，但不建议对所有ARDS患者常规使用。在未来有更多研究证据支持的情况下，可考虑对ARDS患者采用体外二氧化碳清除通气治疗。

对没有组织灌注不足的ARDS患者可以使用保守的液体管理策略：应用血管活性药物改善微循环；对疑似潜在感染进行经验性抗生素治疗，但同时应避免盲目或不恰当地联合使用广谱抗菌药物。除非特殊原因，否则应避免常规使用皮质类固醇，可根据患者呼吸困难程度、胸部影像学进展情况，酌情短期内(3~5 d)使用糖皮质激素，建议剂量不超过相当于甲泼尼龙$1~2\,mg/(kg·d)$。同时，应加强对危重症患者的支持治疗，包括防止深静脉血栓形成及应激性消化道出血、控制血糖等。可给予肠内营养，不推荐ω-3脂肪酸及抗氧化剂。不推荐应用吸入或静脉β肾上腺素能受体激动剂促进肺泡液清除及缓解肺水肿。

5.5.2 感染性休克的处理

(1)识别感染性休克：若怀疑或确认感染状态，在充分液体复苏基础上，仍需要使用缩血管药物维持平均动脉压(MAP)≥65 mmHg且乳酸≥2 mmol/L时，应考虑感染性休克存在。如不能监测乳酸，合并以下3项表现(神志状态改变、少尿、末梢灌注差-毛细血管充盈时间延长)，也应考虑感染合并低灌注表现。

(2)脓毒性休克复苏：对成年人脓毒性休克进行复苏时，应在前3 h内至少注入30 ml/kg等渗晶体。对儿童脓毒性休克进行液体复苏时，快速推注剂量为20 ml/kg，在急救时剂量可增至40~60 ml/kg。初始复苏完成后根据容量反应性评估并调整液体治疗策略。

(3)复苏方案：推荐用等渗晶体液进行复苏，前1 h请勿使用低渗晶体、淀粉或明胶进行复苏。白蛋白可以考虑作为复苏液体，但这是基于低质量的证据在一定条件下的推荐。若在液体复苏后仍存在休克，应使用缩血管药物，首选去甲肾上腺素。初始血压目标为：成人MAP≥65 mmHg或适合儿童年龄的目标。

(4)其他：如果无条件放置中央静脉导管，可以通过外周静脉输注升压药，但应使用大静脉，并密切监测渗出及局部组织坏死的迹象。如果发生渗出，应停止输液。血管加压剂也可以通过骨内针给药。

5.6 阶段评估及治疗效果评估

5.6.1 撤离ECLS的标准

(1)撤离VV-ECMO：ECMO空氧混合器氧浓度降至21%，气流速降为0，呼吸机支持力度不高，观察2~3 h，呼吸频率<25次/min，SpO_2>92%，$PaCO_2$正常，可考虑撤离VV-ECMO。

(2)撤离VA-ECMO：血流速从3 L/min开始，以每5~6 h下调0.2~0.5 L/min的速度进行，并观察血流动力学状况是否平稳，在24 h内血流速降至1.5 L/min。如有桥接管，可将动静脉端用桥接管连接，形成ECMO管路自循环，使机体血流动力学均由心脏泵血完成，观察至少6 h，如血流动力学平稳，可考虑撤机。

5.6.2 撤离有创呼吸的标准   患者意识清楚，吸痰呛咳反射明显，血流动力学平稳，呼吸机参数接近脱机参数时，进行自主呼吸试验(spontaneous breathing trial，SBT)，通过后即可考虑停止有创呼吸，拔除气管插管。

5.6.3 转出ICU的标准   患者不需要高级呼吸支持(HFNO、NIV、MV、ECLS等)，血流动力学及组织灌注稳定，器官功能无明显障碍，不需要器官支持治疗(CRRT、人工肝等)。可考虑启动转出ICU程序。

5.7 出院标准   体温恢复正常3 d以上，呼吸道症状明显好转，肺部影像学显示炎症明显吸收，连续2次呼吸道病原核酸检测阴性(采样时间至少间隔1 d)，可解除隔离出院。

6 医院感染预防与控制

6.1 患者/疑似患者隔离与限制指引 详见表7(**强推荐**)。

6.2 个人防护指引 根据标准预防及三级防护的原则,对全体人员进入不同分区,根据暴露风险等级进行个人清单表评估,选择不同级别的个人防护用品,个人防护用品严格按照说明书要求进行佩戴,一次性使用(表8,**强推荐**)。

表7 患者/疑似限制与隔离指引清单(强推荐)
Tab. 7 Patient/suspected restriction and isolation guidelines checklist (strong recommendation)

类别	策略	实践操作注意事项
环境要求	应有清洁区、潜在污染区、污染区、污染通道及洁净通道	• 三区明确,区域流向由洁向污,不可逆行; • 同分区需有物理隔断且有明确标识。
	单间隔离(优先策略) 确诊患者集中隔离,疑似患者集中隔离(替代策略)	• 隔离病房每间病室<4人,床间距不少于1.1 m; • 配有独立卫生间; • 配有手卫生设施; • 尽可能减少不必要的物品(例如窗帘等可以拆卸)。
	确保环境、物品清洁与消毒	• 按照消毒指引清单执行; • 隔离区域物品专用,禁止与其他病区混用。
	医疗废物	• 医疗废物双层黄色医疗废物带扎口统一回收。
患者/疑似患者要求	患者/疑似患者限制活动范围	• 尽量不设陪护或减少陪护; • 患者转运路径明确(污染通道进出); • 患者外出佩戴N95口罩或医用外科口罩; • 患者出院后按照消毒指引进行执行。
医务人员要求	医务人员进入隔离区做好个人防护,按照通道进出	• 医务人员根据个人防护指引表8进行个人防护

表8 个人防护指引清单(强推荐)
Tab.8 Personal protection guidelines checklist (strong recommendation)

类别	感染风险暴露强度	防护用品								
		圆帽	N95口罩	工作服	护目镜/防护面屏	乳胶手套	隔离衣	防护服	鞋套/靴套	全面型呼吸器
按照工作分区推荐										
预检分诊	低风险	√	√	√		√	√			
普通门诊	低风险	√	√	√		√				
普通病区	中风险	√	√	√	√	√				
	高风险	√	√	√	√	√	√			
发热门诊	中风险	√	√	√	√	√	√	√		
	高风险	√	√	√	√	√	√	√	√	√
隔离室(区)	中风险	√	√	√	√	√	√	√	√	
	高风险	√	√	√	√	√	√	√	√	√
感染性疾病科	中风险	√	√	√	√	√	√	√	√	
	高风险	√	√	√	√	√	√	√	√	√
按照人员分类推荐										
隔离区医护人员	高风险	√	√	√	√	√	√	√	√	√
	中风险	√	√	√	√	√	√	√	√	
预检分诊人员	中风险	√	√	√	√	√	√	√	√	
门诊医护人员	中风险	√	√	√	√	√	√	√	√	
留观病房医护人员	高风险	√	√	√	√	√	√	√	√	√
	中风险	√	√	√	√	√	√	√	√	
辅助工作人员	中风险	√	√	√	√	√	√	√	√	
行政后勤工作人员	低风险	√	√	√	√	√	√	√	√	

*低风险:与患者一般接触或暴露于污染环境中,如陪诊、分诊、触诊、问诊等;中风险:直接接触患者的体液、黏膜或不完整皮肤,如口腔检查、穿刺、口腔护理、手术等;高风险:有分泌物或污染物喷溅至医务人员身上和面部的风险,如口腔诊疗、气管插管等

7 疾病护理

7.1 居家隔离患者的护理 患者的居家隔离方案见表5。

突发传染病防治手册

居家自行监测体温和病情变化，如体温持续高于38℃，或呼吸困难进行性加重，应及时就医。

家庭照顾者除做好自身防护外，也应密切监测体温。

7.2　普通住院患者的护理

7.2.1　氧疗护理　轻症患者一般采取鼻导管给氧及面罩给氧。根据患者病情及医嘱调节合适的氧流量，密切观察患者呼吸情况及血氧饱和度，如氧疗持续达不到既定目标应引起警惕，全面分析原因，及时通知医师。

7.2.2　用药护理　轻症患者一般使用抗病毒药物、抗菌药物(有感染证据时)及对症治疗。根据医嘱准时、准确给药，观察用药效果及不良反应。奥司他韦的不良反应主要有：恶心、呕吐、腹泻、腹痛及支气管炎、咳嗽等，干扰素的不良反应主要是发热、疲乏、肌痛、头痛等流感样症状，其次是轻度骨髓抑制。应注意鉴别患者的临床表现是属病情变化还是药物的不良反应。

7.2.3　营养支持　根据患者的需求提供高蛋白、高维生素、含碳水化合物的饮食(如鸡蛋、鱼、瘦肉、奶类等)，补充足够营养，提高机体的抵抗力。

7.2.4　心理护理　关心重视患者，及时解答患者的疑问。合理应用积极的心理学手段，鼓励患者，减轻患者的焦虑、恐惧心理。

7.3　危重症患者的护理

7.3.1　病情监测　动态监测患者的生命体征、水电解质、酸碱平衡及各器官功能，监测患者的感染指标，判断有无急性呼吸窘迫综合征、感染性休克、应激性溃疡、深静脉血栓等并发症的发生。

7.3.2　序贯氧疗护理　危重症患者主要采用高流量鼻导管吸氧、无创机械通气及有创机械通气等氧疗方式。在序贯使用各种氧疗方式时，应保持呼吸道和呼吸管路通畅，动态监测氧疗效果，同时合理使用皮肤护理产品避免鼻面部、口唇的压力性损伤。使用高流量鼻导管吸氧时应注意调节合适的氧流量及温、湿度。使用无创机械通气时应做好患者的健康教育，教会患者用鼻吸气，压力设置从低到高，逐渐达到目标值，最大化提高人机配合度，密切观察患者的意识情况及呼吸功能的改善情况。建立人工气道的患者应使用密闭式吸痰管吸痰，减少病毒播散，同时佩戴护目镜或防护面屏，避免职业暴露。

7.3.3　特殊治疗护理　如患者出现中重度ARDS，需采取有创机械通气联合俯卧位治疗，应遵循俯卧位标准操作流程，采取轴翻的方式变换体位，同时要预防压疮、坠床、管路滑脱、眼部受压等并发症。使用ECMO治疗的患者应严密监测氧合器的性能，观察氧合器的凝血情况，如氧合器颜色变深提示可能存在凝血情况，应报告医师，酌情调节肝素剂量，必要时重新更换氧合器。应动态监测凝血功能，包括凝血象及弥散性血管内凝血(DIC)全套、活化部分凝血活酶时间等，密切观察患者有无出血征象，如皮肤黏膜有无青紫、鼻腔、口腔有无出血，是否有血性痰液，是否有尿血、便血，腹部是否有膨隆、移动性浊音，双侧瞳孔是否等大等。应确保ECMO管路连接紧密，固定牢靠，预防空气栓塞和管路滑脱。

7.3.4　感染预防　做好患者的口腔护理、皮肤护理、各种留置管路的护理、大小便护理等，严格执行无菌操作及消毒隔离规范，预防呼吸机相关性肺炎、导管相关性血流感染、导尿管相关性尿路感染及其他继发感染等。

7.3.5　营养支持　动态评估患者的营养风险，及时给予营养支持。能经口进食者推荐进食高蛋白、含碳水化合物的饮食。不能经口进食、无肠内营养禁忌证者应尽早开放肠内营养。不能开放肠内营养者及时给予肠外营养，力争尽快达到目标能量。

7.3.6　心理护理　对清醒患者应高度重视心理护理及人文关怀，可采用积极心理学如正念减压等手段，缓解患者焦虑、恐慌的情绪，树立战胜疾病的信心。

8　本指南的局限性

本快速建议指南具有以下局限性：第一，时间紧迫，不能充分考虑所有临床问题。第二，所查找获得的证据存在较大的间接性。第三，因为部分推荐意见基于现有参考指南和专家经验的证据，故有低质量证据或极低质量证据产生强推荐的情况，因此当高质量的依据出现后，这些强推荐很可能需要修改。

志谢：本指南感谢武汉大学中南医院新型冠状病毒感染肺炎防治课题组的所有成员，感谢所有纳入证据的作者们，感谢*Military Medical Research*编辑部老师们辛勤工作，感谢南京中医药大学针灸推拿学院针灸临床教研室陈昊博士给予的帮助。

189

顾问专家组：王行环，王永炎，黄璐琦，曾宪涛，赵剡，林丽开

共识专家组(按姓氏首字母排序)：蔡林，程真顺，程虹，范逸品，胡波，胡芬，李一荣，梁科，马晶，彭志勇，潘运宝，潘振宇，孙慧敏，韦超洁，吴东方，夏剑，熊勇，徐海波，袁玉峰，张笑春，张莹雯，张银高，张华敏

证据综合组(按姓氏首字母排序)：邓通，方程，黄笛，黄桥，李柄辉，罗丽莎，马琳璐，王云云，翁鸿，赵明娟，訾豪

方法学专家：靳英辉，姚晓梅(加拿大)，任学群

秘书：王莹，韩勇

撰写组：靳英辉，曾宪涛，全体证据综合组成员

伦理批准：不适用。

利益冲突声明：所有参与人员均没有与本指南所推荐方案直接相关的利益冲突。

附1 武汉大学中南医院新型冠状病毒感染的重症患者案例分析

1 病例救治经过

1.1 患者入院经过 患者，男，52岁，既往有高血压病史。自2019年12月1日以来，在黄冈长期从事菜市场贩卖海鲜工作，无华南海鲜市场工作及接触史。3d前从菜市场返家后出现寒战、发热，体温最高39.0℃，伴干咳。在当地医院治疗3d后行肺部CT检查，提示双肺为磨玻璃样改变。患者临床表现为呼吸困难、言语不连续，面罩给氧流量8~10L，指脉氧维持在92%~94%，血气分析SpO$_2$ 66%、PCO$_2$ 43 mmHg。

当地医院考虑：重症肺炎、Ⅰ型呼吸衰竭，转至我院复查血淋巴细胞明显降低，胸部CT提示双肺散在多发条片、细网格样磨玻璃密度影，经多学科会诊后，考虑病毒性肺炎收治入院，入院后检测冠状病毒核酸(+)，给予抗病毒、激素等对症支持治疗。本次患者因"发热3d"于2020年1月5日晚收治急诊隔离病房。

1.2 患者在我院诊疗经过概述 入院后予以抗病毒治疗，予以传统氧疗进行呼吸支持，但病情呈进展趋势。入院第3天，患者出现呼吸困难及憋喘症状加重，伴血氧饱和度下降至65%，呼吸频率在40次/min以上，无创通气1h无改善，指脉氧维持在80%~85%，血气分析SpO$_2$ 56%、PCO$_2$ 61 mmHg，然后行气管插管连接呼吸机辅助通气，复查CT(图1)提示：双肺病变斑片明显增大并出现双肺部大部分实变，俯卧位通气等复查CT明显进展，遂气管插管行有创机械通气，采取肺保护性通气策略，联合俯卧位通气但效果仍不明显，出现二氧化碳蓄积(PaCO$_2$ 75 mmHg)。

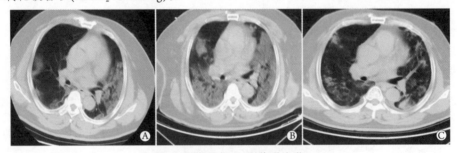

图1 患者肺部CT影像学变化
A. 2020年1月5日；B. 1月7日；C. 1月21日

诊疗团队立即行ECMO上机指征评估及生存率RESP评估。危险评级为Ⅲ级，生存率约为57%，与家属沟通后行ECMO治疗，武汉大学中南医院急危重症移动ECMO支持中心团队于20 min内成功上机运转。

VV-ECMO运行(图2)后，ECMO管理团队进行常规抗凝、氧流量、血流量、血氧(膜前、膜后)等监测，逐步降低ECMO支持氧浓度，每日复查床边胸片，5d后关闭ECMO氧流，观察6h，评估撤机指征，患者氧合可维持正常，予以拔管撤机。呼吸机维持治疗，次日评估呼吸机参数后，行呼吸机撤机试验，拔除气管插管，患者神志清醒，后逐步下床活动无障碍，鼻导管吸氧氧流量维持在2~3L，氧合维持正常，至第7天成功撤离ECMO，第8天清醒后撤离呼吸机，第12天转出ICU，转入感染科继续隔离观察，复查新型冠状病毒(2019-nCoV)核酸2次阴性，第20天考虑治愈予以出院。

2 病例成功救治经验分享

2.1 及时复查肺部影像学是病情评估必不可少的手段 新型冠状病毒感染的肺炎进展迅速，有时影像学进展与症状严重程度并不一致，需及时复查肺部CT或X线，一般为3 d左右，病情变化时应随时复查。该患者入院3 d出现呼吸困难和憋喘，复查CT显示感染明显加重，为ECMO的早期评估奠定了基础。

2.2 ECMO的早期评估及运用是危重症病毒性肺炎的重要治疗手段 如该病例，危重症患者肺部病灶面积广、感染重，可能迅速导致呼吸及循环衰竭，一般氧疗支持效果差时，ECMO团队的早期评估、迅速集结和及时上机时机很重要。治疗及时可避免缺氧带来的多器官功能衰竭，极大地改善了患者的

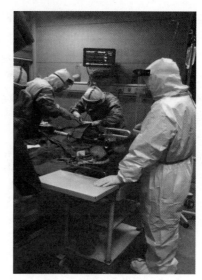

图2 VV-ECMO上机过程

预后。ECMO上机后需及时调整支持力度，每日仔细评估撤机指征，争取早日撤机以减少并发症，该患者上机5 d后及时拔管撤机，未出现出血、血流感染及肢体缺血等并发症。

2.3 抗凝管理是ECMO正常运行的关键 该患者ECMO期间采用肝素抗凝，密切监测凝血功能，做好抗凝管理，未出现全身及管道出血、凝血等并发症。

2.4 做好个人防护是医护人员自我保护的重要保障 防护设备的穿戴为ECMO上机时的穿刺置管带来了一定困难，ECMO患者吸痰、翻身等护理操作会导致体液飞溅，增加医护人员的暴露风险，尤其是呼吸机排气、ECMO的排气孔均可能导致医护人员暴露，因此，医护人员应做好个人防护，减少感染。

本病例中有护理该患者的护士感染，这是一个惨痛的教训。

附2 新型冠状病毒感染的肺炎医院救护经验与教训

1 病例在发现并集中时应立刻响应医院的应急方案，从组织、信息、流程、诊疗、救治、防控、保障等迅速反应。

在此次事件中，应急反应能力及形势判断能力应该是大型公立医院的必备能力。医院应有一套较为完整的应急预案，应急预案从组织架构、信息对接、流程梳理、诊疗救治、感染防控、后勤保障等均应该有迅速的反应能力及流畅的渠道。

2 标准预防原则，尤其是非隔离区域医务人员的防护措施保障。

在此次事件中，尚不明确传染源及病毒传染力的时候，应该在全院内强制要求标准预防，尤其是非隔离区医务人员标准预防的执行。这是在早期预防医务人员感染的重要途径之一。

3 对潜伏期疑似患者应引起足够重视。

在此次事件中，后期呈现出社区爆发现象，因患者潜伏期较长，起初症状不明显，医务人员容易忽视，在无标准预防的情况下，极易发生职业暴露。因此，对发热患者可以扩大初筛范围，对处于潜伏期的疑似患者应引起足够重视。

4 对医务人员的防护应行及时、充分必要的培训。

突发公共卫生事件到来，医务人员需要紧急培训，培训内容包括但不限于流程、救治及个人防护。培训可以根据梯队进行，优先对重点科室、高风险科室进行培训，随后扩大培训范围至全院。

5 对患者应给予及时、充分必要的科普宣教。

在疫情来临时，患者往往出现焦虑情绪，应通过多种方式对患者进行科普宣教，尤其是个人防护、居家隔离及咳嗽礼仪等。宣教形式可以为候诊区域的多媒体，也可以采用微信推送等。

6 保证后勤保障物资通道顺畅。

在疫情发生后，后勤物资保障应响应预案，根据形势判断物资需求量，尽可能多的提前准备物资。在物资供应时，须及时梳理流程、建立工作小组以确保物资供应充足。

7 常规治疗 包括氧疗、抗病毒药物、抗菌药物、糖皮质激素及对症治疗。

7.1 氧疗 轻症患者给予鼻导管吸氧，重症患者给予高流量(20 L/min)鼻导管吸氧，氧浓度40%开始，并根据氧合调整；危重症患者行气管插管、有创呼吸机辅助通气，VCV模式，根据血气监测结果调整呼吸机参数。

7.2 抗病毒药物选择 早期使用奥司他韦+炎琥宁，近期加用洛匹那韦/利托那韦。

7.3 抗菌药物的选择方案 ①阿莫西林、氟氯西林+莫西沙星；②头孢曲松他唑巴坦+莫西沙星；③比阿培南+莫西沙星。若患者持续发热不缓解，复查血象提示白细胞及中性粒细胞比值、降钙素原明显升高时，考虑将莫西沙星更换为利奈唑胺或万古霉素，抗生素使用时间过长时注意真菌感染，必要时行真菌检测及培养，及时加用抗真菌药物。

7.4 糖皮质激素 重症患者早期使用糖皮质激素，根据病情严重程度及体重选择甲强龙40~80 mg，常规3 d减量，疗程一般为5 d，根据病情及影像学表现酌情延长疗程。

8 疾病进展较快，应密切观察、复查指标、调整治疗方案。

需密切关注患者生命体征变化(尤其是呼吸频率与血氧饱和度)，常规3 d复查肺CT及血常规、电解质、降钙素原等相关化验指标评估病情，及时调整治疗方案，病情发生变化时及时与家属沟通病情。

9 疑似患者可居家隔离。

在医院资源告急、排查患者较多时，建议轻、中度疑似患者在家自行治疗及隔离，不去医院排队候诊，以免增加被传染的机会，从疑似变成真正的患者。确诊患者激增时，对于年轻且无明显基础疾病的轻症患者也可以居家隔离，并应遵医嘱服药，一般经常规药物治疗及充分休息后，转归及预后相对较好。

【参考文献】

[1] World Health Organization. WHO handbook for guideline development, 2nd ed (2014)[EB/OL]. World Health Organization. https://apps.who.int/iris/handle/10665/145714.

[2] Norris SL. WHO and Rapid Advice Guidelines: History and future directions[EB/OL]. https://g-i-n.net/conference/past-conferences/10th-conference/monday/10-00-am-to-1-00-pm/norris-62.pdf/view.

[3] Schünemann HJ, Zhang Y, Oxman AD, et al. Distinguishing opinion from evidence in guidelines[J]. BMJ, 2019, 366: l4606.

[4] Schünemann H, Brožek J, Guyatt G, et al. GRADE Handbook, GRADE working group[EB/OL]. https://gdt.gradepro.org/app/handbook/handbook.html.

[5] Guyatt GH, Oxman AD, Vist GE, et al. GRADE: an emerging consensus on rating quality of evidence and strength of recommendations[J]. BMJ, 2008, 336(7650): 924-926.

[6] Alonso-Coello P, Schünemann HJ, Moberg J, et al. GRADE Evidence to Decision (EtD) frameworks: a systematic and transparent approach to making well informed healthcare choices. 1: Introduction[J]. BMJ, 2016, 353: i2016.

[7] Jin YH, Cai L, Cheng ZS, et al. A rapid advice guideline for the diagnosis and treatment of 2019 novel coronavirus (2019-nCoV) infected pneumonia (Full version)[J]. New Med, 2020, 30(1): 10.12173/j.issn.1004-5511.2020.01.07. [靳英辉, 蔡林, 程真顺, 等. 新型冠状病毒(2019-nCoV)感染的肺炎诊疗快速建议指南(完整版)[J]. 医学新知, 2020, 30(1): doi: 10.12173/j.issn.1004-5511.2020.01.07.]

[8] Chan JF, Yuan SF, Kok KH, et al. A familial cluster of pneumonia associated with the 2019 novel coronavirus indicating person-to-person transmission: a study of a family cluster[J]. Lancet, 2020: S0140-S6736(20)30154-9.

[9] Health Emergency Office of National Health Commission of the PRC. Update on the epidemic of novel coronavirus (2019-nCoV) infected pneumonia as at 24:00 on 26 January (2020-01-26)[EB/OL]. http://www.nhc.gov.cn/xcs/yqtb/202001/3882fdcdbfdc4b4fa4e3a829b62d518e.shtml. [国家卫生健康委员会卫生应急办公室. 截至1月26日24时新型冠状病毒感染的肺炎疫情最新情况(2020-01-26)[EB/OL]. http://www.nhc.gov.cn/xcs/yqtb/202001/3882fdcdbfdc4b4fa4e3a829b62d518e.shtml.

[10] Zhou P, Yang X, Wang X, et al. Discovery of a novel coronavirus associated with the recent pneumonia outbreak in humans and its potential bat origin[J]. bioRxiv, 2020:2020-2021. (Preprint version, January 23, 2020.)

[11] Perlman S. Another decade, another coronavirus[J]. N Engl J Med, 2020, doi: 10.1056/NEJMe2001126.

[12] General Office of National Health Committee. Office of State Administration of Traditional Chinese Medicine. Notice on the issuance of a programme for the diagnosis and treatment of novel coronavirus (2019-nCoV) infected pneumonia (trial fourth edition) (2020-01-28)[EB/OL]. http://bgs.satcm.gov.cn/zhengcewenjian/2020-01-28/12576.html.] [国家卫生健康委员会办公厅. 国家中医药管理局办公室. 关于印发新型冠状病毒感染的肺炎诊疗方案(试行第四版)的通知(2020-01-28)[EB/OL]. http://bgs.satcm.gov.cn/zhengcewenjian/2020-01-28/12576.html.]

[13] Zhu N, Zhang D, Wang W, et al. A novel coronavirus from patients with pneumonia in China, 2019[J]. N Engl J Med, 2020, doi: 10.1056/NEJMoa2001017.

[14] General Office of National Health Committee. Office of State Administration of Traditional Chinese Medicine. Notice on the issuance of a programme for the diagnosis and treatment of novel coronavirus (2019-nCoV) infected pneumonia (trial third edition) (2020-01-23)[EB/OL]. http://www.nhc.gov.cn/xcs/zhengcwj/202001/f492c9153ea9437bb587ce2ffcbee1fa.shtml. [国家卫生健康委员会办公厅, 国家中医药管理局办公室. 关于印发新型冠状病毒感染的肺炎诊疗方案(试行第三版)的通知(2020-01-23)[EB/OL]. http://www.nhc.gov.cn/

xcs/zhengcwj/202001/f492c9153ea9437bb587ce2ffcbee1fa.shtml.]

[15] Information Office of the State Council. Information office to hold press conference on joint preventing and controlling the epidemic of novel coronavirus (2019-nCoV) infected pneumonia (2020-01-26)[EB/OL]. http://www.scio.gov.cn/xwfbh/xwbfbh/wqfbh/42311/42478/index. htm. [国务院新闻办公室. 新闻办就新型冠状病毒感染的肺炎疫情联防联控工作有关情况举行发布会(2020-01-26)[EB/OL]. http:// www.scio.gov.cn/xwfbh/xwbfbh/wqfbh/42311/42478/index.htm.]

[16] Huang C, Wang Y, Li X, et al. Clinical features of patients infected with 2019 novel coronavirus in Wuhan, China[J]. Lancet, 2020, pii: S0140-6736(20)30183-5. doi: 10.1016/S0140-6736(20)30183-5.

[17] Li L, Ren MJ, Zhang YY, et al. Lung CT image of a confirmed case of the 2019 novel coronavirus (2019-nCoV) infected pneumonia (with differential diagnosis of the SARS)[J]. New Med, 2020, 30(1): 4-6. [李莉,任美吉,张岩岩,等.1例确诊新型冠状病毒(2019-nCoV)肺炎患者的肺部CT表现(附SARS病理及鉴别诊断)[J]. 医学新知, 2020, 30(1): 4-6.]

[18] Disease Control and Prevention Bureau of National Health and Health Commission. Program forprevention and control of novel coronavirus (2019-nCoV) infected pneumonia (2020-01-22)[EB/OL]. http://www.nhc.gov.cn/xcs/zhengcwj/202001/c67cfe29ecf1470e8c7fc47d3b75 1e88.shtml. [国家卫生健康委员会疾病预防控制局. 新型冠状病毒感染的肺炎防控方案(第二版)(2020-01-22)[EB/OL]. http://www. nhc.gov.cn/xcs/zhengcwj/202001/c67cfe29ecf1470e8c7fc47d3b751e88.shtml.]

[19] World Health Organization. Home care for patients with suspected novel coronavirus (nCoV) infection presenting with mild symptoms and management of contacts (20 January 2020)[EB/OL]. https://www.who.int/publications-detail/home-care-for-patients-with-suspected-novel-coronavirus-(ncov)-infection-presenting-with-mild-symptoms-and-management-of-contacts.

[20] Kim JY, Song JY, Yoon YK, et al. Middle east respiratory syndrome infection control and prevention guideline for healthcare facilities[J]. Infect Chemother, 2015, 47(4): 278-302.

[21] Wang Y, Lin LK. An advice guideline recommended by Central South Hospital for the suspected patients of novel coronavirus (2019-nCoV) infected pneumonia and their close contactsas at home quarantine (2020-01-24)[EB/OL]. https://mp.weixin.qq.com/s/ xFO10WAFB9OUnM7VN92R2w. [王莹, 林丽开.《新型冠状病毒(2019-nCoV)疑似感染患者及其密切接触者居家隔离中南医院建议指南》(2020-01-24)[EB/OL]. https://mp.weixin.qq.com/s/xFO10WAFB9OUnM7VN92R2w.]

[22] World Health Organization. Infection prevention and control during health care when novel coronavirus (nCoV) infection is suspected (25 January 2020)[EB/OL]. https://www.who.int/publications-detail/infection-prevention-and-control-during-health-care-when-novel-coronavirus-(ncov)-infection-is-suspected-20200125.

[23] World Health Organization. WHO advice for international travel and trade in relation to the outbreak of pneumonia caused by a new coronavirus in China (10 January 2020)[EB/OL]. https://www.who.int/ith/2020-0901_outbreak_of_Pneumonia_caused_by_a_new_ coronavirus_in_C/en/.

[24] Centers for Disease Control and Prevention. CDC: travelers' health - novel coronavirus in China (January 6, 2020)[EB/OL]. https://wwwnc. cdc.gov/travel/notices/watch/novel-coronavirus-china.

[25] Wang WG, Hu H, Song L, et al. Image of pulmonary and diagnosis of atypical novel coronavirus (2019-nCoV) infected pneumonia: case series of 14 patients[J]. New Med, 2020, 30(1): 7-9. [王卫国, 胡姮, 宋璐, 等. 不典型新型冠状病毒(2019-nCoV)感染的肺炎的影像学表现及诊断: 14例分析[J]. 医学新知, 2020, 30(1): 7-9.]

[26] Chan KS, Lai ST, Chu CM, et al. Treatment of severe acute respiratory syndrome with lopinavir/ritonavir: a multicentre retrospective matched cohort study [J]. Hong Kong Med J, 2003, 9(6): 399-406.

[27] Chu CM, Cheng VC, Hung IF, et al. Role of lopinavir/ritonavir in the treatment of SARS: initial virological and clinical findings[J]. Thorax, 2004, 59(3): 252-256.

[28] Lai ST. Treatment of severe acute respiratory syndrome[J]. Eur J Clin Microbiol Infect Dis, 2005, 24(9): 583-591.

[29] Brigitte M, Arti B, Stephan A, et al. MERS-COV disease associated ARDS -A case report[J]. Crit Care Med, 2015, 43(12): 308.

[30] Jiang H, Deng H, Wang Y, et al. The possibility of using Lopinave/Litonawe (LPV/r) as treatment for novel coronavirus 2019-nCov pneumonia: a quick systematic review based on earlier coronavirus clinical studies[J]. Chin J Emerg Med, 2020, 29(2): 182-186. [江华, 邓洪飞, 王宇, 等. 洛匹那韦/利托那韦(LPV/r)用于 2019新型冠状病毒肺炎的治疗可能性: 基于既往冠状病毒肺炎研究的快速系统评价[J]. 中华急诊医学杂志, 2020, 29(2): 182-186.]

[31] Falzarano D, de Wit E, Rasmussen AL, et al. Treatment with interferon- α 2b and ribavirin improves outcome in MERS-CoV-infected rhesus macaques[J]. Nat Med, 2013, 19(10): 1313-1317.

[32] Chan JF, Yao Y, Yeung ML, et al. Treatment with lopinavir/ritonavir or interferon-β1b improves outcome of MERS-CoV infection in a nonhuman primate model of common marmoset[J]. J Infect Dis, 2015, 212(12): 1904-1913.

[33] Omrani AS, Saad MM, Baig K, et al. Ribavirin and interferon Alfa-2a for severe Middle East respiratory syndrome coronavirus infection: a retrospective cohort study[J]. Lancet Infect Dis, 2014, 14(11): 1090-1095.

[34] Khan PA, Nousheen BBS, Maryam N, et al. Middle east respiratory syndrome (MERS): A systematic review[J]. Int J Pharm Sci Res, 2018,9(7): 2616-2625.

[35] Zhao ZW, Zhang FC, Xu M, et al. Clinical analysis of 190 cases of outbreak with atypical pneumonia in Guangzhou in spring, 2003[J]. Natl Med J China, 2003, 83(9): 713-718. [赵子文, 张复春, 许敏, 等. 广州地区2003年春季传染性非典型肺炎190例临床分析[J]. 中华医学杂志, 2003, 83(9): 713-718.]

[36] Meng QH, Dong PL, Guo YB, et al. Use of glucocorticoid in treatment of severe acute respiratory syndrome cases[J]. Chin J Prev Med, 2003, 37(4): 233-235. [孟庆华, 董培玲, 郭雁宾, 等. 糖皮质激素治疗严重急性呼吸综合征初探[J]. 中华预防医学杂志, 2003, 37(4): 233-235.]

193

附录

[37]　Xiao JZ, Ma L, Gao J, *et al.* Glucocorticoid-induced diabetes in severe acute respiratory syndrome: the impact of high dosage and duration of methylprednisolone therapy[J]. Chin J Intern Med, 2004, 43(3): 179-182. [萧建中, 马丽, 高捷, 等. 超大剂量糖皮质激素治疗重症急性呼吸综合征致糖尿病的风险和对策[J]. 中华内科杂志, 2004, 43(3): 179-182.]

[38]　ARDS Definition Task Force, Ranieri VM, Rubenfeld GD, *et al.* Acute respiratory distress syndrome: the Berlin definition[J]. JAMA, 2012, 307(23): 2526-2533.

规范与共识

新型冠状病毒感染的肺炎的放射学诊断：中华医学会放射学分会专家推荐意见第一版

中华医学会放射学分会

Radiological Diagnosis of New Coronavirus Infected Pneumonitis: Expert Recommendation from the Chinese Society of Radiology (First edition)

【摘要】 2019 年 12 月以来，湖北省武汉市陆续发现不明原因肺炎患者，经世界卫生组织确认其病原并命名为 2019-新型冠状病毒。放射学诊断是新型冠状病毒感染的肺炎诊疗过程中的重要一环。为进一步规范全国新型冠状肺炎的放射学诊断工作，中华医学会放射学分会牵头组织全国委员、心胸学组部分委员和国内相关医院讨论编写本《推荐意见》，阐述总结了新型冠状病毒感染的肺炎的放射学检查流程、放射学表现和分期、放射学转归，放射学在疑似病例、临床诊断病例、确诊病例复诊和基于放射学表现的出院依据。同时阐述了儿童新型冠状病毒感染的临床特点和放射学表现，旨在指导各级医疗机构的放射诊断工作。

2019 年 12 月以来，湖北省武汉市陆续发现不明原因肺炎患者，各级政府、卫生健康行政主管部门高度重视,迅速组织疾病控制机构、医疗单位和科研院所开展调查、救治和协作攻关，迅速确定这类病例的病原为新型冠状病毒，世界卫生组织（WHO）确认并命名为 2019-新型冠状病毒（2019-new coronal virus, 2019-nCoV），该病原感染所致的肺炎称为新型冠状病毒感染的肺炎[1-4]。

放射学检查及诊断是新型冠状病毒感染诊疗的重要一环，为进一步做好和规范全国新型冠状肺炎的诊断工作，保证医疗质量和医疗安全，由中华医学会放射学分会牵头组织分会全国委员、心胸学组部分委员和国内相关医院讨论编写《新型冠状病毒感染的肺炎的放射学诊断：中华医学会放射学分会专家推荐意见第一版》，旨在指导各级医疗机构的放射诊断工作。

本专家推荐起草基于下列文件：WHO《Clinical management of severe acute respiratory infection when novel coronavirus (nCoV) infection is Suspected. Interim guidance》[5]、《Infection prevention and control during health care for when novel coronavirus (nCoV) infectionissuspected. Interim guidance》[6]、国家卫生健康委员会《新型冠状病

毒感染的肺炎诊疗方案（试行第五版）》（国卫办医函〔2020〕77号）[7]、《医疗机构内新型冠状病毒感染预防与控制技术指南（第一版）（国卫办医函〔2020〕65号）》[8]，并结合华中科技大学同济医学院附属协和医院、同济医院，武汉大学中南医院、人民医院，四川大学华西医院，西安交通大学第一附属医院等单位有关于新型冠状病毒感染的肺炎的放射学诊断实践经验制定。

一、新型冠状病毒感染的肺炎概述

（一）病原学特点

1.新型冠状病毒属于β属的新型冠状病毒，有包膜，颗粒呈圆形或椭圆形，常为多形性，直径 60～140nm。其基因特征与急性呼吸窘迫综合征相关的冠状病毒（severe acute respiratory syndrome related coronavirus, SARSr-CoV）和中东呼吸综合征相关的冠状病毒（Middle East respiratory syndrome coronavirus, MERSr-CoV）有明显区别。目前研究显示与蝙蝠 SARS 样冠状病毒（bat-SL-CoVZC45）同源性达 85%以上[7]。体外分离培养时，2019-nCoV96h 左右即可在人呼吸道上皮细胞内发现，而在 Vero E6 和 Huh-7 细胞系中分离培养需约 6d。

2.对冠状病毒理化特性的认识多来自对 SARS-CoV 和 MERS-CoV 的研究。病毒对热敏感，56℃加热 30min、75%乙醇、含氯消毒剂、过氧化氢消毒液，氯仿等脂溶剂均可有效灭活病毒，氯己定不能有效灭活病毒。

（二）流行病学特点

1.传染源：目前所见传染源主要是新型冠状病毒感染的患者。无症状感染者也可能成为传染源。

2.传播途径：经呼吸道飞沫和接触传播是主要的传播途径。气溶胶和消化道等传播途径尚待明确。

3.易感人群：人群普遍易感。

（三）临床特点

1.临床表现

（1）基于目前的流行病学调查：该病潜伏期为 1～14d，多为 3～7d。临床以发热、乏力、干咳为主要表现。少数患者伴有鼻塞、流涕、咽痛和腹泻等症状。重症患者多在发病 1 周后出现呼吸困难和/或低氧血症，严重者可快速进展为急性呼吸窘迫综合征、脓毒症休克、难以纠正的代谢性酸中毒和出凝血功能障碍。值得注意的是重症、危重症患者病程中可为中低热，甚至无明显发热。

（2）轻型患者仅表现为低热、轻微乏力等，无肺炎表现。

（3）从目前收治的病例情况看，多数患者预后良好，少数患者病情危重。老年人和有慢性基础疾病者预后较差。儿童病例症状相对较轻。

2.实验室检查

发病早期外周血白细胞总数正常或减低，淋巴细胞计数减少，部分患者可出现肝酶、乳酸脱氢酶（lactate dehydrogenase, LDH）、肌酶和肌红蛋白增高。部分危重者可见肌钙蛋白增高。多数患者 C 反应蛋白（C-reactive protein, CRP）和血沉升高，降钙素原正常。严重者 D-二聚体升高、外周血淋巴细胞进行性减少。在鼻咽拭子、痰、下呼吸道分泌物、血液、粪便等标本中可检测出新型冠状病毒核酸。

二、放射学检查

（一）放射学检查流程

放射学检查及诊断是新型冠状病毒感染诊疗的重要一环，推荐的放射学检查流程如下（图1）。

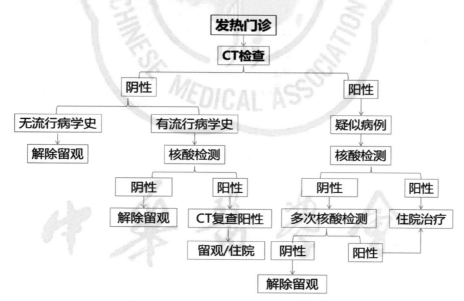

图1 新型冠状病毒感染的肺炎的影像诊断流程图

（二）DR 检查

新型冠状病毒感染的肺炎平片漏诊率高，病变初期多无异常发现，不推荐使用。随病情进展，可表现为局限斑片影或多发实变影。重症者可以表现为"白肺"，临床上则有严重的低血氧症。

（三）CT 检查

新型冠状病毒感染的肺炎放射学检查，首选容积 CT 扫描，扫描层厚 5 mm（16 层 CT 以上均可以达到），重建为 1.0～1.5 mm 薄层。基于薄层 CT 重建，在横断面、矢状面和冠状面观察，有利于病灶早期检出，评估病变性质和范围，发现 DR 不易观察的细微变化。

三、放射学表现

（一）X 线表现

在新型冠状病毒感染的肺炎，病变早期胸部平片检查多无异常发现。核酸检测阳性的普通型患者多表现为两肺中外带和胸膜下的局限性斑片状或多发节段性片状阴影为主（图 2）。重型患者双肺多发实变影，部分融合成大片状实变，可有少量胸腔积液（图 3）。病变进展为危重型，表现为两肺弥漫性实变阴影，呈"白肺"表现（图 4），可以伴有少量胸腔积液[9]。

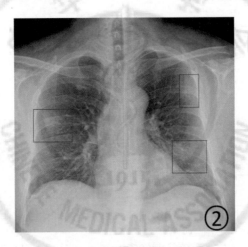

图 2 男，43 岁，新型冠状病毒感染的肺炎。胸部平片显示右中肺野和左肺上、下肺野散在斑片状阴影，边缘不清

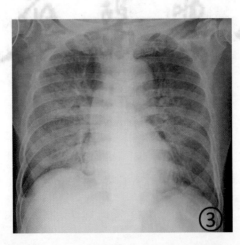

图 3 男，69 岁，新型冠状病毒感染的肺炎。胸部平片显示双肺大片状磨玻璃阴影，右侧为著，其内纹理增粗；右侧水平叶间胸膜部分轻度增厚，右肋膈角变钝，提示少量胸腔积液

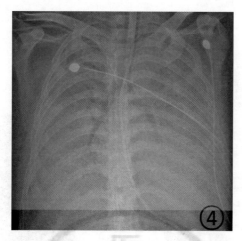

图4 男，44岁，新型冠状病毒感染的肺炎。胸部平片显示双肺弥漫性实变，肺门旁空气支气管征，呈"白肺"表现

（二）胸部 CT 表现

1. 常见 CT 表现

极少数普通型患者起病早期 CT 无异常发现。随着病变发展肺内可以出现病变。常见 CT 表现两肺有多发斑片状磨玻璃阴影、实变影，多沿支气管血管束和胸膜下分布为主，其间可见增粗的血管影，表现为细网格状影，呈"铺路石征"。也可以表现为极为淡薄的磨玻璃阴影，小血管周围有局限性磨玻璃阴影。

病变进展期肺内则表现为磨玻璃阴影、实变、结节等多种性质病变共存，以肺中外带和胸膜下、肺底分布为主，可有纤维化病灶存在。实变阴影内常见空气支气管征、细支气管管壁有增厚，纤维化病灶则表现为局部肺纹理增粗、扭曲，其内支气管管壁呈柱状，邻近胸膜或叶间胸膜增厚，有少量胸腔积液，无明显淋巴结肿大。

2. CT 表现分期

目前尚缺乏系统的放射学表现与病例对照资料研究。基于目前的临床实践，根据病变受累的范围和表现，推荐将新型冠状病毒感染的肺炎 CT 表现分为 3 个阶段：早期、进展期和重症期。

（1）早期

表现为单发或多发的局限性磨玻璃阴影、结节（图5，6），非常淡薄的小斑片磨玻璃阴影（图 7，8）或者大片磨玻璃阴影（图 9，10），多数磨玻璃阴影边缘不清，部分边缘清晰。病变多分布于中、下叶，多位于胸膜下（图 5，6）或叶间裂下（图 7，8），或者沿支气管血管束分布。磨玻璃阴影内的细支气管管壁有增厚（图 11），可见细支气管的充气支气管征（图 11），血管影增粗，边缘欠光整，邻近的叶间胸膜有轻度增厚（图 12）。

部分病变呈亚段性分布的大片磨玻璃阴影，病变内小血管增多，类似于细网格状阴影或"铺路石征"（图 13，14）。部分磨玻璃阴影有"反晕征"（图 15）。

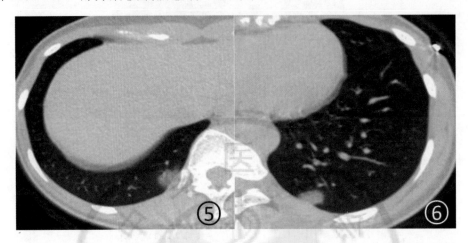

图 5，6 女，32 岁，无发热。CT 平扫肺窗显示右肺下叶后段胸膜下（图 5）及左肺下叶后段胸膜下（图 6）小结节影，周围有晕征

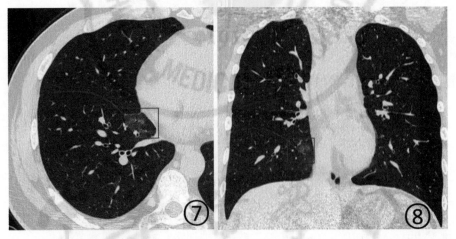

图 7，8 男，38 岁。CT 平扫横断面（图 7）及冠状面（图 8）显示右肺下叶内侧段非常淡薄的磨玻璃阴影（红色方框）

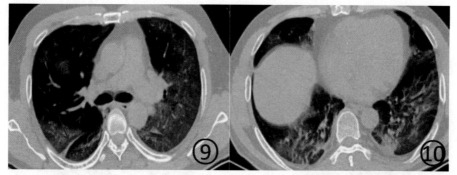

图9，10 男，50 岁。CT 平扫肺窗显示两肺大片磨玻璃阴影和斑片状磨玻璃阴影，多分布于肺的中外带、胸膜下。右侧斜裂有增厚（图9↑），左下后段胸膜下有实变（图10↑）

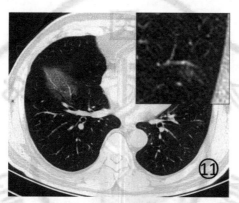

图11 男，51 岁。CT 平扫肺窗显示肺内大片和斑片状磨玻璃阴影，其内微血管增多，细支气管有支气管充气征，细支气管壁增厚，左下肺小血管周围有淡薄的磨玻璃阴影（方框）

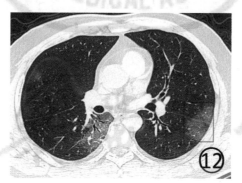

图12 男，55 岁。CT 平扫肺窗显示左肺上、下叶见磨玻璃阴影，左侧斜裂胸膜轻度增厚、模糊（红色框内）。右肺下叶背段之亚段性磨玻璃阴影内细支气管柱状增粗（↑），胸膜下局部实变并有小叶间隔增厚、移位

附录

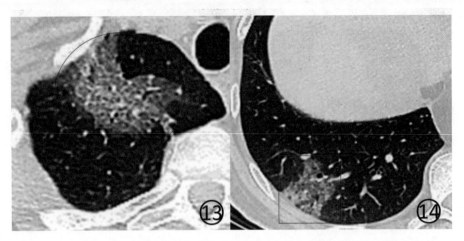

图 13，14 男，49 岁。CT 平扫肺窗显示右上肺（图 13）和右下肺（图 14）胸膜下有片状磨玻璃阴影，其内可见有增多的细血管阴影表现为网格样，类似于"铺路石征"，病变内可见细支气管充气支气管征

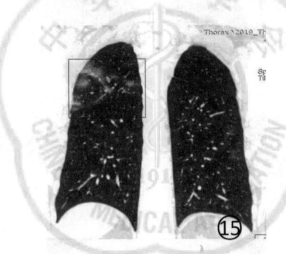

图 15 男，38 岁。CT 平扫肺窗显示右上肺胸膜下有"反晕征"，肺内有多发的小斑片状磨玻璃阴影，

（2）进展期

病变进展时常见有多发新病灶出现。新病灶 CT 表现与上述早期病灶相似。原有病变多数病灶范围扩大，病灶内出现大小、程度不等的实变（图 16，17），有结节和晕征、实变病灶内可见空气支气管征。原有磨玻璃阴影或实变影也可融合或部分吸收，融合后病变范围和形态常发生变化，不完全沿支气管血管束分布（图 18～20）。

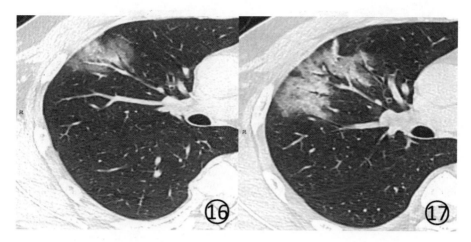

图 16，17 男，44 岁。基线（图 16）及 4d 后（图 17）肺 CT 平扫肺窗显示右肺上叶前段病变范围扩大，局部变密实，并可见空气支气管征，支气管血管束增粗

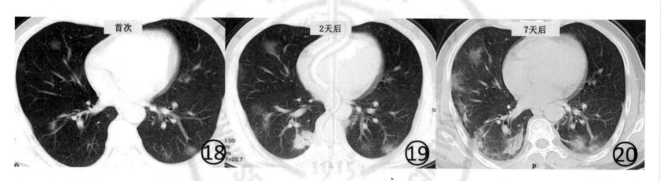

图 18～20 男，46 岁。基线（图 18）CT 平扫显示两肺多发淡薄的磨玻璃阴影，左下肺有结节，周围有晕征，病变位于胸膜下。2d 后（图 19）及 7d 后（图 20）CT 平扫显示病变范围不断扩大，出现新病灶，右下肺实变阴影内有支气管充气征

（3）重症期

病变进一步进展，双肺弥漫性实变，密度不均，其内空气支气管征与支气管扩张，非实变区可呈斑片状磨玻璃阴影表现，双肺大部分受累时呈"白肺"表现（图 21），叶间胸膜和双侧胸膜常见增厚，并少量胸腔积液，呈游离积液或局部包裹表现。

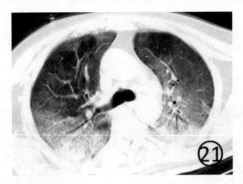

图 21 男，60 岁。CT 平扫肺窗显示双肺大部分呈网格状磨玻璃影，背侧明显且部分密实，类"白肺"表现，可见空气支气管征

（三）放射学表现转归

绝大多数新型冠状病毒感染的肺炎患者经过隔离治疗，病情趋于稳定、好转，表现为病灶范围缩小，密度逐渐减低，病灶数量减少，磨玻璃阴影可完全吸收（图 22，23）。部分患者病变可以在较短的时间内演变为纤维化的索条影（图 24～27），这种纤维化表现是否为病变逆转的特点，仍有待于资料的进一步积累。少数具有基础疾病的患者或老年患者，病程中病变进展，肺内病变范围扩大，结构扭曲、变密实，严重时出现"白肺"。

鉴于目前新型冠状病毒感染的肺炎的转归过程和规律尚不明确。既往一项 SARS 病例的 CT 影像纵向研究中[10]，实变影可以转归为磨玻璃阴影或消失，而磨玻璃阴影可持续存在甚至进展为小叶间隔增厚和纤维化、支气管扭曲扩张。因此，需要大样本、多中心的研究，以便于从放射学的角度探索其演变过程和规律。

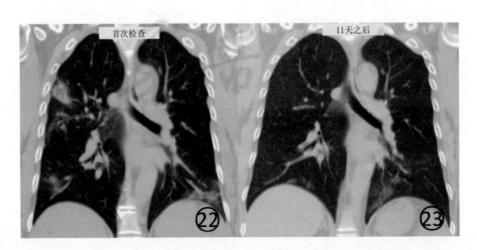

图 22，23 男，48 岁。基线（图 22）CT 平扫肺窗显示多发斑片状磨玻璃阴影和实变，治疗 11d 后（图
23），肺内病变明显吸收、消散，左下肺存留少许纤维化病变

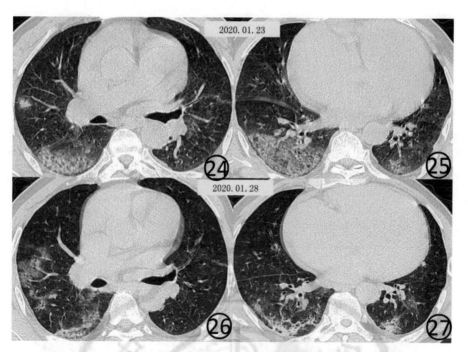

图 24～27 男，60 岁。首次（图 24，25）CT 平扫肺窗显示，两肺可见大片状磨玻璃阴影，右肺下叶前段有结节和晕征，新型冠状病毒核酸检测阴性。5 d 后（图 26，27）CT 平扫肺窗显示，大片磨玻璃阴影有吸收，但是出现新发的斑片状磨玻璃阴影，其内有血管增粗，斜裂局限性增厚，两下肺有纤维化形成，其内可见扭曲的细支气管充气征

四、放射学在新型冠状病毒感染的肺炎诊断中的作用

放射学检查作为新型冠状病毒感染的肺炎诊断的主要手段之一，放射学诊断的价值在于病变检出、判断病变性质、评估疾病严重程度，以利于临床进行分型。需要强调的是放射学诊断不是确诊方法。新型冠状病毒核酸检测阳性是诊断新型冠状病毒感染的肺炎的金标准。

据临床实践观察，可以表现为：①新型冠状病毒核酸检测阳性，但是首次放射学检查阴性，复查时则发现肺内有异常表现（图 28，29）；②无症状，但是有接触史，CT 平扫肺内发现病变，后经新型冠状病毒核酸检测阳性证实（图 30，31）；③有流行病学史，肺内有明显的病变，新型冠状病毒核酸检测前几次阴性，最终为新型冠状病毒核酸检测阳性（图 32，33）。

目前临床情况比较复杂，在这个特定时间段，放射学检查发现有异常，需要紧密结合其他相关疾病的临床特点，在除外流感、支原体感染后等疾病后，至少需要进行 1 次，乃至多次新型冠状病毒核酸检测。

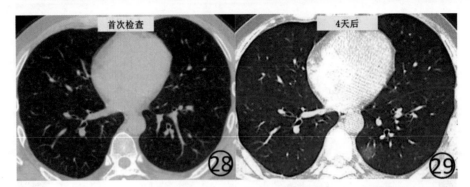

图 28，29 男，44岁，有流行病学史，发热1d，体温38.0℃，伴咳嗽、干咳、全身乏力。基线（图28）CT扫描肺内未见异常，新型冠状病毒检测阳性。4d后（图29）复查CT，显示左下肺后段可见磨玻璃阴影

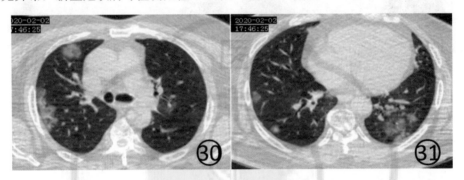

图 30，31 男，50岁。患者于2020年1月20日参加有疫源地来源人员聚会，配偶于2020年1月26日确诊为新型冠状病毒感染的肺炎。患者无发热、咳嗽、胸闷、气短等不适，来院要求CT检查。CT平扫肺窗（图30，31）显示两肺多发斑片状磨玻璃阴影和结节。此后新型冠状病毒检测阳性。

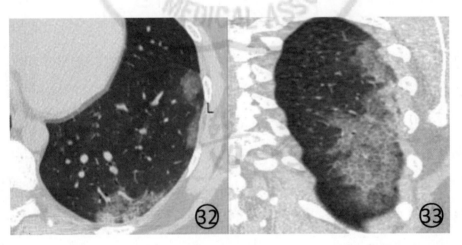

图 32，33 女，34岁。患者母亲确诊为新型冠状病毒感染的肺炎。本例新型冠状病毒核酸检测前2次阴性，第3次阳性。CT平扫初次检查，肺窗（图32，33）显示左肺大片状磨玻璃阴影，其内伴有细网状影，呈"铺路石征"，内可见增粗的血管影

对于确诊病例的放射学复查时间窗目前尚无确切的依据，根据对已有病例的观察并结合武

汉临床经验，建议：①临床表现典型、新型冠状病毒核酸检测阳性的初诊患者，初诊胸部 CT 阴性，推荐 3～5d 复查胸部 CT，观察有无病变出现；②临床表现不典型，放射学表现具有病毒性肺炎特点的临床诊断病例，除了应该反复查新型冠状病毒核酸检测之外，推荐 5～7d 复查胸部 CT，观察病变的消长；③确诊病例的非危重症患者，推荐 5～7d 复查胸部 CT，观察病变的消长。检查频次太多，需要注意患者接受辐射剂量问题。对于危重症患者，床旁摄片的检查次数则根据临床需要进行。

五、出院的放射学依据

新型冠状肺炎经过有效治疗，在符合临床治愈的前提条件下，出院的放射学推荐意见是①肺内病变范围明显缩小、吸收、完全消散；②肺内仅存留少许纤维化；③没有新发病变。

六、儿童新型冠状病毒感染的肺炎临床特点和放射学表现

（一）家庭聚集性发病为特点

儿童家庭聚集性发病是此次流行病学特点，尤其是儿童患者，系第二代病毒感染，甚至累及新生儿。

（二）新型冠状病毒核酸检测

儿童咽拭新型冠状病毒核酸检测阳性率低于成人。采用肛拭方法、尤其是新生儿是较敏感方法。

（三）放射学表现

新型冠状病毒感染的肺炎 CT 表现多样性，以磨玻璃阴影、实变为主，缺乏特异性。一般临床症状轻，肺部病灶较少，常常给诊断带来一定难度。对于疑似病例，CT 检查发现肺内异常表现，可以协助早期治疗干预。但是确诊需结合流行病学史、新型冠状病毒检测和放射学表现综合判断。

七、放射学鉴别诊断

新型冠状病毒感染的肺炎需要与病毒性肺炎（流感病毒肺炎、禽流感肺炎、SARS）、支原体肺炎、细菌性肺炎等鉴别。一般而言按照发病年龄分类：①儿童社区获得性肺炎前 3 位的病原菌包括肺炎支原体、细菌、呼吸道合胞病毒[11]；②成人社区获得性肺炎中病毒感染占 15.0%～34.9%，其中流感病毒占首位，其他病毒包括副流感病毒、鼻病毒、腺病毒、人偏肺病毒及呼吸道合胞病毒等[12]。病毒检测阳性患者中 5.8%～65.7%可合并细菌或非典型病原体感染[13-15]；③其他需要鉴别的疾病有血管炎、急性肺间质性肺炎、结缔组织相关性肺病、隐源性机化性肺炎等。

新型冠状病毒感染的肺炎，在流行病学病史方面与上述疾病有很大不同。目前也是流感的高发季节，在当前的特定时间点，若发现肺内有渗出、实变、结节等影像表现，需要排除普通流感、支原体及细菌后，按照"国家卫健委颁布的新型冠状病毒感染的肺炎诊疗方案（试行第五版）"的标准[7]，结合流行病学病史和临床特点，进行放射学描述性诊断，而最后确诊需要做病原学的核酸检测。

新型冠状病毒感染的肺炎的演变过程和规律还需要有更多的资料积累和进一步的探索和研究。

勠力同心，共克时疫，向所有奋战在一线的医技护人员致敬！

全文由中华医学会放射学分会牵头，在金征宇（北京协和医院）、刘士远（海军军医大学长征医院）、徐克（中国医科大学附属第一医院）、陈敏（北京医院）、卢光明（东部战区总医院）、程敬亮（郑州大学第一附属医院）、梁长虹（广东省人民医院）、洪楠（北京大学人民医院）指导下完成。

执笔者：史河水、喻杰、郑传胜（华中科技大学同济医学院附属协和医院），金晨望、沈聪（西安交通大学第一附属医院）

审阅专家：夏黎明、朱文珍（华中科技大学学同济医学院附属同济医院），查云飞（武汉大学人民医院）、李宏军（首都医科大学附属佑安医院）、徐海波、张笑春（武汉大学中南医院）、邵剑波（武汉儿童医院）、施裕新（上海复旦大学公共卫生临床中心）。

通信作者：郭佑民（西安交通大学第一附属医院）、刘士远（海军军医大学长征医院）。

提出修改意见的专家：伍建林（大连大学附属中山医院）、陈起航（北京医院）、宋伟（北京协和医院）、胡春洪（苏州大学附属第一医院）、萧毅（海军军医大学长征医院）、王健（陆军军医大学第一附属医院）、罗良平（暨南大学医学部）、赵世华（北京阜外医院）、张志勇（上海复旦大学公共卫生中心）、杨立（解放军总医院第一医学中心）、吴宁（中国医学科学院肿瘤医院）、杨志刚（四川大学华西医院）、张敏鸣（浙江大学医学院附属第二医院）、张立娜（中国医科大学附属第一医院）、叶兆祥（天津医科大学附属肿瘤医院）、韩丹（昆明医科大学第一附属医院）、姜慧杰（哈尔滨医科大学附属第二医院）、张晓琴（内蒙古自治区人民医院）、叶剑定、于红（上海交通大学附属胸科医院）、郑敏文（空军军医大学第一附属医院）。

参与指导的专家：马林（解放军总医院第一医学中心）、王振常（首都医科大学附属北京友谊医院）、鲜军舫（首都医科大学附属北京同仁医院）、袁慧书（北京大学第三医院）、赵心明（中国医学科学院肿瘤医院）、张辉（山西医科大学第一附属医院）、于春水（天津医科大学

208

总医院）、李松柏（中国医科大学附属第一医院）、张惠茅（吉林大学第一医院）、严福华（上海交通大学医学院附属瑞金医院）、王培军（同济大学附属同济医院）、居胜红（东南大学附属中大医院）、贾文霄（新疆医科大学第一附属医院）、李坤成（首都医科大学附属北京宣武医院）、李欣（天津市儿童医院）、沈文（天津市第一中心医院）、张雪宁（天津医科大学第二医院）、耿左军（河北医科大学第二医院）、刘挨师（内蒙古医科大学附属医院）、刘爱连（大连医科大学第一附属医院）、刘兆玉（中国医科大学附属盛京医院）、彭卫军（上海复旦大学附属肿瘤医院）、曾蒙苏（上海复旦大学附属中山医院）、程英升（上海交通大学附属第六人民医院）、李澄（东南大学附属中大医院）、施海彬（南京医科大学第一附属医院）、袁建华（浙江省人民医院）、余永强（安徽医科大学第一附属医院）、曹代荣（福建医科大学第一附属医院）、曾献军（南昌大学第一附属医院）、马祥兴（山东大学齐鲁医院）、孙刚（解放军第 960 医院）、王滨（滨州医学院）、王梅云（河南省人民医院）、刘玉林（湖北省肿瘤医院）、单鸿（中山大学第五附属医院）、江新青（广州市第一人民医院）、李子平（中山大学第一附属医院）、龙莉玲（广西医科大学第一附属医院）、罗天友（重庆医科大学第一附属医院）、张伟国（中国人民解放军陆军特色医学中心）、龚启勇（四川大学华西医院）、周石（贵州医科大学附属医院）、银武（西藏自治区人民医院）、印弘（空军军医大学西京医院）、郭顺林（兰州大学第一医院）、张永海（青海省人民医院）、朱力（宁夏医科大学总医院）、宋法亮（新疆生产建设兵团医院）

参考文献

[1] Li Q, Guan X, Wu P, et al. Early transmission dynamics in Wuhan, China, of novel coronavirus–infected pneumonia[J]. N Engl J Med,2020. DOI:10.1056/NEJMoa2001316.

[2] Rothe C, Schunk M, Sothmann P, et al. Transmission of 2019-nCoV infection from an asymptomatic contact in Germany[J]. N Engl J Med,2020. DOI:10.1056/NEJMc2001468.

[3] Huang C, Wang Y, Li X, et al. Clinical features of patients infected with 2019 novel coronavirus in Wuhan, China[J]. Lancet,2020. DOI:10.1016/S0140-6736(20)30183-5.

[4] Chan JF, Yuan S, Kok KH, et al. A familial cluster of pneumonia associated with the 2019 novel coronavirus indicating person-to-person transmission: a study of a family cluster[J]. Lancet,2020. DOI:10.1016/S0140-6736(20)30154-9.

[5] World Health Organization. Clinical management of severe acute respiratory infection when novel coronavirus (nCoV) infection is suspected, interim guidance[EB/OL]. [2020-01-13]. https://www.who.int/pub

lications-detail/clinical-management-of-severe-acute-respiratory-infection-when-novel-coronavirus-(ncov)-inf
ection-is-suspected.

[6] World Health Organization. Infection prevention and control during health care when novel coronavirus (nCoV) infection is suspected, interim guidance[EB/OL]. [2020-01-15]. https://www.who.int/internal-pu blications-detail/surveillance-case-definitions-for-human-infection-withnovel-coronavirus-(ncov).

[7] 中华人民共和国国家卫生健康委员会.新型冠状病毒感染的肺炎诊疗方案（试行第五版）[EB/OL].[2020-02-05]. http://www.nhc.gov.cn/xcs/zhengcwj/202002/3b09b894ac9b4204a79db5b8912d4440.shtml.

[8] 中华人民共和国国家卫生健康委员会.医疗机构内新型冠状病毒感染预防与控制技术指南（第一版）[EB/OL].[2020-01-23]. http://www.nhc.gov.cn/xcs/zhengcwj/202001/b91fdab7c304431eb082d67847d27e14.sht ml.

[9] Koo HJ, Lim S, Choe J, et al. Radiographic and CT features of viral pneumonia[J]. Radiographics,2018,38 (3):719-739. DOI:10.1148/rg.2018170048.

[10] Wu X, Dong D, Ma D. Thin-section computed tomography manifestations during convalescence and long-t erm follow-up of patients with Severe Acute Respiratory Syndrome(SARS)[J]. Med Sci Monit,2016,22:2793 –2799. DOI:10.12659/MSM.896985.

[11] 舒林华,许姜姜,王淑,等.儿童社区获得性肺炎致病微生物分布及与临床特征的相关性[J].中国当代儿科杂志,20 15,17(10):1056-1061.DOI:10.7499/j.issn.1008-8830.2015.10.007.

[12] 中华医学会呼吸病学分会.中国成人社区获得性肺炎诊断和治疗指南(2016 年版)[J].中华结核和呼吸杂 志,2016,39(4):253-279.DOI:10.3760/cma.j.issn.1001-0939.2016.04.005.

[13] 赵春江,张菲菲,王占伟,等.2012 年中国成人社区获得性呼吸道感染主要致病菌耐药性的多中心研究[J]. 中华结核和呼吸杂志,2015,38(1):18-22.DOI:10.3760/cma.j.issn.1001-0939.2015.01.008.

[14] Qu JX, Gu L, Pu ZH, et al. Viral etiology of community-acquired pneumonia among adolescents and adults with mild or moderate severity and its relation to age and severity[J]. BMC Infect Dis,2015,1 5:89. DOI:10.1186/s12879-015-0808-0.

[15] Liu Y, Chen M, Zhao T, et al. Causative agent distribution and antibiotic therapy assessment among adult patients with community acquired pneumonia in Chinese urban population[J]. BMC Infect Dis,20 09,9:31. DOI:10.1186/1471-2334-9-31.

特急

中国疾病预防控制中心文件

中疾控传防发〔2020〕14 号

中国疾病预防控制中心关于印发
新型冠状病毒肺炎病例密切接触者
调查与管理指南（试行版）的通知

各省（自治区、直辖市）疾病预防控制中心、新疆生产建设兵团
疾病预防控制中心：

在当前全国范围全力实施新型冠状病毒肺炎围堵策略的形势
下，为指导各地进一步做好新型冠状病毒肺炎病例密切接触者的
调查和管理，有效控制疾病的传播，我中心组织制定了新型冠状
病毒肺炎病例密切接触者调查与管理指南（试行版）。本指南依据
全国新型冠状病毒肺炎防控方案（第四版）相关要求，并结合近
期国内外最新调查分析结果提示病例在发病前具有传染性的情

附
录

况，参照世界卫生组织、美国疾控中心、欧盟疾控中心等机构的相关技术文件、以及全球公开发表的最新研究结果制定。现印发给你们，请参照执行。

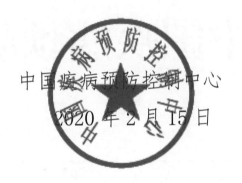

中国疾病预防控制中心

2020 年 2 月 15 日

附件

新型冠状病毒肺炎病例密切接触者
调查与管理指南

（试行版）

在当前全国范围全力实施新型冠状病毒肺炎围堵策略的形势下，为指导各地进一步做好新型冠状病毒肺炎病例密切接触者的调查和管理，有效控制疾病的传播，我中心组织制定本指南。

一、主要依据

（一）新型冠状病毒肺炎防控方案（第四版）。

（二）近期国内外聚集性疫情流行病学调查分析结果提示，病例在发病前具有传染性。

（三）世界卫生组织、美国疾控中心、欧盟疾控中心等机构的相关技术文件、以及全球公开发表的最新研究结果。

二、目的

（一）及时发现和管理密切接触者，避免密切接触者导致的传播。

（二）通过开展规范的密切接触者调查，了解不同接触方式密切接触人群的续发率、疾病潜伏期和临床结局等信息。

三、判定原则

（一）接触者

接触者指在病例的一定活动范围内，可能与其发生接触的所有人，包括家庭成员、亲戚、朋友、同事、同学、医务工作者和服务人员等。根据接触情况，可将接触者划分为密切接触者和一般接触者。

目前，国内开展的传染者-感染者传播链分析显示，病例在潜伏期具有传染性。世界卫生组织从新发疾病研究的角度，提出对病例发病前4天的密切接触者进行调查和医学观察。日本学者对传播链分析提示，传染者与感染者的发病间距平均为2.6天，短于国际上估计该疾病的平均潜伏期（约5天）。目前，尚难以准确判断病例潜伏期具有传染性的时间长短以及不同时间段的传播力强弱。我们基于对绝大多数传染病的基本认识，病例往往在出现症状时其传染性最强，个别疾病在潜伏期末（接近病例发病时间）具有传染性。比如季节性流感，在病例发病时、以及发病前1-2天与发病后1-2天均具有较强传染性。基于以上分析判断，本指南初步将病例发病前2天作为调查和判断密切接触者的时间范围。

（二）密切接触者

根据国内外最新研究结果，对于疑似病例、临床诊断病例和确诊病例有症状时或症状出现前2天、或无症状感染者标本采样前2天内，在未采取有效防护与其有近距离接触（1米内）的人员，可判定为密切接触者。具体情形包括：

（1）同一房间共同生活的家庭成员。

（2）直接照顾者或提供诊疗、护理服务者。

（3）在同一空间内实施可能会产生气溶胶的诊疗活动的医务工作者。

（4）在办公、车间、班组、电梯、食堂、教室等同一场所有近距离接触的人员。

（5）密闭环境下共餐、共同娱乐以及提供餐饮和娱乐服务的人员。

（6）探视病例的医护人员、家属或其他有近距离接触的人员。

（7）乘坐同一交通工具并有近距离接触人员，包括在交通工具上照料护理人员、同行人员（家人、同事、朋友等），或经调查评估后发现有可能近距离接触病例和无症状感染者的其他乘客和乘务人员。不同交通工具密切接触判定方法参见附件1。

（8）现场调查人员调查后经评估认为其他符合密切接触者判定标准的人员。

（三）一般接触者

指与疑似病例、临床诊断病例（仅限湖北省）、确诊病例和无症状感染者在乘坐飞机、火车和轮船等同一交通工具、共同生活、学习、工作以及诊疗过程中有过接触，但不符合密切接触者判定原则的人员。

四、管理要求

（一）管理方式

1. 密切接触者应采取集中隔离医学观察，不具备条件的地区可采取居家隔离，如采取居家隔离医学观察应加强对居家观察对象的指导和管理，集中医学观察场所的选择及内部设施要求见附件2。

对以下特殊人群中的密切接触者，需予以特殊考虑：

(1) 对14岁及以下的儿童密切接触者，如父母或家人均为密切接触者，首选集中隔离医学观察，在做好个人防护和保持人际距离的情况下，儿童可与父母或家人同居一室；如仅儿童为密切接触者，可在社区医务人员指导下，做好个人防护和保持人际距离，由家人陪同儿童居家医学观察；有基础疾病的人员和老年人不能作为儿童的陪护人员。

(2) 对于半自理及无自理能力的密切接触者，原则上实施集中隔离医学观察措施，由指定人员进行护理。如确实无法进行集中隔离医学观察，可在社区医务人员指导下，采取居家隔离医学观察。有基础疾病的人员和老年人不能作为陪护人员。

2.对一般接触者要做好登记，并进行健康风险告知，嘱其一旦出现发热、咳嗽等呼吸道感染症状以及腹泻、结膜充血等症状时要及时就医，并主动告知近期活动史。

（二）管理流程

1.知情告知。实施医学观察时，应当书面或口头告知医学观察的缘由、期限、法律依据、注意事项和疾病相关知识，以及负责医学观察的医疗卫生机构及联系人和联系方式。

2.健康监测。指定医疗卫生机构人员每天早、晚对密切接触者各进行一次体温测量，并询问其健康状况，并给予必要的帮助和指导。

3. 观察期限。医学观察期限为自最后一次与病例、无症状感染者发生无有效防护接触后 14 天。密切接触者在医学观察期间若检测阴性，仍需持续至观察期满。

4. 异常症状处理。医学观察期间，密切接触者一旦出现任何症状（如发热、干咳等呼吸道症状、腹泻及结膜充血等），需立即向当地卫生健康部门报告，并按规定送定点医疗机构诊治，采集标本开展实验室检测与排查工作。如排查结果为疑似病例、临床诊断病例、确诊病例，应对其密切接触的人员进行调查和医学观察。

5. 医学观察解除。医学观察期满时，如密切接触者无异常情况，应按时解除医学观察。疑似病例在排除后，其密切接触者即可解除医学观察。

（三）管理要求

1. 集中或居家医学观察对象应独立居住，尽可能减少与共同居住人员的接触，做好医学观察场所的清洁与消毒工作。

2. 密切接触者在观察期间不得外出，如果必须外出，经医学观察管理人员批准后方可，并要佩戴一次性外科口罩，避免去人群密集场所。

3. 实施密切接触者医学观察并与其有近距离接触的工作人员，应做好呼吸道飞沫、接触和粪–口途径传播的防护措施。

五、信息报告要求

（一）报告内容

1. 进行医学观察的密切接触者需填写《密切接触者医学观察健康状况监测个案表》（附件3）。内容包括密切接触者基本信息、接触信息和健康监测信息等，具体填写要求为：

（1）基本信息及接触信息。在密切接触者登记时，填写密切接触者的个人信息（姓名、身份证号、性别、年龄、联系方式、基础性疾病等）、末次接触病例信息（病例姓名、病例类型、首次和末次分别与末次接触病例接触时间和方式）。

（2）密切接触者健康监测信息。在密切接触者医学观察期结束后，根据健康登记表信息填写密切接触者开始隔离日期以及在医学观察期间是否出现临床症状、首次出现症状日期、首发临床表现、最终检测结果是否阳性、阳性标本的采样日期、病例最重临床结局及出院日期等信息。

（3）信息关联。若密切接触者判定为确诊病例、临床诊断病例和无症状感染者，"病例最重临床结局"的内容需与大疫情网的病例临床严重程度保持一致。

2. 密切接触者医学观察期间的每日健康监测结果，可填写《新型冠状病毒肺炎病例密切接触者医学观察登记表》（附件4）。

3. 各地进行密切接触者医学观察情况汇总时，可参考《新型冠状病毒肺炎病例密切接触者医学观察统计日报表》（附件5）和《新型冠状病毒肺炎病例密切接触者医学观察每日统计汇总表》

（附件6）。

（二）报告要求及方式

县（区）级疾病预防控制机构在对密切接触者解除医学观察后，需要对其医学观察健康状况进行汇总。《密切接触者医学观察健康状况监测个案表》（附件3）拟通过网络直报系统进行上报，在此之前各地可先行做好信息登记。

六、资料分析利用

基于密切接触者的医学观察信息，可进行以下分析：

（一）分析密切接触者中新型冠状病毒肺炎的续发率，尤其是家庭、医疗机构等重点场所密接人群的续发率。

（二）密切接触者中发生新型冠状病毒肺炎病例的不同临床严重程度的比例。

（三）根据密切接触者与病例首次和末次接触时间、所接触病例的发病日期、密切接触者的发病日期来估算疾病潜伏期。

附件：1. 交通工具密切接触者判定指引

2. 集中医学观察场所选择及内部设施要求

3. 密切接触者医学观察健康状况监测个案表

4. 新型冠状病毒肺炎病例密切接触者医学观察登记表

5. 新型冠状病毒肺炎病例密切接触者医学观察统计日报表

6. 新型冠状病毒肺炎病例密切接触者医学观察每日统计汇总表

交通工具密切接触者判定指引

一、飞机

1. 一般情况下，民用航空器舱内病例座位的同排左右三个座位和前后各三排座位的全部旅客以及在上述区域内提供客舱服务的乘务人员作为密切接触者。其他同航班乘客作为一般接触者。

2. 乘坐未配备高效微粒过滤装置的民用航空器，舱内所有人员。

3. 其他已知与病例有密切接触的人员。

二、铁路旅客列车

1. 乘坐全封闭空调列车，病例所在硬座、硬卧车厢或软卧同包厢的全部乘客和乘务人员。

2. 乘坐非全封闭的普通列车，病例同间软卧包厢内，或同节硬座（硬卧）车厢内同格及前后邻格的旅客，以及为该区域服务的乘务人员。

3. 其他已知与病例有密切接触的人员。

三、汽车

1. 乘坐全密封空调客车时，与病例同乘一辆汽车的所有人员。

2. 乘坐通风的普通客车时，与病例同车前后 3 排座位的乘客和驾乘人员。

3. 其他已知与病例有密切接触的人员。

四、轮船

与病例同一舱室内的全部人员和为该舱室提供服务的乘务人员。

如与病例接触期间，病人有高热、打喷嚏、咳嗽、呕吐等剧烈症状，不论时间长短，均应作为密切接触者。

附件 2

集中医学观察场所选择及内部设施要求

集中医学观察场所的选择及内部设施要求如下：

1. 集中医学观察场所应选择距人口密集区较远（原则上大于 500 米）、相对独立的场所。避免在医疗机构内设置集中隔离场所。

2. 集中医学观察场所内部根据需要进行分区，分为生活区、物质保障供应区和医学观察区等，分区标示要明确。有保证集中隔离人员正常生活的基础设施，应具备通风条件，并能满足日常消毒措施的落实。

3. 集中医学观察场所需为密切接触者提供单间居住环境，并提供独立的卫生间。

4. 集中医学观察场所最好具有独立化粪池。污水在进入市政排水管网前，进行消毒处理，定期投放含氯消毒剂，消毒 1.5 小时后，总余氯量 10mg/L。消毒后污水应当符合《医疗机构水污染物排放标准》（GB18466-2005）。如无独立化粪池，则用专门容器收集排泄物，消毒处理后再排放，消毒方式参照《疫源地消毒总则》（GB19193-2015）。

附件3

____省（自治区、市）____市（州）____县（区）密切接触者医学观察健康状况监测个案表

姓名	身份证号	性别	年龄	联系方式	基础性疾病	末次接触病例					开始隔离日期	是否出现临床症状	首次出现症状日期	首发临床表现	最终检测结果是否阳性	阳性标本采样日期	病例最重临床结局	出院日期
						病例姓名	病例类型	首次接触日期	末次接触日期	接触方式								

注：

1. 基础性疾病类型（可多选）：①高血压 ②糖尿病 ③脑血管病 ④冠心病 ⑤哮喘 ⑥肺气肿 ⑦慢性支气管炎 ⑧肺癌 ⑨慢性肝病 ⑩肝癌 ⑪慢性肾病 ⑫免疫缺陷 ⑬肺结核 ⑭艾滋病 ⑮妊娠 ⑯其他（请在表格中注明）

2. 末次接触病例的类型：①确诊病例 ②疑似病例 ③临床诊断病例 ④无症状感染者

3. 接触方式：①共同居住生活 ②医疗护理 ③聚餐 ④日常交谈 ⑤同乘交通工具 ⑥仅共处于同一密闭空间，无直接接触与交流 ⑦其他（请在表格中注明）

4. 是否出现临床症状：①是 ②否

5. 首发临床表现（可多选）：①发热 ②寒战 ③咳嗽 ④咳痰 ⑤鼻塞 ⑥流涕 ⑦咽痛 ⑧头痛 ⑨乏力 ⑩肌肉酸痛 ⑪关节酸痛 ⑫气促 ⑬呼吸困难 ⑭胸闷 ⑮结膜充血 ⑯恶心 ⑰呕吐 ⑱腹泻 ⑲腹痛 ⑳其他（请在表格中注明）

6. 最终检测结果是否阳性：①是 ②否 ③未采样检测

7. 病例最重临床结局：①无症状感染者 ②轻型 ③普通型 ④重型 ⑤危重型 ⑥死亡

附件 4

新型冠状病毒肺炎病例密切接触者医学观察登记表

□疑似 □临床 □确诊 □无症状感染者   病例姓名：＿＿＿＿   联系电话：＿＿＿＿   发病日期：＿＿＿＿

编号	姓名	性别	年龄	现住址	开始观察日期	临床表现																												
						体温（℃）														有无症状														
						1	2	3	4	5	6	7	8	9	10	11	12	13	14	1	2	3	4	5	6	7	8	9	10	11	12	13	14

注：

1、本表适用于新型冠状病毒肺炎病例和无症状感染者密切接触者进行医学观察的卫生人员使用。

2、"是否出现以下临床表现"中，"体温"填实测温度，出现以下任何症状 打"√"，否则打"×"：寒战、咳痰、鼻塞、流涕、咽痛、头痛、乏力、肌肉酸痛、关节酸痛、气促呼吸困难、胸闷、结膜充血、恶心、呕吐、腹泻、腹痛等症状。

填表单位：＿＿＿＿   填表人：＿＿＿＿   填表日期：＿＿＿＿年＿＿＿＿月＿＿＿＿日

附件 5

226

新型冠状病毒肺炎病例密切接触者医学观察统计日报表

街道/社区或家庭	首例开始观察日期	累计观察人数	医学观察者					出现异常临床表现人数		转为病例和无症状感染者			最后一名密切接触者预计解除医学观察日期
			当日观察人数		解除人数		当日新增	累计	病例	人数	累计	
			人数	其中新增	当日	累计				无症状感染者		
合　计												一

注:

1. 本表适用于对新型冠状病毒肺炎密切接触者进行医学观察的医务人员汇总上报使用。

2. 异常临床表现:寒战、咳嗽、鼻塞、流涕、咽痛、头痛、乏力、肌肉酸痛、关节酸痛、胸闷、气促呼吸困难、恶心、呕吐、腹泻、结膜充血、腹痛等症状。

3. 表中涉及的累计数均指自开展密切接触者医学观察工作至今的汇总数。

填表单位:_____ (医疗卫生机构)　　填表人:_____

填表日期:_____年____月____日

附件 6

新型冠状病毒肺炎病例密切接触者医学观察每日统计汇总表

辖区	首例开始观察日期	累计观察人数	医学观察者					出现异常临床表现人数		转为病例和无症状感染者人数			最后一名密切接触者预计解除医学观察日期
			当日观察人数		解除人数			当日新增	累计	病例	无症状感染者	累计	
			人数	其中新增	当日	累计							
合计													

注:

1. 本表可供市、区级疾控中心统计汇总使用。

2. 异常临床表现:寒战、咳痰、鼻塞、流涕、咽痛、头痛、流涕、乏力、肌肉酸痛、关节酸痛、气促呼吸困难、胸闷、结膜充血、恶心、呕吐、腹泻、腹痛等症状。

3. 表中涉及的累计数均指自开展密切接触者医学观察工作至今的汇总数。

填表单位: _____ 疾控中心   填表人:

填表日期: 年   月   日

抄送：国家卫生健康委疾控局；中国疾控中心病毒病预防控制所，信
息中心，卫生应急中心

中国疾病预防控制中心办公室   2020 年 2 月 15 日印发

校对人：刘凤凤

新型冠状病毒肺炎病毒核酸检测专家共识

中华医学会检验医学分会

通信作者：王成彬，中国人民解放军总医院医学检验中心，北京 100853，Email：wangcb301@126.com；段勇，昆明医科大学第一附属医院医学检验科，昆明 650031，Email：duanyong7@139.com

DOI：10.3760/cma.j.issn.0376-2491.2020.11.000

突发新型冠状病毒（2019 novel coronavirus，2019-nCoV）肺炎疫情以来，感染病例快速上升。随着疫情的发展和防控力度加大，全国各地乃至境外均有病例报道[1-4]，及时对急重症及疑似患者进行诊断需要快速有效的方法，病毒核酸检测可为诊断提供直接证据[5-6]。核酸检测过程中因对病原体的传染途径和致病力尚未完全明确，工作人员在核酸检测过程中存在较大的感染风险。此外，因为 2019-nCoV 基因结构与一般 RNA 差别较大，因此检验流程、检验质量和生物安全均需要有一定的指导。本共识在参阅国家卫生健康委员会相关文件、查阅文献、咨询重疫区相关专家的基础上进行编写，以对实验室检测工作提出有指导性的建议，本共识适用于从事 2019-nCoV 核酸检测的所有实验室。

适用范围

适用于 **2019-nCoV** 核酸检测，如采用逆转录 PCR（RT-PCR）方法检测等。

工作程序

一、标本采集

（一）标本采集人员

采集人员必须经过院感管理部门或上级管理部门举办的生物安全培训，并考核合格。标本采集人员应按三级防护配备防护用品，包括工作服、防护服、一次性工作帽、医用防护口罩（N95）、外科口罩、护目镜、面罩、双层手套、防水靴和鞋套[7-8]。配备防止病原微生物扩散和感染的设施，如处理感染性废弃物的垃圾桶、处理紧急意外事件的药具和具备一定的通风条件等。

（二）受检人群

新型冠状病毒肺炎疑似病例、确诊病例或与上述二者有密切接触史者[9]。

（三）标本采集及包装

轻症患者、高度疑似患者或有密切接触史者，标本采集优选顺序为鼻咽拭子、口咽拭子、痰液，为提高阳性率，可同时采集 1 份鼻咽拭子和 1 份口咽拭子于同一标本采集管中；为观察疗效和控制传染源，可对确诊患者的粪便和血液进行检测。

1. 鼻咽拭子：标本采集管先贴好条形码，尽可能采集患者发病 3 d 内的鼻咽拭子标本。以拭子测量鼻尖到耳垂的距离并用手指做标记，将拭子以垂直鼻子（面部）方向插入鼻腔，拭子深入距离最少应达耳垂部位到鼻尖长度的一半，使拭子在鼻内停留 15~30 s，轻轻旋转 3~5 次，迅速将拭子放入装有 2 ml 裂解液（与核酸提取试剂盒中裂解液相同）的标本采集管或含 RNA 酶抑制剂的细胞保存液中，插入拭子后在靠近顶端处折断无菌拭子杆，旋紧管盖并用封口膜封闭[10]。

2. 口咽拭子：标本采集管先贴好条形码。尽可能采集发病 3 d 内患者的咽拭子标本。宜用无菌植绒拭子采样，适度用力拭抹咽后壁部位，应避免触及舌部；迅速将无菌拭子放入用于采集鼻咽拭子的采集管中，在靠近顶端处折断无菌拭子杆，旋紧管盖并用封口膜封闭[10]。

3. 痰液：标本采集管先贴好条形码。收集痰液标本时不宜开放气道收集标本。收集深部咳嗽痰液于一次性无菌旋盖采样杯中，采样杯中装入 2 ml 蛋白酶 K（1g/L）[11]。收集痰液后旋紧杯盖并用封口膜封口，尽可能 30 min 内送检。如果需长距离运输标本时不宜先添加蛋白酶 K。

4. 肺泡灌洗液（BALF）：重症患者或病情进展迅速的肺炎患者，由临床医生无菌操作下吸取≥5 ml BALF 到贴有标本条形码并带螺帽的 50 ml 无菌容器中。收集标本后旋紧标本盖并用封口膜封口。

5. 血液：发病后 7 d 内或危重症患者，或考虑病毒血症患者，可采集血液标本。标本采集管先贴好条形码。使用含有乙二胺四乙酸（EDTA）抗凝剂的真空采血管采集血液标本 2~4 ml。

6. 粪便：如发病早期出现腹泻等消化道症状的患者，则留取粪便标本 3~5 g(黄豆大小)。标本采集管先贴好条形码。标本收集于含 2 ml 生理盐水（有条件时可添加 RNA 酶抑制剂）的带螺帽标本采集管中并用封口膜封口。

7. 标本包装：采集标本后用 75%乙醇喷洒标本采集管外部，立即放入标有"生物危险"密封袋中并封严封口；再用 75%乙醇喷洒密封袋外部，然后放入标本转运容器，并对转运容器进行外部消毒，及时送检。

230

二、标本运输

标本应送至具备检测资质并经省级卫生行政主管部门批准可从事 **2019-nCoV** 核酸检测

的 PCR 实验室[12]。

1.送检时间和温度控制：标本采集后应尽快送检，采集后应尽可能在 2~4 h 内送到实验室。在 2 ~8 ℃下转运，运送时间应不超过 72 h。如超过 72 h，应-70 ℃或更低的温度下保存和转运。血液标本应分离血浆后进行保存和转运[9,13]。

2.运输容器：标本运输容器应当防水、防破损、防泄露、耐高（低）温和高压。运输容器和包装材料上应有相关规定的生物危害标识、警示语和提示语。运输容器应使用三层包装系统，即内层容器、中层包装和外层包装。防漏的内层容器包装后贴上生物危害标识，装入中层容器，将"感染性物品"标记贴在外层包装上。内层容器和中层容器间应放置足量的吸水性材料，中层容器应固定在硬质外层容器中。中层容器与外层容器间应放置凝胶冰袋[9,14]。

3.院内运输：标本运送人员进行二级防护并随身携带 75%乙醇，以便发生意外时能及时处理，标本运送时宜派两人同行，条件允许时应配备标本转运监控装置。

4.长距离运输：若标本需要远距离运输，应当按照《可感染人类的高致病性病原微生物菌（毒）种或样本运输管理规定》办理《准运证书》[15]。2019-nCoV 标本运输包装属于 A 类，对应的联合国编号为 UN2814。转运者安全防护按二级防护要求佩戴，并随身携带 75%乙醇。司机佩戴外科口罩或 N95 口罩，通过专用车辆运输。如果经航空运输，包装还应符合国际民航组织文件 Doc9284-AN/905《危险品航空安全运输技术细则》[16]的 PI602 分类包装要求[9]。至少由 1 名标本运送人员和司机同时转运标本，宜配备标本转运过程监控设施。

三、标本接收

1.生物安全防护：标本接收人员按二级防护佩戴防护设备。

2.标本签收：标本运送人员和接收人员对标本进行双签收。接收标本前应检查标本转运容器外包装有无破损，打开容器前用 75%乙醇对标本转运容器进行喷洒或擦拭消毒。将标本转运容器放入生物安全柜，在安全柜中打开标本转运容器并立即用 75%乙醇喷洒或擦拭消毒，取出标本密封袋后，对密封袋用 75%乙醇喷洒或擦拭消毒，并检查是否密封好，立即将标本放入专用冰箱冷藏保存[17]。

3.标本接收后保存：标本接收后，若无法及时检测，可于 4 ℃条件下短期（不超过 24 h）保存，若需长期保存，可将标本于-70℃或更低的温度下保存[9]。

四、试剂准备

1.试剂选择参考意见：至少含 2019-nCoV 基因的两个位点（开放读码框 1a/b、核壳蛋白 N 或 E 结构蛋白）[9]，反应体系大，加样量大；检测试剂最好能与核酸提取仪配套使用，此外可选用引物不同的试剂盒便于对结果复核。

231

2.安全防护：建议按三级防护要求进行防护；当条件不允许且各工作区分工作业时，试剂配制人员至少应按《医疗机构临床基因扩增检验工作导则》[18]穿工作服，戴一次性医用帽子和手套。

五、标本前处理

标本前处理及核酸提取操作的工作人员应进行三级防护。标本前处理应在具有外排功能的生物安全柜中操作。生物安全柜中应配备两个废弃物桶，一只桶中装 0.55%~1%含氯消毒液，另一只桶中装 1 mol/L 稀盐酸。前一只废弃物桶用于丢弃标本、实验过程中产生的废液及与标本接触过的实验耗材；后一只废弃物桶用于装接触过核酸的耗材。废弃物桶应完整并醒目地标示废弃物内容。每次对标本进行操作后，用 75%乙醇消毒后弃去外层手套，对内层手套用 75%乙醇消毒后更换新外层手套。取出标本后用 75%乙醇对标本外部进行喷洒或擦拭消毒。

（一）标本前处理

1. 口咽拭子和鼻咽拭子：可直接用于核酸提取，当实验室条件不够时可增加病毒灭活步骤[9]，增加病毒灭活步骤可能会降低核酸检测的灵敏度。

2. 血液：1 500×g 离心 10 min，离心后冰浴 3~5 min，吸取血浆提取核酸。

3 肺泡灌洗液和粪便：应充分振荡混匀后进行病毒灭活。

4 痰液：先在 55 ℃下孵育 15 min 后再进行病毒灭活[11]。如果痰液标本采集杯中没有预加蛋白酶 K，则应在病毒灭活后重复此步骤。

（二）病毒灭活

提前将水浴箱预热至 56 ℃，在生物安全柜内用 75%乙醇对装有标本的密封袋进行喷洒消毒，用吸水纸擦拭后放入水浴锅中的试管架上，标本盖上搁置重物，防止标本采集管漂浮。每隔 10 min 将标本摇匀 1 次（动作轻柔），灭活时间 45 min[19-20]。可根据提取试剂在标本裂解时所采用的温度调整灭活温度，但不能低于 56 ℃；提高温度后可适当缩减灭活时间。灭活条件的优化最好有预实验支持，保证标本能在有效温度下有足够时间灭活。

六、核酸提取和加样

1.实验前消毒：用 75%乙醇对生物安全柜的空间和台面以及核酸提取仪进行消毒，并紫外线照射 30 min。有条件时可在生物安全柜操作台面铺一层吸水性材料[14]。

2.标本准备：将灭活后的标本从水浴锅中取出，在生物安全柜内对密封袋进行消毒，打开密封袋后，即时用 75%酒精消毒，取出标本，1 500×g 离心 5 min 后冰浴 3~5 min。在生物安全柜内打开标本采集管，按核酸提取试剂说明书要求吸取一定量标本（动作轻柔）加入核酸提取试剂中。为保证人员安全和核酸提取纯度和效率，建议采用基于磁珠吸附的自动化核酸提取方法。

3.标本处理后消毒：采用75%乙醇对生物安全柜、工作台面、移液器等用品进行消毒[14]。

4.核酸扩增体系的准备：核酸提取完成后，立即将提取物进行封盖处理。在生物安全柜内将提取核酸加至PCR扩增反应体系中。

5.实验室消毒：用75%乙醇对核酸提取仪进行处理并紫外线照射30 min。应在实验室空气中喷洒75%乙醇，10 min后开启通风装置通风10 min（注意防爆，密闭空间如果通风不够，可适当延长通风时间），再开启实验室紫外灯照射 30 min。紫外线照射后，工作人员可着一次性医用帽子、手套、隔离服、鞋套进入实验室，用1 mol/L的盐酸处理工作台面和地面，并开启实验室通风装置通风1 h后用清水清洁台面和地面[18]，最后可用过氧化氢消毒仪进行终末消毒[21]。

七、核酸扩增

1.安全防护：建议按三级防护要求进行防护，当条件不允许且各工作区分工作业时，扩增区工作人员可按二级防护佩戴防护用品，即穿隔离衣，戴一次性医用帽子、医用防护口罩（N95）、面罩、鞋套和单层手套。按试剂说明进行操作。

2. 核酸扩增：将扩增体系放入扩增仪，核对扩增程序是否与试剂说明书相符，启动扩增程序，待反应开始后离开实验室。

3.扩增产物处理：扩增后产物置于含1 mol/L的稀盐酸中，应将产物全部浸泡至液体中，浸泡后将扩增产物转移出实验室[13]。如果扩增后产物未在扩增区浸泡稀盐酸，可将扩增产物用一次性医疗垃圾袋装好扎紧，转移至扩增产物废物处理区。

4.实验室消毒：扩增完成后用75%乙醇对空气进行消毒，10 min后开启通风装置通风10 min，同样要注意通风的效果，防止密闭空气中酒精引发爆炸的危险，再用紫外灯照射30 min。紫外线照射后，工作人员着工作服、一次性医用口罩和帽子进入实验室，用1 mol/L稀盐酸擦拭台面和地面，清洁后应及时通风，通风时间不得少于1 h，再用清水清洁台面和地面[18]。

结果解释

一、报告方式

建议报告为"检出"、"未检出"和"可疑"，对3种报告方式进行充分的结果解释，并对下一步工作提出建议。

二、判读条件

1.判读为"检出"的条件：需满足以下任一条：（1） ORF1ab 和 N 基因同时阳性时，判定为阳性；（2）若仅 ORF1ab 或 N 基因其中之一检测结果阳性时，需重新提取原标本的核酸进行复查，复查后 ORF1ab 或 N 基因仍为阳性时，判定为阳性[9]。

2.判读为"可疑"结果的处理：当出现以下两种情况时为"可疑"：（1）2 个位点的 Ct 值位于阳性 Ct 值和阴性 Ct 值之间或其中 1 个位点判读为阳性，另 1 个位点的 Ct 值位于阳性 Ct 值和阴性 Ct 值之间（具体请参考试剂盒说明书）；（2）2 个位点中的 1 个位点为阴性，另 1 个位点的 Ct 值位于阳性 Ct 值和阴性 Ct 值之间。对于"可疑"阳性结果，建议对标本重新进行一次核酸提取，并与该标本前一次提取的核酸同时扩增检测，结合两次检验，2 个位点可判断为"阳性"则可报告"检出"，否则应报告"可疑"。当报告为"可疑"时，实验室应考虑以下措施：（1） 更换不同厂家的试剂盒重复实验或采用敏感度更高的方法，如数字 PCR 方法进一步确定；（2） 建议临床重新采集标本或更换部位采集标本再次检测。

3. 判读为"未检出"结果的处理：当两个位点扩增结果无反应，可报告"未检出"，并对结果进行解释，此情况可能是病毒载量低于检出限，应结合临床分析。当临床体征及其他检查高度怀疑 2019-nCoV 感染时，建议重新采集标本或更换部位采集标本再次检测。

质量控制

1.人员培训：标本采集人员应熟练掌握采集方法；实验室工作人员应准确掌握工作流程和操作。

2.标本采集：标本采集管中如果加入了裂解液或蛋白酶 K，应注意有效期和保存条件符合要求。

3.标本运输：标本要及时送检，院内运输最好在采集后 30 min 内，送检时标本包装容器中应放置含凝胶的冰块，并监测运输过程中的温度。

4.标本接收与处理：标本接收后应及时处理，特别是痰液和口/鼻咽拭子，因为这些标本中加入了痰液液化剂或裂解液，操作时间延长将导致核酸的降解。

5.质控品的使用：试剂盒中阳性质控品/对照品应及时取出，放置于标本制备区的冰箱中。可将阳性样本的核酸分装冻存，用作阳性对照以验证试剂的有效性。实验室条件允许的情况下，可将阳性标本灭活后当成阳性质控品使用，阳性质控应选用浓度相对较低的标本。

6.设置充分的对照：包括试剂对照、阴性对照和阳性对照。阴性对照可选用无菌水，每天实验结束后配制 3~5 份无菌水（2 ml 试管加入无菌水）分别放置于标本制备区和扩增区，用于实验室污染控制。阴性对照和质控品均应与标本平行操作。

7.正确使用 75%乙醇：在实验过程中应合理减少 75%乙醇的使用量，在操作过程中不能采用75%乙醇对空气消毒。

8.降低气溶胶形成风险：标本前处理过程中动作应轻柔，减少气溶胶形成。

9.优化工作流程：操作过程合理会节省时间，可减少核酸降解；因三级防护装备穿戴和更换比较费时，进行2019-nCoV核酸检测宜分工合作，以避免各室间核酸污染。

10.室内质控方法：在检测一定数据后可依据本实验室阳性率进行控制，依据二项式分布计算阳性概率，制作P控制图，当阳性率超过控制范围时应停止实验，查找原因，彻底去除污染后才能开展检测工作。

废弃物处理

1.人员要求：处理废弃物的人员必须经过院感科或上级管理部门举办的生物安全培训，取得培训合格证书，并具备相应的专业技能。

2.感染性废弃物处理：与标本接触过的医疗废物，如tip头、采样管、小离心管（如EP管）等应用0.55%~1%含氯消毒液处理，用三层医疗废物包装袋（标有"感染性废物"）装好扎紧后转出实验区，经高压灭菌后按医疗废物处理[22]。防护服、鞋套、手套、口罩用75%乙醇消毒后收集于三层医疗废物包装袋（标有"感染性废物"）中。经高压后按医疗废物处理[22]。

3.处理核酸的废弃物处理：标本提取与加样过程中与核酸接触过的材料，如tip头、EP管、核酸提取槽等浸泡于稀盐酸中，浸泡时间不少于1 h，浸泡后用医疗废物包装袋装好并扎紧，经高压后按医疗废物处理。

4.核酸扩增产物终处理：建议扩增产物在专门的房间进行终处理，将浸泡于稀盐酸中的产物在稀盐酸液体中开盖，切记不能在空气中开盖，浸泡过核酸的盐酸用碱进行中和后可按医疗废水处理，扩增用的试管，如八联管经高压后按医疗废物处理。

5.废弃物的安全管理：操作人员应及时处理废弃物，并做好登记。不得私自将废弃物带离实验区。

执笔者：刘子杰（昆明医科大学第一附属医院医学检验科）；童永清（武汉大学人民医院医学检验中心）；伍均（上海市第一人民医院医学检验科）；杜鲁涛（山东省第二人民医院医学检验科）；魏超君（甘肃省人民医院临床研究与转化医学研究所）

共识制定专家组成员（按姓氏汉语拼音排序）：崔巍（中国医学科学院肿瘤医院检验科）；曹永彤（中日友好医院医学检验科）；陈鸣（西南医院医学检验科）；蔡贞（南方医科大学南方医院）；段勇（昆明医科大学第一附属医院医学检验科）；丁海涛（内蒙古自治区人民

医院医学检验科）；杜鲁涛（山东省第二人民医院医学检验科）；关明（复旦大学附属华山医院医学检验科）；郭玮（复旦大学附属中山医院医学检验科）；高春芳（第二军医大学附属东方肝胆外科医院医学检验科）；郝晓柯（第四军医大学西京医院医学检验科）；胡成进；（济南军区总医院医学检验科）；黄山（贵州省临床检验中心）；姜艳芳（吉林大学第一医院医学检验科）；刘子杰（昆明医科大学第一附属医院医学检验科）；李萍（湖南中医药大学第一附属医院医学检验科）；李卓（西安医学院第一附属医院医学检验科）；明亮（郑州大学第一附属医院医学检验科）；沈佐君（中国科学技术大学附属第一医院科技处）；苏建荣（首医附属北京友谊医院医学检验科）；孙自镛（华中科技大学同济医学院附属同济医院医学检验科）；童永清（武汉大学人民医院医学检验中心）；王成彬（中国人民解放军总医院医学检验中心）；王辉（北京大学人民医院医学检验科）；汪俊军（东部战区总医院医学检验科）；伍均（上海市第一人民医院医学检验科）；魏超君（甘肃省人民医院临床研究与转化医学研究所）；许斌(江苏省肿瘤医院省临检中心);于农(上海交通大学附属新华医院苏州分院医学检验科)；郑磊（南方医科大学南方医院）；张义（山东大学齐鲁医院医学检验科）；张新（新疆生产建设兵团医院医学检验科）；张樱（中国人民解放军总医院医学检验中心）

利益冲突 所有作者均声明不存在利益冲突

参考文献

[1] 中华人民共和国国家卫生健康委员会.新型冠状病毒感染的肺炎治疗方案（试行第五版）[S/OL].2020-02-04.

[2] Jiang S, Xia S, Ying T, et al. A novel coronavirus (2019-nCoV) causing pneumonia-associated respiratory syndrome[J/OL].Cell Mol Immunol,2020 [2020-02-06]. https://www.ncbi.nlm.nih.gov/pubmed/?term=10.1038%2Fs41423-020-0372-4.[published online ahead of print Feb 5,2020].DOI: 10.1038/s41423-020-0372-4.

[3] Rahman Qureshi UU, Saleem S, Khan A, et al. Outbreak of novel corona virus (2019-nCoV); implications for travelers to Pakistan?[J/OL]. Travel Med Infect Dis,2020:101571 [2020-02-06]. https://www.ncbi.nlm.nih.gov/pubmed/?term=10.1016%2Fj.tmaid.2020.101571. [published online ahead of print Feb 4,2020].DOI:10.1016/j.tmaid.2020.101571.

[4] Kim JY, Choe PG, Oh Y, et al. The first case of 2019 novel corona virus pneumonia imported into Korea from Wuhan, China: implication for infection prevention and control measures[J]. J Korean Med Sci,2020,35(5):e61. DOI: 10.3346/jkms.2020.35.e61.

[5] Chu DKW, Pan Y, Cheng SMS, et al. Molecular diagnosis of a novel coronavirus (2019-nCoV) causing an outbreak of pneumonia[J/OL].Clin Chem,2020:hvaa029 [2020-02-06]. https://www.ncbi.nlm.nih.gov/pubmed/?term=10.1093%2Fclinchem%2Fhvaa029. [published online ahead of print Jan 31,2020].DOI: 10.1093/clinchem/hvaa029.

[6] Corman VM, Landt O, Kaiser M, et al. Detection of 2019 novel coronavirus (2019-nCoV) by real-time RT-PCR[J]. Euro Surveill,2020,25(3).DOI : 10.2807/1560-7917.ES.2020.25.3.2000045.

[7] 中华人民共和国国家卫生健康委员会.医疗机构内新型冠状病毒感染预防与控制技术指南（第一版）[S/OL].2020-01-22.

[8] 中华人民共和国国家卫生健康委员会.新型冠状病毒感染的肺炎防护中常见医用防护用品使用范围指引（试行）[S/OL].2020-01-27.

[9] 中华人民共和国国家卫生健康委员会.新型冠状病毒感染的肺炎实验室检测技术指南（第三版）[S/OL].2020-01-28.

[10] 中华人民共和国国家卫生健康委员会. WS/T 640-2018 临床微生物学检验标本的采集和转运[S/OL].2018-12-11.

[11]Sung H, Yong D, Ki CS, et al. Comparative evaluation of three homogenization methods for isolating middle east respiratory syndrome coronavirus nucleic acids from sputum samples for real-time reverse transcription PCR[J]. Ann Lab Med,2016,36(5):457-462. DOI: 10.3343/alm.2016.36.5.457.

[12] 中华人民共和国国家卫生健康委员会.国家卫健委办公厅关于医疗机构开展新型冠状病毒核酸检测有关要求的通知[S/OL]. 2020-01-22.

[13] 尚红,王毓三,申子瑜.全国临床检验操作规程[M].4 版.北京：人民卫生出版社, 2015.

[14] 国家质量监督检验检疫总局.GB 19489-2008 实验室生物安全通用要求[S/OL]. 2008-12-06.

[15] 中华人民共和国卫生部.可感染人类的高致病性病原微生物菌（毒）种或样本运输管理规定[S/OL]. 2005-11-24.

[16] 国际民用航空组织.Doc9284-AN/905 危险品航空安全运输技术细则[S/OL].2013 .

[17] 中华人民共和国卫生部.WS 233-2002 微生物和生物医学实验室生物安全通用准则 [S/OL].2002-12-03.

[18] 中华人民共和国卫生部.医疗机构临床基因扩增检验工作导则（卫办医政发[2010] 194 号）[S/OL].2010.

[19] Leclercq I, Batéjat C, Burguière AM,et al. Heat inactivation of the Middle East respiratory syndrome coronavirus[J]. Influenza Other Respir Viruses, 2014 ,8(5):585-586. DOI: 10.1111/irv.12261.

[20] Farcet MR,Kreil TR. Zika virus is not thermostable: very effective virus inactivation during heat treatment (pasteurization) of human serum albumin[J]. Transfusion. 2017,57(3 pt 2):797-801. DOI: 10.1111/trf.13953.

[21]《协和新型冠状病毒肺炎防护手册》编辑组.协和新型冠状病毒肺炎防护手册[M].北京：中国协和医科大学出版社, 2020.

[22] 中华人民共和国国家卫生健康委员会.新型冠状病毒肺炎防控方案(第四版) [S/OL].2020-02-07.

（收稿日期：2020-02-06）

（本文编辑：张媛）

新型冠状病毒感染的肺炎疫情紧急心理危机干预指导原则

本指导原则应当在经过培训的精神卫生专业人员指导下进行实施。

一、组织领导

心理危机干预工作由各省、自治区、直辖市应对新型冠状病毒感染的肺炎疫情联防联控工作机制（领导小组、指挥部）统一领导，并提供必要的组织和经费保障。

由全国精神卫生、心理健康相关协会、学会发动具有灾后心理危机干预经验的专家，组建心理救援专家组提供技术指导，在卫生健康行政部门统一协调下，有序开展紧急心理危机干预和心理疏导工作。

二、基本原则

（一）将心理危机干预纳入疫情防控整体部署，以减轻疫情所致的心理伤害、促进社会稳定为前提，根据疫情防控工作的推进情况，及时调整心理危机干预工作重点。

（二）针对不同人群实施分类干预，严格保护受助者的个人隐私。实施帮助者和受助者均应当注意避免再次创伤。

三、制定干预方案

（一）目的。

1. 为受影响人群提供心理健康服务；

2. 为有需要的人群提供心理危机干预；

3. 积极预防、减缓和尽量控制疫情的心理社会影响；

4. 继续做好严重精神障碍管理治疗工作。

（二）工作内容。

1. 了解受疫情影响的各类人群的心理健康状况，根据所掌握的信息，及时识别高危人群，避免极端事件的发生，如自杀、冲动行为等。发现可能出现的群体心理危机苗头，及时向疫情联防联控工作机制（领导小组、指挥部）报告，并提供建议的解决方案。

2. 综合应用各类心理危机干预技术，并与宣传教育相结合，提供心理健康服务。

3. 培训和支持社会组织开展心理健康服务。

4. 做好居家严重精神障碍患者的管理、治疗和社区照护工作。

（三）确定目标人群和数量。新型冠状病毒感染的肺炎疫情影响人群分为四级。干预重点应当从第一级人群开始，逐步扩展。一般性宣传教育要覆盖到四级人群。

第一级人群：新型冠状病毒感染的肺炎确诊患者（住院治疗的重症及以上患者）、疫情防控一线医护人员、疾控人员和管理人员等。

第二级人群：居家隔离的轻症患者（密切接触者、疑似患者），到医院就诊的发热患者。

第三级人群：与第一级、第二级人群有关的人，如家属、同事、朋友，参加疫情应对的后方救援者，如现场指挥、组织管理人员、志愿者等。

第四级人群：受疫情防控措施影响的疫区相关人群、易感人群、普通公众。

（四）目标人群评估、制定分类干预计划。评估目标人群的心理健康状况，及时识别区分高危人群、普通人群；对高危人群开展心理危机干预，对普通人群开展心理健康教育。

（五）制定工作时间表。根据目标人群范围、数量以及心理危机干预人员数，安排工作，制定工作时间表。

四、组建队伍

（一）心理救援医疗队。可单独组队或者与综合医疗队混合编队。人员以精神科医生为主，可有临床心理工作人员和精神科护士参加。有心理危机干预经验的人员优先入选。单独组队时，配队长1名，指派1名联络员，负责团队后勤保障和与各方面联系。

（二）心理援助热线队伍。以接受过心理热线培训的心理健康工作者和有突发公共事件心理危机干预经验的志愿者为主。在上岗之前，应当接受新型冠状病毒感染的肺炎疫情应对心理援助培训，并组织专家对热线人员提供督导。

五、工作方式

（一）由精神卫生、心理健康专家及时结合疫情发展和人群心理状况进行研判，为疫情联防联控工作机制（领导小组、指挥部）提供决策建议和咨询，为实施心理危机干预的工作人员提供专业培训与督导，为公众提供心理健康宣传教育。

（二）充分发挥"健康中国"、"12320"、省级健康平台、现有心理危机干预热线和多种线上通讯手段的作用，统筹组织心理工作者轮值，提供 7*24 小时在线服务，及时为第三级、第四级人群提供实时心理支持，并对第一、二级人群提供补充的心理援助服务。

（三）广泛动员社会力量，根据受疫情影响的各类人群的需求和实际困难提供社会支持。

附件：针对不同人群的心理危机干预要点

附件

针对不同人群的心理危机干预要点

一、确诊患者

（一）隔离治疗初期。

心态：麻木、否认、愤怒、恐惧、焦虑、抑郁、失望、抱怨、失眠或攻击等。

干预措施：

1. 理解患者出现的情绪反应属于正常的应激反应，作到事先有所准备，不被患者的攻击和悲伤行为所激怒而失去医生的立场，如与患者争吵或过度卷入等。

2. 在理解患者的前提下，除药物治疗外应当给予心理危机干预，如及时评估自杀、自伤、攻击风险、正面心理支持、不与患者正面冲突等。必要时请精神科会诊。解释隔离治疗的重要性和必要性，鼓励患者树立积极恢复的信心。

3. 强调隔离手段不仅是为了更好地观察治疗患者，同时是保护亲人和社会安全的方式。解释目前治疗的要点和干预的有效性。

原则：支持、安慰为主。宽容对待患者，稳定患者情绪，及早评估自杀、自伤、攻击风险。

（二）隔离治疗期。

心态：除上述可能出现的心态以外，还可能出现孤独、或因对疾病的恐惧而不配合、放弃治疗，或对治疗的过度乐观和期望值过高等。

干预措施：

1. 根据患者能接受的程度，客观如实交代病情和外界疫情，使患者作到心中有数；

2. 协助与外界亲人沟通，转达信息；

3. 积极鼓励患者配合治疗的所有行为;

4. 尽量使环境适宜患者的治疗;

5. 必要时请精神科会诊。

原则:积极沟通信息、必要时精神科会诊。

（三）发生呼吸窘迫、极度不安、表达困难的患者。

心态:濒死感、恐慌、绝望等。

干预措施:镇定、安抚的同时,加强原发病的治疗,减轻症状。

原则:安抚、镇静,注意情感交流,增强治疗信心。

（四）居家隔离的轻症患者,到医院就诊的发热患者。

心态:恐慌、不安、孤独、无助、压抑、抑郁、悲观、愤怒、紧张,被他人疏远躲避的压力、委屈、羞耻感或不重视疾病等。

干预措施:

1. 协助服务对象了解真实可靠的信息与知识,取信科学和医学权威资料;

2. 鼓励积极配合治疗和隔离措施,健康饮食和作息,多进行读书、听音乐、利用现代通讯手段沟通及其他日常活动;

3. 接纳隔离处境,了解自己的反应,寻找逆境中的积极意义;

4. 寻求应对压力的社会支持:利用现代通讯手段联络亲朋好友、同事等,倾诉感受,保持与社会的沟通,获得支持鼓励；

5.鼓励使用心理援助热线或在线心理干预等。

原则：健康宣教，鼓励配合、顺应变化。

二、疑似患者

心态：侥幸心理、躲避治疗、怕被歧视，或焦躁、过度求治、频繁转院等。

干预措施：

1.政策宣教、密切观察、及早求治；

2.为人为己采用必要的保护措施；

3.服从大局安排，按照规定报告个人情况；

4.使用减压行为、减少应激。

原则：及时宣教、正确防护、服从大局、减少压力。

三、医护及相关人员

心态：过度疲劳和紧张，甚至耗竭，焦虑不安、失眠、抑郁、悲伤、委屈、无助、压抑、面对患者死亡挫败或自责。担心被感染、担心家人、害怕家人担心自己。过度亢奋，拒绝合理的休息，不能很好地保证自己的健康等。

干预措施：

1.参与救援前进行心理危机干预培训，了解应激反应，学习应对应激、调控情绪的方法。进行预防性晤谈，公开讨论内心感受；支持和安慰；资源动员；帮助当事人在心理上对应激有所准备。

2. 消除一线医务工作者的后顾之忧，安排专人进行后勤保障，隔离区工作人员尽量每月轮换一次。

3. 合理排班，安排适宜的放松和休息，保证充分的睡眠和饮食。尽量安排定点医院一线人员在医院附近住宿。、

4. 在可能的情况下尽量保持与家人和外界联络、交流。

5. 如出现失眠、情绪低落、焦虑时，可寻求专业的心理危机干预或心理健康服务，可拨打心理援助热线或进行线上心理服务，有条件的地区可进行面对面心理危机干预。持续2周不缓解且影响工作者，需由精神科进行评估诊治。

6. 如已发生应激症状，应当及时调整工作岗位，寻求专业人员帮助。

原则：定时轮岗，自我调节，有问题寻求帮助。

四、与患者密切接触者（家属、同事、朋友等）

心态：躲避、不安、等待期的焦虑；或盲目勇敢、拒绝防护和居家观察等。

干预措施：

1. 政策宣教、鼓励面对现实、配合居家观察；

2. 正确的信息传播和交流，释放紧张情绪。

原则：宣教、安慰、鼓励借助网络交流。

五、不愿公开就医的人群

心态：怕被误诊和隔离、缺乏认识、回避、忽视、焦躁等。

干预措施：

1.知识宣教，消除恐惧；

2.及早就诊，利于他人；

3.抛除耻感，科学防护；

原则：解释劝导，不批评，支持就医行为。

六、易感人群及大众

心态：恐慌、不敢出门、盲目消毒、失望、恐惧、易怒、攻击行为和过于乐观、放弃等。

干预措施：

1.正确提供信息及有关进一步服务的信息；

2.交流、适应性行为的指导；

3.不歧视患病、疑病人群；

4.提醒注意不健康的应对方式（如饮酒、吸烟等）；

5.自我识别症状。

原则：健康宣教，指导积极应对，消除恐惧，科学防范。

新型冠状病毒感染的肺炎防控中居家隔离医学观察感染防控指引（试行）

一、居家隔离医学观察随访者感染防控

（一）访视居家隔离医学观察人员时，若情况允许电话或微信视频访视，这时无需个人防护。访视时应当向被访视对象开展咳嗽礼仪和手卫生等健康宣教。

（二）实地访视居家隔离医学观察人员时，常规正确佩戴工作帽、外科口罩或医用防护口罩，穿工作服、一次性隔离衣。每班更换，污染、破损时随时更换。

（三）需要采集呼吸道标本时，加戴护目镜或防护面屏，外科口罩换为医用防护口罩，戴乳胶手套。

（四）一般情况下与居家隔离医学观察人员接触时保持1米以上的距离。

（五）现场随访及采样时尽量保持房间通风良好，被访视对象应当处于下风向。

（六）需要为居家隔离医学观察人员检查而密切接触时，可加戴乳胶手套。检查完后脱手套进行手消毒，更换一次性隔离衣。

（七）接触隔离医学观察人员前后或离开其住所时，进行手卫生，用含酒精速干手消毒剂揉搓双手至干。不要用手

接触自己的皮肤、眼睛、口鼻等，必须接触时先进行手卫生。

（八）不重复使用外科口罩或医用防护口罩，口罩潮湿、污染时随时更换。

（九）居家隔离医学观察随访者至少须随身携带：健康教育宣传单（主要是咳嗽礼仪与手卫生）、速干手消毒剂、护目镜或防护面屏，乳胶手套、外科口罩/医用防护口罩、一次性隔离衣、医疗废物收集袋。

（十）随访中产生的医疗废物随身带回单位按医疗废物处置。

二、居家隔离医学观察人员感染防控

（一）居家隔离医学观察人员可以选择家庭中通风较好的房间隔离，多开窗通风；保持房门随时关闭，在打开与其他家庭成员或室友相通的房门时先开窗通风。

（二）在隔离房间活动可以不戴口罩，离开隔离房间时先戴外科口罩。佩戴新外科口罩前后和处理用后的口罩后，应当及时洗手。

（三）必须离开隔离房间时，先戴好外科口罩，洗手或手消毒后再出门。不随意离开隔离房间。

（四）尽可能减少与其他家庭成员接触，必须接触时保持1米以上距离，尽量处于下风向。

（五）生活用品与其他家庭成员或室友分开，避免交叉污染。

（六）避免使用中央空调。

（七）保持充足的休息时间和充足的营养。最好限制在隔离房间进食、饮水。尽量不要共用卫生间，必须共用时须分时段，用后通风并用酒精等消毒剂消毒身体接触的物体表面。

（八）讲究咳嗽礼仪，咳嗽时用纸巾遮盖口鼻，不随地吐痰，用后纸巾及口罩丢入专门的带盖垃圾桶内。

（九）用过的物品及时清洁消毒。

（十）按居家隔离医学观察通知，每日上午下午测量体温，自觉发热时随时测量并记录。出现发热、咳嗽、气促等急性呼吸道症状时，及时联系隔离点观察人员。

三、居家隔离医学观察人员的家庭成员或室友感染防控

（一）佩戴外科口罩。

（二）保持房间通风。

（三）尽量不进入隔离观察房间。

（四）与居家隔离医学观察人员交流或提供物品时，应当距离至少 1 米。

（五）注意手卫生，接触来自隔离房间物品时原则上先消毒再清洗。不与被观察者共用餐饮器具及其他物品。

其他人员如物业保洁人员、保安人员等需接触居家隔离医学观察对象时，按居家隔离医学观察随访者要求使用防护用品，并正确穿戴和脱摘。

新型冠状病毒肺炎诊疗方案

（试行第六版）

2019 年 12 月以来，湖北省武汉市陆续发现了多例新型冠状病毒肺炎患者，随着疫情的蔓延，我国其他地区及境外也相继发现了此类病例。该病作为急性呼吸道传染病已纳入《中华人民共和国传染病防治法》规定的乙类传染病，按甲类传染病管理。随着疾病认识的深入和诊疗经验的积累，我们对《新型冠状病毒肺炎诊疗方案（试行第五版 修正版）》进行修正，形成了《新型冠状病毒肺炎诊疗方案（试行第六版）》。

一、病原学特点

新型冠状病毒属于 β 属的冠状病毒，有包膜，颗粒呈圆形或椭圆形，常为多形性，直径 60-140nm。其基因特征与 SARSr-CoV 和 MERSr-CoV 有明显区别。目前研究显示与蝙蝠 SARS 样冠状病毒（bat-SL-CoVZC45）同源性达 85% 以上。体外分离培养时，2019-nCoV 96 个小时左右即可在人呼吸道上皮细胞内发现，而在 Vero E6 和 Huh-7 细胞系中分离培养需约 6 天。

对冠状病毒理化特性的认识多来自对 SARSr-CoV 和 MERSr-CoV 的研究。病毒对紫外线和热敏感，56℃ 30 分钟、乙醚、75% 乙醇、含氯消毒剂、过氧乙酸和氯仿等脂溶剂均可有效灭活病毒，氯己定不能有效灭活病毒。

二、流行病学特点

（一）传染源。

目前所见传染源主要是新型冠状病毒感染的患者。无症状感染者也可能成为传染源。

（二）传播途径。

经呼吸道飞沫和密切接触传播是主要的传播途径。在相对封闭的环境中长时间暴露于高浓度气溶胶情况下存在经气溶胶传播的可能。

（三）易感人群。

人群普遍易感。

三、临床特点

（一）临床表现。

基于目前的流行病学调查，潜伏期1-14天，多为3-7天。

以发热、干咳、乏力为主要表现。少数患者伴有鼻塞、流涕、咽痛、肌痛和腹泻等症状。重症患者多在发病一周后出现呼吸困难和/或低氧血症，严重者可快速进展为急性呼吸窘迫综合征、脓毒症休克、难以纠正的代谢性酸中毒和出凝血功能障碍及多器官功能衰竭等。值得注意的是重型、危重型患者病程中可为中低热，甚至无明显发热。

轻型患者仅表现为低热、轻微乏力等，无肺炎表现。

从目前收治的病例情况看，多数患者预后良好，少数患者病情危重。老年人和有慢性基础疾病者预后较差。儿童病例症状相对较轻。

（二）实验室检查。

发病早期外周血白细胞总数正常或减少，淋巴细胞计数减少，部分患者可出现肝酶、乳酸脱氢酶（LDH）、肌酶和肌红蛋白增高；部分危重者可见肌钙蛋白增高。多数患者 C 反应蛋白（CRP）和血沉升高，降钙素原正常。严重者 D-二聚体升高、外周血淋巴细胞进行性减少。重型、危重型患者常有炎症因子升高。

在鼻咽拭子、痰和其他下呼吸道分泌物、血液、粪便等标本中可检测出新型冠状病毒核酸。

为提高核酸检测阳性率，建议尽可能留取痰液，实施气管插管患者采集下呼吸道分泌物，标本采集后尽快送检。

（三）胸部影像学。

早期呈现多发小斑片影及间质改变，以肺外带明显。进而发展为双肺多发磨玻璃影、浸润影，严重者可出现肺实变，胸腔积液少见。

四、诊断标准

（一）疑似病例。

结合下述流行病学史和临床表现综合分析：

1.流行病学史

（1）发病前 14 天内有武汉市及周边地区，或其他有病例报告社区的旅行史或居住史；

（2）发病前 14 天内与新型冠状病毒感染者（核酸检测阳性者）有接触史；

（3）发病前 14 天内曾接触过来自武汉市及周边地区，或来自有病例报告社区的发热或有呼吸道症状的患者；

（4）聚集性发病。

2. 临床表现

（1）发热和/或呼吸道症状；

（2）具有上述新型冠状病毒肺炎影像学特征；

（3）发病早期白细胞总数正常或降低，淋巴细胞计数减少。

有流行病学史中的任何一条，且符合临床表现中任意 2 条。无明确流行病学史的，符合临床表现中的 3 条。

（二）确诊病例。

疑似病例，具备以下病原学证据之一者：

1. 实时荧光 RT-PCR 检测新型冠状病毒核酸阳性；

2. 病毒基因测序，与已知的新型冠状病毒高度同源。

五、临床分型

（一）轻型。

临床症状轻微，影像学未见肺炎表现。

（二）普通型。

具有发热、呼吸道等症状，影像学可见肺炎表现。

（三）重型。

符合下列任何一条：

1. 出现气促，RR≥30 次/分；

2. 静息状态下，指氧饱和度≤93%；

3. 动脉血氧分压（PaO_2）/吸氧浓度（FiO_2）≤300mmHg

（1mmHg=0.133kPa）。

高海拔(海拔超过1000米)地区应根据以下公式对 PaO_2/FiO_2 进行校正：$PaO_2/FiO_2 \times$ [大气压(mmHg)/760]

肺部影像学显示24-48小时内病灶明显进展>50%者按重型管理。

（四）危重型。

符合以下情况之一者：

1. 出现呼吸衰竭，且需要机械通气；

2. 出现休克；

3. 合并其他器官功能衰竭需 ICU 监护治疗。

六、鉴别诊断

（一）新型冠状病毒感染轻型表现需与其它病毒引起的上呼吸道感染相鉴别。

（二）新型冠状病毒肺炎主要与流感病毒、腺病毒、呼吸道合胞病毒等其他已知病毒性肺炎及肺炎支原体感染鉴别，尤其是对疑似病例要尽可能采取包括快速抗原检测和多重 PCR 核酸检测等方法，对常见呼吸道病原体进行检测。

（三）还要与非感染性疾病，如血管炎、皮肌炎和机化性肺炎等鉴别。

七、病例的发现与报告

各级各类医疗机构的医务人员发现符合病例定义的疑似病例后，应当立即进行单人间隔离治疗，院内专家会诊或主诊医师会诊，仍考虑疑似病例，在2小时内进行网络直报，并采集标本进行新型冠状病毒核酸检测，同时在确保转运安全前提下立即将疑似病例转运至定点医院。与新型冠状病毒感染者有密切接触的患者，即便常见呼吸道病原检测阳性，也建议及时进行新型冠状病毒病原学检测。

八、治疗

（一）根据病情确定治疗场所。

1.疑似及确诊病例应在具备有效隔离条件和防护条件的定点医院隔离治疗，疑似病例应单人单间隔离治疗，确诊病例可多人收治在同一病室。

2.危重型病例应当尽早收入 ICU 治疗。

（二）一般治疗。

1.卧床休息，加强支持治疗，保证充分热量；注意水、电解质平衡，维持内环境稳定；密切监测生命体征、指氧饱和度等。

2.根据病情监测血常规、尿常规、CRP、生化指标（肝酶、心肌酶、肾功能等）、凝血功能、动脉血气分析、胸部影像学等。有条件者可行细胞因子检测。

3.及时给予有效氧疗措施，包括鼻导管、面罩给氧和经鼻高流量氧疗。

4.抗病毒治疗：可试用 α-干扰素（成人每次 500 万 U 或相当剂量，加入灭菌注射用水 2ml，每日 2 次雾化吸入）、洛匹那韦/利托那韦（成人 200mg/50mg/粒，每次 2 粒，每日 2 次，疗程不超过 10 天）、利巴韦林（建议与干扰素或洛匹那韦/利托那韦联合应用，成人500mg/次，每日2至3次静脉输注，疗程不超过10天）、磷酸氯喹（成人500mg，每日2次，疗程不超过10天）、阿比多尔（成人200mg，每日3次，疗程不超过10天）。要注意洛匹那韦/利托那韦相关腹泻、恶心、呕吐、肝功能损害等不良反应，同时要注意和其他药物的相互作用。在临床应用中进一步评价目前所试用药物的疗效。不建议同时应用3种及以上抗病毒药物，出现不可耐受的毒副作用时应停止使用相关药物。

5. 抗菌药物治疗：避免盲目或不恰当使用抗菌药物，尤其是联合使用广谱抗菌药物。

（三）重型、危重型病例的治疗。

1. 治疗原则：在对症治疗的基础上，积极防治并发症，治疗基础疾病，预防继发感染，及时进行器官功能支持。

2. 呼吸支持：

(1) 氧疗：重型患者应当接受鼻导管或面罩吸氧，并及时评估呼吸窘迫和（或）低氧血症是否缓解。

(2) 高流量鼻导管氧疗或无创机械通气：当患者接受标准氧疗后呼吸窘迫和（或）低氧血症无法缓解时，可考虑使用高流量鼻导管氧疗或无创通气。若短时间（1-2小时）内病情无改善甚至恶化，应当及时进行气管插管和有创机械通气。

(3) 有创机械通气：采用肺保护性通气策略，即小潮气量（4-8ml/kg理想体重）和低吸气压力（平台压<30cmH2O）进行机械通气，以减少呼吸机相关肺损伤。较多患者存在人机不同

步，应当及时使用镇静以及肌松剂。

（4）挽救治疗：对于严重 ARDS 患者，建议进行肺复张。在人力资源充足的情况下，每天应当进行 12 小时以上的俯卧位通气。俯卧位通气效果不佳者，如条件允许，应当尽快考虑体外膜肺氧合（ECMO）。

3.循环支持：充分液体复苏的基础上，改善微循环，使用血管活性药物，必要时进行血流动力学监测。

4.康复者血浆治疗：适用于病情进展较快、重型和危重型患者。用法用量参考《新冠肺炎康复者恢复期血浆临床治疗方案（试行第一版）》。

5.其他治疗措施

对于氧合指标进行性恶化、影像学进展迅速、机体炎症反应过度激活状态的患者，酌情短期内（3~5 日）使用糖皮质激素，建议剂量不超过相当于甲泼尼龙 1~2mg/kg/日，应当注意较大剂量糖皮质激素由于免疫抑制作用，会延缓对冠状病毒的清除；可静脉给予血必净 100ml/次，每日 2 次治疗；可使用肠道微生态调节剂，维持肠道微生态平衡，预防继发细菌感染；对有高炎症反应的重危患者，有条件的可考虑使用血浆置换、吸附、灌流、血液/血浆滤过等体外血液净化技术。

患者常存在焦虑恐惧情绪，应当加强心理疏导。

（四）中医治疗。

本病属于中医"疫"病范畴，病因为感受"疫戾"之气，各地可根据病情、当地气候特点以及不同体质等情况，参照下列方案进行辨证论治。涉及到超药典剂量，应当在医师指导下使用。

1. 医学观察期

临床表现1：乏力伴胃肠不适

推荐中成药：藿香正气胶囊（丸、水、口服液）

临床表现2：乏力伴发热

推荐中成药：金花清感颗粒、连花清瘟胶囊（颗粒）、疏风解毒胶囊（颗粒）

2. 临床治疗期（确诊病例）

2.1 清肺排毒汤

适用范围：适用于轻型、普通型、重型患者，在危重型患者救治中可结合患者实际情况合理使用。

基础方剂：麻黄9g、炙甘草6g、杏仁9g、生石膏15～30g（先煎）、桂枝9g、泽泻9g、猪苓9g、白术9g、茯苓15g、柴胡16g、黄芩6g、姜半夏9g、生姜9g、紫菀9g、冬花9g、射干9g、细辛6g、山药12g、枳实6g、陈皮6g、藿香9g。

服法：传统中药饮片，水煎服。每天一付，早晚两次（饭后四十分钟），温服，三付一个疗程。

如有条件，每次服完药可加服大米汤半碗，舌干津液亏虚者可多服至一碗。（注：如患者不发热则生石膏的用量要小，发热或壮热可加大生石膏用量）。若症状好转而未痊愈则服用第二个疗程，若患者有特殊情况或其他基础病，第二疗程可以根据实际情况修改处方，症状消失则停药。

处方来源：国家卫生健康委办公厅 国家中医药管理局办公室《关于推荐在中西医结合救治新型冠状病毒感染的肺炎中使

259

用"清肺排毒汤"的通知》(国中医药办医政函〔2020〕22号)。

2.2 轻型

(1) 寒湿郁肺证

临床表现： 发热，乏力，周身酸痛，咳嗽，咯痰，胸紧憋气，纳呆，恶心，呕吐，大便粘腻不爽。舌质淡胖齿痕或淡红，苔白厚腐腻或白腻，脉濡或滑。

推荐处方： 生麻黄6g、生石膏15g、杏仁9g、羌活15g、葶苈子15g、贯众9g、地龙15g、徐长卿15g、藿香15g、佩兰9g、苍术15g、云苓45g、生白术30g、焦三仙各9g、厚朴15g、焦槟榔9g、煨草果9g、生姜15g。

服法： 每日1剂，水煎600ml，分3次服用，早中晚各1次，饭前服用。

(2) 湿热蕴肺证

临床表现： 低热或不发热，微恶寒，乏力，头身困重，肌肉酸痛，干咳痰少，咽痛，口干不欲多饮，或伴有胸闷脘痞，无汗或汗出不畅，或见呕恶纳呆，便溏或大便粘滞不爽。舌淡红，苔白厚腻或薄黄，脉滑数或濡。

推荐处方： 槟榔10g、草果10g、厚朴10g、知母10g、黄芩10g、柴胡10g、赤芍10g、连翘15g、青蒿10g（后下）、苍术10g、大青叶10g、生甘草5g。

服法： 每日1剂，水煎400ml，分2次服用，早晚各1次。

2.3 普通型

(1) 湿毒郁肺证

临床表现： 发热，咳嗽痰少，或有黄痰，憋闷气促，腹胀，便秘不畅。舌质暗红，舌体胖，苔黄腻或黄燥，脉滑数或弦滑。

推荐处方： 生麻黄 6g、苦杏仁 15g、生石膏 30g、生薏苡仁 30g、茅苍术 10g、广藿香 15g、青蒿草 12g、虎杖 20g、马鞭草 30g、干芦根 30g、葶苈子 15g、化橘红 15g、生甘草 10g。

服法： 每日 1 剂，水煎 400ml，分 2 次服用，早晚各 1 次。

（2）寒湿阻肺证

临床表现： 低热，身热不扬，或未热，干咳，少痰，倦怠乏力，胸闷，脘痞，或呕恶，便溏。舌质淡或淡红，苔白或白腻，脉濡。

推荐处方： 苍术 15g、陈皮 10g、厚朴 10g、藿香 10g、草果 6g、生麻黄 6g、羌活 10g、生姜 10g、槟榔 10g。

服法： 每日 1 剂，水煎 400ml，分 2 次服用，早晚各 1 次。

2.4 重型

（1）疫毒闭肺证

临床表现： 发热面红，咳嗽，痰黄粘少，或痰中带血，喘憋气促，疲乏倦怠，口干苦粘，恶心不食，大便不畅，小便短赤。舌红，苔黄腻，脉滑数。

推荐处方： 生麻黄 6g、杏仁 9g、生石膏 15g、甘草 3g、藿香 10g（后下）、厚朴 10g、苍术 15g、草果 10g、法半夏 9g、茯苓 15g、生大黄 5g（后下）、生黄芪 10g、葶苈子 10g、赤芍 10g。

服法： 每日 1～2 剂，水煎服，每次 100～200ml，一日 2～4 次，口服或鼻饲。

（2）气营两燔证

临床表现： 大热烦渴，喘憋气促，谵语神昏，视物错瞀，或发斑疹，或吐血、衄血，或四肢抽搐。舌绛少苔或无苔，脉沉细数，或浮大而数。

推荐处方：生石膏 30~60g（先煎）、知母 30g、生地 30~60g、水牛角 30g（先煎）、赤芍 30g、玄参 30g、连翘 15g、丹皮 15g、黄连 6g、竹叶 12g、葶苈子 15g、生甘草 6g。

服法：每日 1 剂，水煎服，先煎石膏、水牛角后下诸药，每次 100ml~200ml，每日 2~4 次，口服或鼻饲。

推荐中成药：喜炎平注射液、血必净注射液、热毒宁注射液、痰热清注射液、醒脑静注射液。功效相近的药物根据个体情况可选择一种，也可根据临床症状联合使用两种。中药注射剂可与中药汤剂联合使用。

2.5 危重型（内闭外脱证）

临床表现：呼吸困难、动辄气喘或需要机械通气，伴神昏，烦躁，汗出肢冷，舌质紫暗，苔厚腻或燥，脉浮大无根。

推荐处方：人参 15g、黑顺片 10g（先煎）、山茱萸 15g，送服苏合香丸或安宫牛黄丸。

推荐中成药：血必净注射液、热毒宁注射液、痰热清注射液、醒脑静注射液、参附注射液、生脉注射液、参麦注射液。功效相近的药物根据个体情况可选择一种，也可根据临床症状联合使用两种。中药注射剂可与中药汤剂联合使用。

注：重型和危重型中药注射剂推荐用法

中药注射剂的使用遵照药品说明书从小剂量开始、逐步辨证调整的原则，推荐用法如下：

病毒感染或合并轻度细菌感染：0.9%氯化钠注射液 250ml 加喜炎平注射液 100mg bid，或 0.9% 氯化钠注射液 250 ml 加热毒宁注射液 20 ml，或 0.9%氯化钠注射液 250ml 加痰热清注射液 40ml bid。

高热伴意识障碍：0.9%氯化钠注射液 250ml 加醒脑静注射液 20ml bid。

全身炎症反应综合征或/和多脏器功能衰竭：0.9%氯化钠注射液 250ml 加血必净注射液 100ml bid。

免疫抑制：0.9%氯化钠注射液 250ml 加参麦注射液 100ml bid。

休克：0.9%氯化钠注射液 250ml 加参附注射液 100ml bid。

2.6 恢复期

（1）肺脾气虚证

临床表现：气短，倦怠乏力，纳差呕恶，痞满，大便无力，便溏不爽。舌淡胖，苔白腻。

推荐处方：法半夏 9g、陈皮 10g、党参 15g、炙黄芪 30g、炒白术 10g、茯苓 15g、藿香 10g、砂仁 6g（后下）、甘草 6g。

服法：每日 1 剂，水煎 400ml，分 2 次服用，早晚各 1 次。

（2）气阴两虚证

临床表现：乏力，气短，口干，口渴，心悸，汗多，纳差，低热或不热，干咳少痰。舌干少津，脉细或虚无力。

推荐处方：南北沙参各 10g、麦冬 15g、西洋参 6g，五味子 6g、生石膏 15g、淡竹叶 10g、桑叶 10g、芦根 15g、丹参 15g、生甘草 6g。

服法：每日 1 剂，水煎 400ml，分 2 次服用，早晚各 1 次。

九、解除隔离和出院后注意事项

（一）解除隔离和出院标准。

1. 体温恢复正常 3 天以上；

2. 呼吸道症状明显好转；

3. 肺部影像学显示急性渗出性病变明显改善；

4. 连续两次呼吸道标本核酸检测阴性（采样时间至少间隔 1 天）。

满足以上条件者，可解除隔离出院。

（二）出院后注意事项。

1. 定点医院要做好与患者居住地基层医疗机构间的联系，共享病历资料，及时将出院患者信息推送至患者辖区或居住地居委会和基层医疗卫生机构。

2. 患者出院后，因恢复期机体免疫功能低下，有感染其它病原体风险，建议应继续进行 14 天自我健康状况监测，佩戴口罩，有条件的居住在通风良好的单人房间，减少与家人的近距离密切接触，分餐饮食，做好手卫生，避免外出活动。

3. 建议在出院后第 2 周、第 4 周到医院随访、复诊。

十、转运原则

按照我委印发的《新型冠状病毒感染的肺炎病例转运工作方案（试行）》执行。

十一、医疗机构内感染预防与控制

严格按照我委《医疗机构内新型冠状病毒感染预防与控制技术指南（第一版）》《新型冠状病毒感染的肺炎防护中常见医用防护用品使用范围指引（试行）》的要求执行。